明清中医临证小丛书

吴鞠通医案

清·吴瑭　著

李宗一　郭莉莉　校注

中国中医药出版社

·北　京·

图书在版编目（CIP）数据

吴鞠通医案/（清）吴瑭著．—北京：中国中医药出版社，1997.12（2025.3重印）
（明清中医临证小丛书）
ISBN 7-80089-676-7

Ⅰ．吴…　Ⅱ．吴…　Ⅲ．医案-中国-清代
Ⅳ．R249.49

中国版本图书馆CIP数据核字（1998）第03539号

中国中医药出版社出版
北京经济技术开发区科创十三街31号院二区8号楼
邮政编码：100176
传真：64405721
北京盛通印刷股份有限公司印刷
各地新华书店经销

*

开本850×1168　1/32　印张11.5　字数210千字
2006年6月第2版　2025年3月第4次印刷
书　号　ISBN 7-80089-676-7

*

定价：39.00元
网址　www.cptcm.com

如有质量问题请与本社出版部调换

服务热线　010 64405510
读者服务部电话：010 64065415　010 84042153
书店网址：csln.net/qksd/

内 容 提 要

本书是清代著名温病学家吴瑭（鞠通）的医案，全书共四卷。卷一为温病及伤寒，卷二、卷三为内科杂病，卷四为妇科及儿科。本书特点为所收医案全面而有代表性，并有颇多作者的用药心得体会，是一部较为实用的临床参考书。

由于该书于清末仅有钞本流行，故版本之间出入较大，1916 年始由裘吉生、金月笙分别予以刊行。今以裘氏本为底本，参校金氏本整理而成。该书可供中医各科临床医师参阅。

校注说明

《吴鞠通医案》是清代著名温病学家吴瑭所撰。吴瑭，字鞠通，江苏淮阴人。其十九岁时，父病年余，终至不起。瑭哀痛欲绝，愧疚难名，以为父病不知医，尚复何颜立于天地间。遂购方书，潜心医学，阅十春秋。其学本于叶天士，又以仲景法为依归。特点是不拘常格，往往神明于常法之外，而究不离于常法之中，医声震海内。生平著述有《温病条辨》、《医医病书》、《吴鞠通医案》、《解产难》、《解儿难》诸书。其在《温病条辨》自序中曾载：癸卯岁（1783年），都下温疫大行，诸友强起瑭治之。大抵已成坏病，幸存活数十人。足见其医术之精湛。吴氏上为吴又可之诤臣，下导王孟英之先路，是温病学派代表人之一。

本书是根据吴瑭之医案手稿进行分类编次，全书共四卷。卷一为温病及伤寒，卷二、卷三为内科杂病，卷四为妇科及儿科。其载案颇详，有始有终，审脉、辨证、治法与方药同时兼备，其间亦颇多作者的用药心得体会，是一部较为实用的临床参考书。吴氏认为：认证无差，而后用药，病重体强则药分重，病重体弱而避重就轻。

由于该书于清末仅有钞本流行，故版本之间出入较大，至1916年始由裘吉生、金月笙分别予以刊行。其后又有1924年上海世界书局石印本、1925年上海校经山房石印本，以及《中国医学大成》本。此次整理，是以裘氏本为底本，参校金氏本整理而成。对繁体字、异体字、古今字、俗字等一律径改为现代标准简化字，明显之错别字一律径改，不出校记。

由于校注者水平所限，书中差错在所难免，敬请读者斧正。

校注者

序

为医者，察于昔人起疴拯危之神，而后知所以治病用药之方。盖皆积所经验以传诸后世，而资其师法者也，其为书顾不重哉！淮阴吴鞠通先生医声震海内，盖不特叶氏之高弟，抑亦仲圣之功臣也。生平著述有《温病条辨》《医医病书》及《吴氏医案》诸书，而医案尤先生毕生精力之所荟萃。今《条辨》既传布全国，为世宝贵，而《医医病书》亦已由本社刊于去冬，独《医案》一书，向鲜传本，偶有钞录，藏者亦秘不示人，遂使先生数十年经验之良模，不获见知于世，宁不惜哉！三十年前，余曾向下灶胡氏处假录一通，常置案头，用资师法。友人见者，均叹为良书，转相传钞，几于日不暇给。同社友吉生裘君有刊行医药丛书之举，欲将此籍收入之以广其传，因详加校雠而付之。夫传播古籍以嘉惠后学，吾人之责也。若谓表章先贤，则吾岂敢。至案中有用量过重处，佥谓刊时可删去，此余期期以为不可。盖刊行古书，须存古书真面，俾后学得窥遗泽，凡书内之或是或非，应在读者各自加其主见，倘妄行编次，随意割截，不若自行著作，何必借古人之名，而灭古人之实，逞一己之私，而贻后人之憾耶！

丙辰二月后学高德僧汝贤谨序

目　录

卷　一

暑　温

壬戌六月廿九日　甘　二十四岁　暑温邪传心包，谵语神昏，右脉洪大数实而模糊，势甚危险。

连翘六钱　生石膏一两　麦冬六钱　银花八钱　细生地六钱　知母五钱　元参六钱　生甘草三钱　竹叶三钱　煮成三碗，分三次服。牛黄丸二丸，紫雪丹三钱，另服。

七月初一日　温邪入心包络，神昏痉厥，极重之症。

连翘三钱　生石膏六钱　麦冬连心，五钱　银花五钱　细生地五钱　知母二钱　丹皮三钱　生甘草一钱五分　竹叶二钱　今晚二帖，明早一帖，再服紫雪丹四钱。

壬戌七月十四日　周　五十二岁　世人悉以羌防柴葛治四时杂感，竟谓天地有冬而无夏，不亦冤哉！以致暑邪不解，深入血分成厥，衄血不止，夜间烦躁，势已胶锢难解，焉得速功。

飞滑石三钱　犀角三钱　冬桑叶三钱　羚羊角三钱　元参五钱　鲜芦根一两　细生地五钱　丹皮五钱　鲜荷叶边一

张　杏仁泥三钱

今晚一帖，明早一帖。

十五日　厥与热似乎稍缓，据云夜间烦躁亦减，是其佳处；但脉弦细沉数，非痉厥所宜，急育阴而敛阳，复咸以制厥法。

生地六钱　生鳖甲六钱　犀角三钱　元参六钱　羚羊角三钱　丹皮三钱　麦冬连心，八钱　生白芍四钱　桑叶三钱　日服二帖。

十六日　脉之弦刚者大觉和缓，沉者已起，是为起色；但热病本属伤阴，况医者误以伤寒温燥药五六帖之多，无怪乎舌苔燥如草也。议启肾液法。

元参一两　天冬三钱　丹皮五钱　沙参三钱　麦冬五钱　银花三钱　犀角三钱　鳖甲八钱　桑叶二钱　日服三帖。

十七日　即于前方内加细生地六钱　连翘一钱五分　鲜荷叶边三钱。再按：暑热之邪，深入下焦血分。身半以下，地气主之。热来甚于上焦，岂非热邪深入之明征乎？必借芳香以为搜邪之用。不然，恐日久胶锢之邪，一时难解也。一日热邪不解，则真阴正气日亏一日矣，此紫雪丹之必不可少也。紫雪丹一钱五分，分三次服。

十八日　厥已回，面赤，舌苔干黑芒刺，脉沉数有力，十余日不大便，皆下症也。人虽虚，然亦可以调胃承气汤小和之。

大黄生，五钱　元明粉冲，三钱　甘草生，三钱　先用一半煎一茶杯，缓缓服，俟夜间不便再服下半剂。服前方半剂，即解黑大便许多。

便后用此方：

麦冬一两 大生地一两 鳖甲一两 白芍六钱

十九日 大下宿粪若许，舌苔化而未滋润，脉仍洪数，微有潮热，除存阴无二法。

沙参三钱 大生地一两 鳖甲五钱 麦冬六钱 生白芍六钱 牡蛎五钱 天冬三钱 炙甘草三钱 丹皮四钱 日服二帖。

廿一日 小便短而赤甚，微咳，面微赤，尺脉仍有动数之象，议甘润益下，以治虚热，少复苦味，以治不尽之实邪。且甘苦合化阴气而利小便也。按：甘苦合化阴气利小便法，举世不知，在温热门中诚为利小便之上上妙法。盖热伤阴液，小便无由而生，故以甘润益水之源；小肠火腑，非苦不通，为邪热所阻，故以苦药泻小肠而退邪热。甘得苦则不呆滞，苦得甘则不刚燥，合而成功也。

生鳖甲八钱 元参五钱 麦冬连心，六钱 生白芍六钱 沙参三钱 麻仁三钱 古勇连一钱 阿胶三钱 丹皮三钱 炙甘草四钱 日二帖。

廿二日 已得效，仍服前方二帖。

廿三日 复脉复苦法，清下焦血分之阴热。

元参五钱 鳖甲生，五钱 阿胶化冲，三钱 白芍生，六钱 天冬二钱 丹皮三钱 麻仁五钱 麦冬连心，五钱 甘草炙，五钱 日服二帖。

癸亥六月初五日　王　二十三岁　暑温，舌苔满布，色微黄，脉洪弦而刚甚，左反大于右，不渴。初起即现此等脉症，恐下焦精血之热，远甚于上焦气分之热也。且旧有血溢，故手心热又甚于手背。究竟初起，且清上焦，然不可不心知其所以然。

连翘二钱　细生地一钱五分　粉丹皮二钱　银花二钱　苦桔梗一钱　白茅根二钱　麦冬二钱　牛蒡子一钱五分　香豆豉一钱五分　元参一钱五分　藿香梗一钱　生甘草一钱　薄荷三分　日三帖。

初六日　热退大半，胸痞，腹中自觉不和。按：暑必夹湿，热退湿存之故，先清气分。

藿香梗三钱　飞滑石一钱五分　白扁豆二钱　杏仁泥二钱　连翘二钱　广郁金二钱　生苡仁三钱　银花一钱五分　白通草八分　香豆豉二钱　日二帖。

初七日　病后六腑不和。

藿香梗三钱　飞滑石三钱　香豆豉二钱　生苡仁三钱　半夏二钱　广皮炭一钱　广郁金一钱　厚朴二钱　日服一帖。

初十日　向有失血，又届暑病之后，五心发热，法当补阴以配阳；但脉双弦而细，不惟阴不充足，即真阳亦未见其旺也。议二甲复脉汤，仍用旧有之桂枝、姜、枣。

白芍炒，四钱　大生地四钱　沙参三钱　桂枝二钱　生鳖甲五钱　麦冬四钱　麻仁二钱　生牡蛎五钱　生姜二片　阿胶化冲，二钱　炙甘草五钱　大枣去核，二枚　煮三杯，分三次服。

又丸方，八仙丸加麻仁、白芍。

麦冬连心，六两　直熟地八两　山药三两　茯苓四两　五味子三两　麻仁三两　泽泻三两　山萸肉酒炒，三两　白芍酒炒，六两　丹皮四两　蜜丸如梧子大，每服三钱，日三服。

癸亥六月初八日　马　三十八岁　暑热本易伤阴，误用消导攻伐，重伤阴气，致令头中耳中鸣无止时。此系肝风内动，若不急救肝肾之阴，瘛疭、热厥立至矣。

大生地六钱　麦冬五钱　生牡蛎五钱　炒白芍六钱　丹皮三钱　菊花炭二钱　生鳖甲五钱　桑叶一钱五分　炙甘草三钱，如大便太稀去此　火麻仁二钱　煮三杯，分三次服。

十二日　外邪虽退，无奈平素劳伤太过，虚不肯复，六脉无神，非参不可。

沙参三钱　大生地六钱　阿胶三钱　元参六钱　生鳖甲六钱　丹皮三钱　麦冬六钱　火麻仁三钱　甘草炙，四钱　白芍生，六钱　煮三杯，分三次服。

得大便后，去元参，加牡蛎六钱　人参三钱　桂枝一钱　大枣去核，二枚　生姜一片

七月初六日　病后饮食不调，又兼暑湿着里，腹中绞痛，痛极便溏，脉微数，欲作滞下。议芩芍法，夺其滞下之源。

焦白芍一钱五分　厚朴二钱　广木香一钱　黄芩炭一钱二分　枳实一钱　小回炭八分　南楂炭一钱五分　广皮炒，一钱五分　云连炭八分　神曲炭二钱　一二帖后腹痛除，仍服复脉

汤。

乙丑六月十一日　荣女　十五岁　暑温夹痰饮怒郁，故脉芤身热而胁痛，误用足六经表药，烦躁不宁，六日不解，至危之症。

生石膏四钱　杏仁三钱　生香附三钱　旋覆花包，三钱　连翘三钱　藿香梗三钱　广郁金二钱　薄荷一钱　煮两杯，分二次服。三时一帖，服二日，大见效再商。

十三日　于前方内加青橘皮二钱　鲜芦根五钱　鲜荷叶边一枚

乙丑六月十三日　富氏　廿二岁　暑伤足太阳，发为膜胀，渴不欲饮，饮则呕，身微热，舌白滑，肢逆，二便闭塞。病在中焦居多，以香开腑浊为主。

杏仁泥三钱　半夏五钱　小枳实三钱　旋覆花包，三钱　厚朴四钱　广郁金二钱　生苡仁三钱　香附三钱　白蔻仁二钱　藿香梗三钱　广皮二钱　煮两杯，分二次服。今日一帖，明日服二帖。

乙丑闰六月初六日　孙　四十五岁　头痛，左关独高，责之少阳内风掀动，最有损一目之弊。若以为外感风寒，则远甚矣。议清少阳胆络法。再此症除左关独高，余脉皆缓，所谓通体皆寒，一隅偏热，故先清一隅之热。《金匮》谓先治新病，旧病当后治也。

羚羊角二钱　丹皮一钱五分　茶菊花一钱五分　苦桔梗二钱　生甘草一钱　薄荷六分　刺蒺藜一钱　桑叶一钱五分　鲜荷叶去蒂，半张　钩藤钩一钱　煮两杯服。今日一帖，明日两帖。

初八日　前日左关独浮而弦，系少阳头痛，因暑而发，用清胆络法。兹关左已平其半，但缓甚，舌苔白厚而滑，胸中痞闷。暑中之热已解，而湿尚存也。议先宣上焦气分之湿。

生苡仁五钱　飞滑石六钱　藿香梗三钱　杏仁泥五钱　半夏五钱　广郁金三钱　旋覆花包，三钱　广皮三钱　白通草一钱　茯苓皮三钱　白蔻仁连皮，二钱　煮两杯，今日服。渣再煮一杯，明早服。

初九日　诸症俱减，舌白未除，中湿尚多，议进法于前方内，加生苍术三钱　草果炒，一钱

乙丑闰六月初三日　王　廿八岁　暑伤两太阴，手太阴之症为多，一以化肺气为主。

飞滑石八钱　连翘三钱　白通草一钱　杏仁泥五钱　金银花三钱　白扁豆花一枝　生苡仁五钱　厚朴三钱　鲜荷叶去蒂，一张　藿香叶一钱　白蔻仁连皮，二钱　煮两杯，分两次服。今晚明早各一帖。

初四日　两太阴之暑症，昨用冷香合辛凉，暑中之热已退其半，但里湿与热未克即除，故大便红水，胸中痞闷。

飞滑石六钱　猪苓五钱　藿香梗三钱　杏仁泥三钱　泽泻五钱　广郁金二钱　茯苓皮三钱　生苡仁五钱　白通草二钱　白蔻仁一钱五分　厚朴三钱　煮三杯服。今晚明日各一帖。

初五日　舌苔白厚，腹甚不和，肠鸣泄泻，聚湿尚多，急宜分泄，以免延拖。

飞滑石六钱　半夏五钱　藿香梗三钱　茯苓皮六钱　泽泻五钱　南苍术三钱　生苡仁六钱　椒目五钱　白蔻仁三钱　老厚朴三钱　广皮三钱　水八碗，煮取三碗，分三次服，渣再煮一碗服。

乙丑七月廿二日　广　廿四岁　六脉洪大之极，左手更甚，目邪视，怒气可畏，两臂两手卷曲而瘛疭，舌邪向不语三四日，面赤身热，舌苔中黄边白。暑入心包胆络，以清心胆之邪为要，先与紫雪丹。

连翘连心，五钱　羚羊角三钱　竹茹三钱　金银花五钱　暹罗犀角三钱　丹皮三钱　麦冬五钱　细生地五钱　桑叶三钱　天冬三钱　鲜荷叶去蒂，一张　煮四杯，分四次服。又紫雪丹一两　每服三钱，凉开水调服。以神清热退为度，现在热厥。

廿三日　肝热之极，加天冬凉肝于前方内。

加天冬三钱　其紫雪丹仍照前常服。

廿四日　暑入心胆两经，与清心络之伏热，已见小效，仍用前法而进之。

乌犀角五钱　连翘连心，四钱　粉丹皮五钱　羚羊角三钱　银花三钱　茶菊花三钱　细生地五钱　麦冬连心，五钱　冬桑叶三钱　煮四杯，分四次服。

廿五日　加黄芩三钱　白扁豆花一枝　山连一钱五分　鲜荷花叶一枚

廿六日　暑入心胆两经，屡清两经之邪，业已见效。今日饮水过多，水入微呕。盖暑必挟湿，议于前方内去柔药，加淡渗。

茯苓皮五钱　银花三钱　黄柏炭二钱　生苡仁五钱　连翘连心，三钱　真川连一钱　羚羊角三钱　犀角二钱　冬桑叶三钱　黑山栀三钱　茵陈三钱　荷叶边二枚　煮三杯，分三次服。

廿七日　暑热退后，呕水，身微黄，热退湿存。

云苓块连皮，五钱　银花三钱　白蔻皮二钱　生苡仁五钱　连翘三钱　黄柏炭二钱　杏仁泥三钱　茵陈三钱　白通草一钱　黑山栀三钱　煮三杯，分三次服。

廿九日　热未尽退，舌起新白苔，胸痞。暑兼湿热，不能纯治一边。

飞滑石六钱　银花三钱　藿香梗三钱　云苓皮五钱　连翘不去心，三钱　真山连一钱五分　杏仁泥五钱　白蔻打碎，一钱五分　白通草一钱　生苡仁五钱　煮三杯，分三次服。

八月初二日　暑热已退七八，惟十余日不大便，微有谵语，脉沉。可与轻通阳明，与增液承气法。

细生地六钱　元参八钱　麦冬不去心，六钱　生大黄四钱　煮成三杯，先服一杯，约二时不大便，再服第二杯。明早得大便，止后服，否则服第三杯。

初三日　温病下后，宜养阴；暑温下后，宜兼和胃。盖暑必夹湿，而舌苔白滑故也。脉缓，与《外台》茯苓饮意。

云苓块五钱　麦冬不去心，五钱　广郁金一钱　生苡仁五钱　半夏三钱　白蔻皮一钱五分　藿香梗三钱　厚朴二钱　煮三杯，分三次服。

初五日　暑温热退湿存，故呕，腹不和，而舌有白苔，与三仁汤，宜刚法。

杏仁五钱　益智仁一钱　苡仁五钱　半夏五钱　藿香梗三钱　黄芩三钱　厚朴二钱　白蔻仁一钱五分　生姜三片　煮三杯，分三次服。

丁卯六月十五日　王　三十八岁　暑温误表，汗如暴雨直流，有不可猝遏之势，脉洪芤，气短，与白虎人参汤。

生石膏八两　知母二两　粳米一合　炙甘草一两　洋参八两　煮四碗，一时许服一碗，以汗止为度，不止再作服。

十六日　汗势减，照前方服半剂。

十七日　脉静身凉汗止，与三才汤三帖，全愈。

丁巳六月十三日　吴　四十岁　先暑后风，大汗如雨，恶寒不可解。先服桂枝汤一帖，为君之桂枝用二两，尽剂，毫无效验。次日用桂枝八两，服半帖而愈。鞠通自医。

丁亥闰五月廿二日　某　暑温误表，致有谵语，邪侵心包，热重面赤，脉洪数，手太阴症为多。宜辛凉芳香，以清肺热，开心包。阳有汗，阴无汗，及颈而还，极大症也。

生石膏一两　连翘连心，三钱　丹皮三钱　飞滑石六钱

银花三钱　桑叶三钱　细生地五钱　知母炒，三钱　甘草二钱　苦桔梗三钱　煮三大杯，分三次服。外服紫雪丹五分。

廿三日　脉之洪数者少减，热亦少退，舌心黑滑，大便频溏。暑必夹湿，况体厚本身湿痰过重者乎？议两清湿热。

云苓皮五钱　连翘连心，三钱　藿香梗三钱　生苡仁五钱　银花四钱　六一散三钱　姜半夏三钱　黄芩一钱　白蔻仁一钱　煮三杯，分三次服。外服紫雪丹五分。

廿四日　脉洪大又减，但沉数有力，伏邪未净，舌中黑滑，耳聋，大便仍频溏。

云苓皮六钱　苡仁五钱　黄芩三钱　姜半夏五钱　连翘三钱　银花三钱　雅连姜汁炒，一钱　六一散六钱　竹叶三钱　煮三杯，分三次服。外服紫雪丹五分。

廿五日　即于前方内，连翘、银花加至五钱　苡仁加至八钱　紫雪丹仍服五分。

廿六日　热渐退而未尽，脉渐小而仍数，面赤减，大便频数亦少，余邪未尽。

连翘四钱　飞滑石六钱　黄芩三钱　银花四钱　云苓皮六钱　雅连一钱　苡仁五钱　姜半夏五钱　甘草一钱　白蔻连皮，一钱　煮四杯，分四次服。

廿七日　照前方仍服一帖。

廿八日　即于前方内加桑叶三钱，目白睛赤缕故也。

廿九日　大热虽退，余焰尚存，耳聋，与苦淡法。

银花五钱　飞滑石六钱　丹皮三钱　连翘连心，三钱　云

苓皮六钱　苡仁六钱　雅连炒，一钱　苦丁茶三钱　牡蛎五钱　龙胆草一钱五分　煮四杯，分四次服。

六月初一日　脉静身凉，热已退矣。舌有新白滑苔，湿犹有存者。与三仁汤宣化三焦，通调水道。

云苓块连皮，六钱　苡仁五钱　晚蚕沙三钱　杏仁泥三钱　泽泻二钱　益智仁一钱五分　姜半夏三钱　白蔻仁一钱五分　黄芩炭一钱五分　藿香梗三钱　通草一钱　煮三杯，分三次服。

庚寅六月廿一日　吴　二十岁　暑兼湿热。暑温不比春温之但热无湿，可用酸甘化阴、咸以补肾等法，且无形无质之热邪，每借有形有质之湿邪以为依附。此症一月有余，佥用大剂纯柔补阴退热法，热总未减，而中宫痞塞，得食则痛胀，非抹不可，显系暑中之湿邪蟠踞不解，再得柔腻胶固之阴药与邪相搏，业已喘满，势甚重大。勉与通宣三焦法，仍以肺气为主，盖肺主化气，气化则湿热俱化。六脉弦细而沉洪。

苡仁五钱　生石膏二两　厚朴三钱　杏仁四钱　云苓皮五钱　青蒿二钱　连翘三钱　藿香梗三钱　白蔻仁一钱五分　银花三钱　鲜荷叶边一片　煮四杯，分四次服。两帖。

廿三日　暑湿误用阴柔药，致月余热不退，胸膈痞闷。前与通宣三焦，今日热减，脉已减，但痞满如故，喘仍未定，舌有白苔，犹为棘手。

生石膏一两　厚朴三钱　藿香梗三钱　飞滑石四钱　连翘三钱　小枳实二钱　云苓皮三钱　广皮三钱　白蔻仁二钱　生苡仁五钱　煮三杯，分三次服。二帖。

廿五日 热退喘减，脉已稍平，惟仍痞，且泄泻，皆阴柔之累，姑行湿止泻。

滑石五钱 姜半夏三钱 黄芩炒，二钱 猪苓三钱 云苓皮五钱 广郁金二钱 泽泻三钱 藿香梗三钱 通草一钱 苡仁五钱 煮三杯，分三次服。二帖。

廿七日 喘止，胸痞亦开，热虽减而未退，泻未止。

生石膏一两 泽泻三钱 姜半夏五钱 飞滑石六钱 黄芩三钱 藿香梗三钱 云苓皮六钱 煮三杯，分三次服。三帖。

廿九日 诸症俱减，惟微热，大便溏，调理饮食为要。

云苓块连皮，五钱 猪苓三钱 藿香梗三钱 生苡仁五钱 泽泻三钱 炒黄芩三钱 姜半夏三钱 苏梗二钱 白蔻仁一钱 杏仁泥二钱 煮三杯，分三次服。四帖。

伏 暑

壬戌八月十六日 周 十四岁 伏暑内发，新凉外加。脉右大左弦，身热如烙，无汗，吐胶痰，舌苔满黄，不宜再见泄泻，不渴，腹胀，少腹痛。是谓阴阳并病，两太阴互争，难治之症。议先清上焦湿热，盖气化湿热亦化也。

飞滑石三钱 连翘二钱 象贝母一钱 杏仁泥三钱 银

花二钱 白通草一钱 老厚朴二钱 芦根二钱 鲜梨皮二钱 生苡仁一钱五分 竹叶一钱 今晚一帖，明早一帖。

十七日 案仍前。

飞滑石三钱 连翘二钱 鲜梨皮一钱五分 杏仁泥一钱五分 冬桑叶一钱 银花二钱 老厚朴一钱五分 薄荷八分 扁豆皮二钱 苦桔梗一钱五分 芦根二钱 荷叶边一钱五分 炒知母一钱五分 午一帖，晚一帖，明早一帖。

十八日 两与清上焦，热已减其半，手心热甚于手背，谓之里热，舌苔红黄而厚，为实热。宜宣之，用苦辛寒法。再按：暑必夹湿，腹中按之痛胀，故不得不暂用苦燥法。

杏仁泥三钱 木通二钱 真山连姜汁炒黄，一钱五分 广木香一钱 黄芩炭一钱 厚朴一钱五分 小茴香炒黑，一钱五分 栝蒌连皮仁，八分 炒知母一钱五分 小枳实打碎，一钱五分 槟榔八分 广皮炭一钱 煮二杯，分二次服。

十九日 腹之痛胀俱减，舌苔干燥黄黑，肉色绛，呛咳痰粘。幼童阴气未坚，当与存阴退热。

麦冬不去心，六钱 煅石膏四钱 丹皮五钱 沙参三钱 细生地四钱 杏仁三钱 元参五钱 炒知母二钱 蛤粉三钱 犀角二钱 生甘草一钱 煮三杯，分三次服。

二十日 津液稍回，潮热，因宿粪未除，夜间透汗，因邪气还表，右脉仍然浮大，未可下，宜保津液，护火克肺金之嗽。

细生地六钱 元参六钱 霍石斛三钱 焦白芍四钱 麦

冬六钱 柏子霜三钱 煅石膏三钱 沙参三钱 牡蛎粉一钱五分 杏仁泥二钱 犀角一钱 煮三杯，陆续服。

廿一日 诸症悉解，小有潮热，舌绛苔黑，深入血分之热未尽除也，用育阴法。

沙参三钱 大生地五钱 牡蛎三钱 麦冬不去心，六钱 焦白芍四钱 丹皮三钱 天冬一钱五分 柏子霜三钱 甘草炙，二钱头煎二杯，二煎一杯，分三次服。

廿二日 津液消亡，舌黑干刺，用复脉法。

大生地六钱 麦冬不去心，六钱 柏子霜四钱 炒白芍六钱 丹皮四钱 火麻仁三钱 生鳖甲六钱 阿胶冲，三钱 炙甘草三钱 生牡蛎四钱 头煎三杯，今日服。二煎一杯，明早服。

廿三日 右脉仍数，余邪陷入肺中，咳甚痰艰，议甘润兼宜凉肺气。

麦冬不去心，一两 细生地五钱 象贝三钱 沙参三钱 杏仁泥三钱 冬桑叶三钱 玉竹三钱 苦桔梗三钱 甘草三钱 丹皮二钱 茶菊花三钱 梨皮三钱 一帖药分二次煎，每煎两茶杯，共分四次服。

廿四日 舌黑苔退，脉仍数，仍咳，腹中微胀。

细生地五钱 麦冬不去心，五钱 藿香梗二钱 茯苓块三钱 沙参三钱 广郁金一钱五分 杏仁粉三钱 丹皮三钱 生扁豆三钱 苦桔梗三钱 象贝二钱 煮三杯，渣再煮一杯，分四次服。

廿五日 昨晚得黑宿粪若许，潮热退，唇舌仍绛。

热之所过，其阴必伤，与复脉法复其阴。

大生地八钱　麦冬不去心，一两　火麻仁三钱　炒白芍六钱　沙参三钱　真阿胶冲，二钱　生鳖甲五钱　元参三钱　炙甘草三钱　生牡蛎粉五钱　丹皮三钱　水八碗，煮成三碗，分三次服。渣再煮一碗，明早服。

廿六日　又得宿粪若许，邪气已退八九，但正阴虚耳，故不欲食，晚间干咳无痰。

大生地八钱　麦冬不去心，六钱　火麻仁三钱　生白芍五钱　天冬二钱　牡蛎粉三钱　北沙参三钱　阿胶冲，三钱　炙甘草三钱　煮三杯，分三次服。外用梨汁、荸荠汁、藕汁各一黄酒杯，重汤炖温频服。

廿七日　热伤津液，大便燥，微有潮热，干咳舌赤，用甘润法。

细生地五钱　元参六钱　知母炒黑，二钱　火麻仁三钱　麦冬不去心，六钱　阿胶二钱　郁李仁二钱　沙参三钱　梨汁一杯，冲　荸荠汁一杯，冲　煮三杯，分三次服。

廿八日　伏暑内溃，续出白痧若许，脉较前恰稍和，第二次舌苔未化，不大便。

麦冬不去心，六钱　大生地五钱　元参三钱　沙参三钱　牛蒡子炒，研细，三钱　阿胶一钱五分　连翘连心，二钱　生甘草一钱　麻仁三钱　银花炒，二钱　煮三杯，分三次服。服此，晚间大便。

九月初四日　潮热复作，四日不大便，燥粪复聚，与增液承气汤微和之。

元参五钱　细生地五钱　大黄生，二钱　麦冬不去心，五钱　炙甘草一钱　煮二杯，分二次服。服此，得黑燥粪若许，而潮热退，脉静。以后与养阴收功。

癸亥十二月十一日　陈　廿八岁　左脉洪大数实，右脉阳微，阴阳逆乱，伏暑似疟，最难即愈。议领邪外出法。

生鳖甲二两　麦冬不去心，八钱　粉丹皮三钱　桂枝尖三钱　沙参三钱　炒知母三钱　焦白芍三钱　青蒿四钱　炙甘草一钱五分　煮三碗，分三次服。

十四日　伏暑寒热往来已愈，不食不饥不便，胸中痞闷，九窍不和，皆属胃病。

半夏五钱　茯苓块五钱　桂枝一钱五分　党参三钱　生苡仁五钱　广皮一钱五分　青皮一钱五分　广郁金二钱　煮三杯，分三次服。

十七日　久病真阳虚则膺痛，余邪化热则口苦，正气不复则肢倦。

生洋参二钱　桂枝三钱　广皮炭一钱五分　茯苓块三钱　半夏三钱　炙甘草一钱五分　焦白芍三钱　生姜二片　大胶枣二枚　黄芩炭一钱五分　煮三杯，分三次服。

乙丑八月廿二日　靳　十九岁　不兼湿之伏暑误治，津液消亡，以致热不肯退，唇裂舌燥，四十余日不解，咳嗽胶痰，谵语口渴。可先服牛黄清心丸，清包络而搜伏邪，汤药与存阴退热法。

细生地三钱　麦冬不去心，五钱　生扁豆三钱　生鳖甲五钱

沙参三钱　生甘草一钱　生牡蛎五钱　沙白芍三钱　煮三杯，分三次服。

廿四日　暑之偏于热者，误以伤寒足经药治之，以致津液消亡。昨用存阴法兼芳香，开络中闭伏之邪，已见大效。兹因小便赤甚而短，热虽减而未除，议甘苦合化阴气法。

二甲复脉汤加黄芩三钱，如有谵语，牛黄丸仍服。

廿六日　昨用甘苦合化阴气法，服后大见凉汗。兹热已除，脉减，舌苔尽退，但六脉重按全无，舌仍干燥。议热之所过，其阴必伤例，用二甲复脉汤重加鳖甲、甘草。

乙丑九月十六日　兴　六十四岁　夏伤于湿，冬必咳嗽。况六脉俱弦，木旺克土，脾土受克则泄泻，胃土受克则不食而欲呕，前曾腹胀，现在胸痞，舌白滑，此寒湿病也。而脉反数，思凉思酸，物极必反之象，岂浅鲜哉！急宜戒恼怒，小心一切为要。

姜半夏三钱　飞滑石三钱　生苡仁五钱　杏仁泥四钱　旋覆花包，二钱　广郁金二钱　茯苓皮五钱　白蔻皮一钱　白通草一钱　水五杯，煮取两杯，渣再煮一杯，分三次服。

十八日　脉数，甚思凉，湿中生热之故。

飞滑石六钱　苡仁六钱　白蔻仁一钱五分　茯苓皮六钱　半夏四钱　广郁金二钱　杏仁泥六钱　黄芩二钱　白通草二钱　藿香梗三钱　枳实一钱五分　水八碗，煮取八分，三茶碗，渣再煮一碗，日三夜一，分四次服。

廿日　伏暑必夹火与湿，不能单顾一边。至服药后反觉不快，乃久病体虚不任开泄之故。渴思凉者，火也；得水则停者，湿也。

生石膏六钱　半夏三钱　炒知母一钱五分　杏仁泥六钱　黄芩一钱　白蔻仁一钱　煮三杯，分三次服。

廿二日　于前方内去蔻仁。加：

生石膏四钱　藿香梗三钱　炒知母五分　飞滑石四钱　白通草一钱五分　加入前方内，煮四杯，分四次服。

廿七日　饮居右胁不得卧，格拒心火，不得下通于肾，反来烁喉，故嗌干。

姜半夏五钱　杏仁三钱　小枳实三钱　茯苓皮三钱　香附三钱　藿香梗三钱　旋覆花包，三钱　广皮二钱　苏子霜三钱　煮三杯，分三次服。

十月初二日　小便不通，于前方内加：

飞滑石三钱　生苡仁三钱　白通草一钱五分　前后共八帖。

初六日　小便已通，于前方内去滑石、通草、生苡仁，服五帖而全愈。

巴　廿八岁　面色青黄，其为湿郁无疑。右脉单弦，其为伏饮无疑。嗳气胸痛，合之左脉弦，其为肝郁无疑。上年夏日，曾得淋症，误服六味汤丸，酸甘化阴，致令暑湿隐伏久踞，故症现庞杂无伦。治法以宣化三焦，使邪有出路，兼和肝胃，能令食为要。

生石膏八钱　半夏五钱　生苡仁五钱　飞滑石一两　草

薢四钱　茯苓皮五钱　旋覆花包，三钱　香附三钱　广郁金三钱　杏仁泥三钱　通草二钱　晚蚕沙三钱　煮成四碗，分早、中、晚、夜四次服。

此症方案失收，姑不全录。自四月至八月一日，不断服药，诸症从面目青黄逐渐退净而愈。其面青由额往下，由耳往中，约十日褪一晕，及褪至鼻柱，约月余方亮，皆误服柔药之弊。所用不出此方，故方不全而案可以载，欲为隔年暑湿之症开一门路。

丙寅六月初六日　某　其人本有饮咳，又加内暑外凉，在经之邪似疟而未成，在腑之邪泄泻未止，恐成滞下，急以提邪外出为要。按六脉俱弦之泄泻，古谓之木泄，即以小柴胡汤为主方，况加之寒热往来乎？六脉俱弦，故谓脉双弦者寒也，指中焦虚寒而言，岂补水之生熟地所可用哉！现在寒水客气，燥金司天，而又大暑节气，与柴胡二桂枝一法。

柴胡六钱　焦白芍二钱　青蒿二钱　桂枝三钱　藿香梗三钱　生姜三钱　半夏六钱　广橘皮三钱　大枣去核，二钱　黄芩二枚　炙甘草一钱　煮三杯，分三次服。

初八日　寒暑兼受，成疟则轻，成痢则重。前与柴胡二桂枝一汤，现在面色青，热退寒重，痰多而稀，舌之赤者亦淡，脉之弦劲者微细，不渴，阳虚可知，与桂枝柴胡各半汤减黄芩加干姜。

桂枝三钱　炒白芍一钱五分　干姜三钱　柴胡三钱　炒黄芩一钱　生姜五钱　半夏六钱　炙甘草二钱　大枣去核，三枚煮三杯，分三次服。

初九日　内暑外寒相搏，既欲成疟；大便溏泄，恐致成痢。口干不渴，经谓自利不渴者属太阴也，合之腹痛则更可知矣。仲景谓表急急当救表，里急急当救里。兹表里无偏急之象，议两救之，救表仍用柴胡桂枝各半汤法，以太少两经俱有邪也，救里与理中汤。

桂枝四钱　焦白芍二钱　良姜二钱　柴胡四钱　黄芩炭一钱　半夏六钱　炙甘草一钱五分　川椒炭三钱　生姜五钱　苡仁五钱　白蔻仁一钱五分　大枣去核，二枚　干姜三钱　煮三杯，分三次服。

初十日　昨用两救表里，已见小效，今日仍宗前法而退之，以脉中阳气已有生动之机故也。不可性急，反致偾事。

桂枝三钱　炒白芍二钱　炒厚朴二钱　柴胡三钱　炒黄芩一钱五分　炙甘草一钱五分　半夏六钱　川椒炭二钱　生姜五钱　干姜二钱　煨草果一钱　大枣去核，二枚　煮三杯，分三次服。

十一日　内而痰饮蟠踞中焦，外而寒暑扰乱胃阳。连日已夺去成痢之路，一以和中蠲饮为要。盖无形之邪，每借有形质者以为依附也。

桂枝三钱　焦白芍二钱　枳实三钱　柴胡三钱　黄芩炭一钱五分　青蒿三钱　杏仁三钱　茯苓皮五钱　广皮二钱　半夏一两　白蔻仁一钱五分　生姜三片　苡仁五钱　煮三杯，分三次服。

十二日　杂受寒暑，再三分析，方成疟疾。以伏暑成疟则轻，寒多热少，脉沉弦，乃邪气深入，与两阴阳之中偏于温法。

青蒿三钱　藿香梗三钱　枳实二钱　柴胡三钱　姜半夏八钱　良姜二钱　厚朴三钱　瓜蒌皮二钱　生姜五片　槟榔一钱　黄芩炭一钱五分　大枣去核，二枚　煮三杯，分三次服。

十四日　寒热少减，胸痞甚，去甘加辛，去大枣加生姜。

十六日　脉弦细，指尖冷，阳微不及四末之故。兼之腹痛便溏，痰饮咳嗽，更可知矣。以和胃阳、温中阳、逐痰饮立法。

半夏六钱　生苡仁五钱　干姜二钱　杏仁五钱　川椒炭三钱　炒广皮三钱　桂枝三钱　白蔻仁二钱　生姜三片　煮三杯，分三次服。

十七日　张　伏暑酒毒，遇寒凉而发，九日不愈，脉缓而软，滞下，身热谵语，湿热发黄。先清湿热，开心包络。

飞滑石五钱　茵陈五钱　黄柏炭三钱　茯苓皮五钱　黄芩三钱　真山连二钱　生苡仁三钱　通草一钱　栀子炭二钱　煮三杯，分三次服。先服牛黄清心丸一丸，戌时再服一丸。

十八日　热退，滞下已愈，黄未解。

飞滑石五钱　茵陈三钱　栀子炭三钱　茯苓皮五钱　萆薢三钱　真雅连八分　黄柏炭三钱　杏仁三钱　灯心草一钱

白通草一钱　煮三杯，分三次服。

十九日　黄亦少退，脉之软者亦鼓指。惟舌赤，小便赤而浊，余湿余热未尽，尚须清之。

飞滑石五钱　茵陈四钱　黑山栀三钱　茯苓皮五钱　半夏三钱　真雅连八分　生苡仁三钱　杏仁三钱　广皮炭二钱　黄柏炭二钱　萆薢三钱　煮三杯，分三次服。

二十日　黄退，小便赤浊，舌赤，脉洪，湿热未尽。

飞滑石五钱　半夏三钱　海金沙三钱　炒栀皮二钱　萆薢三钱　真雅连一钱　煮三杯，分三次服。

乙酉三月二十日　王氏　廿八岁　上年初秋伏暑，午后身热汗出，医者误以为阴虚劳损，不食胸痞，咳嗽，舌苔白滑，四肢倦怠，不能起床，至今年三月不解，已经八月之久。深痼难救，勉与宣化三焦，兼从少阳提邪外出法。

飞滑石六钱　桂枝三钱　白蔻仁二钱　茯苓皮五钱　青蒿三钱　炒黄芩二钱　姜半夏五钱　苡仁五钱　白通草一钱　杏仁泥四钱　广皮三钱　煮三杯，分三次服。此方服二帖，能进食。服四帖，饮食大进，即起能行立。后八日复诊，以调理脾胃而愈。

乙酉三月廿六日　王氏　廿六岁　伏暑咳嗽寒热，将近一年不解，难望回生，既咳且呕而泄泻，勉与通宣三焦，俾邪得有出路，或者得有生机。何以知其为伏暑而非痨瘵？劳之咳重在丑、寅、卯木旺之时，湿家之咳在戌亥子水旺之时；劳之寒热后无汗，伏暑寒热如疟状丑寅卯阳升乃有汗而止；劳之阴虚身热，脉必芤大，伏暑之脉弦细而弱。故知其为伏暑而非痨瘵也。再左边卧不着席，水在肝也。

桂枝三钱　云苓皮五钱　郁金一钱　半夏五钱　生苡仁五钱　广皮二钱　青蒿八分　旋覆花包，三钱　生姜三钱　香附三钱　白蔻仁二钱　大枣去核，二枚　煮三杯，分三次服。此方服四帖，寒热减，去青蒿，服之十帖全愈，后以调理脾胃收功。

乙酉四月廿五日　金氏　三十岁　上年伏暑，寒热时发如疟状，以通宣三焦立法，补阴补阳皆妄也。

半夏四钱　云苓皮五钱　黄芩二钱　杏仁三钱　藿香梗三钱　生姜三片　青蒿八分　白蔻仁一钱五分　大枣去核，二枚　苡仁五钱　煮三杯，分三次服。

五月初二日　伏暑愈后，以平补中焦为要，仍须宣通，勿得粘滞。

半夏三钱　云苓块五钱　莲子五钱　苡仁五钱　益智仁一钱　生姜三片　广皮二钱　煮三杯，分三次服。

乙酉八月初五日　裘　四十岁　酒客中虚湿重，面色暗滞，业已多日。现在又感伏暑新凉，头胀便溏，舌白滑，脉弦细。中虚寒湿可知，不能戒酒，病断不除。盖客症易除，久病伏湿虚寒难疗也。

云苓皮一两　杏仁三钱　藿香梗三钱　姜半夏六钱　青蒿二钱　白蔻仁三钱　生苡仁一两　广皮五钱　黄芩炭二钱

煮三杯，分三次服。头胀除，去青蒿，七帖全愈。

乙酉九月十八日　陶　五十八岁　伏暑遇新凉而发，舌苔晄白，上加灰黑，六脉不浮不沉而数，误与发表，胸痞不食，此危症也。何以云危？盖四气杂感，又加一层肾虚，又加一层肝郁，又加一层误治，又加一层酒客中虚，何以克当！勉与河间之苦辛寒法，一以通宣三焦，而以肺气为主，望其气化而湿热俱化也。

飞滑石五钱　杏仁四钱　藿香叶三钱　姜半夏五钱　苡仁五钱　广郁金三钱　云苓皮五钱　黄芩三钱　真雅连一钱　白蔻仁三钱　广皮三钱　白通草一钱五分　煮三碗，分三次服。

廿三日　舌之灰苔化黄，滑而不燥，唇赤颧赤，脉之弦者化为滑数，是湿与热俱重也。

滑石一两　云苓皮六钱　杏仁五钱　苡仁六钱　黄柏炭四钱　雅连二钱　半夏五钱　白蔻仁三钱　木通三钱　茵陈五钱　煮三碗，分三次服。

廿六日　伏暑。舌之灰者化黄，兹黄虽退，而白滑未除，当退苦药，加辛药。脉滑甚，重加化痰，小心复感为要。

滑石一两　云苓皮五钱　郁金三钱　杏仁五钱　小枳实三钱　蔻仁三钱　半夏一两　黄柏炭三钱　广皮三钱　苡仁五钱　藿香梗三钱　煮三碗，分三次服。

十月初二日　伏暑虽退，舌之白滑未化，是暑中之伏湿尚存也，小心饮食要紧。脉之滑大者已减，是暑中之热去也。无奈太小而不甚流利，是阳气未充，不能化湿，重与辛温，助阳气，化湿气，以舌苔黄为度。

半夏六钱 白蔻仁研冲，三钱 木通二钱 杏仁五钱 益智仁三钱 广皮五钱 苡仁五钱 川椒炭三钱 干姜三钱 煮三碗，分三次服。

初六日 伏暑之外感者，因大汗而退，舌白滑苔究未化黄，前方大用刚燥，苔未尽除，务要小心饮食，毋使脾困。

杏仁泥四钱 煨草果八分 川椒炭三钱 姜半夏五钱 苍术炭三钱 益智仁三钱 茯苓皮五钱 老厚朴二钱 白蔻仁三钱 生苡仁五钱 广皮炭五钱 神曲炭三钱 煮三碗，分三次服。

乙酉九月廿四日 薛氏 四十岁 初因肝郁，继而内饮招外风为病。现在寒热如疟状，又有伏暑内发，新凉外加之象。六脉弦细而紧，两关独大而浮，厥阴克阳明。医者全然不知病从何来，亦不究脉象之是阴是阳，一概以地黄等阴柔补阴，以阴药助阴病，人命其何堪哉！势已沉重，欲成噎食反胃，勉与两和肝胃，兼提少阳之邪外出法。

桂枝三钱 姜半夏六钱 苡仁三钱 杏仁三钱 旋覆花包，三钱 青蒿一钱 白蔻仁二钱 香附三钱 生姜四钱 广皮三钱 川椒炭二钱 煮三杯，分三次服。

廿八日 寒热减半，呕止，舌苔满黄，但仍滑耳。即于前方内加：

炒黄芩二钱，再服四帖。如二三帖寒热止，去青蒿；如腹痛止，舌不滑不干燥，去川椒炭，加茯苓皮五钱。

十月初六日　伏暑已解七八，痰饮肝郁未除，下焦且有湿郁。

杏仁泥四钱　苡仁五钱　川萆薢五钱　旋覆花包，三钱　香附三钱　通草一钱　白蔻仁三钱　云苓皮五钱　晚蚕沙三钱　姜半夏五钱　广皮二钱　煮三杯，分三次服。数帖而愈。

乙酉十二月初九日　李　十八岁　伏暑如疟状，脉弦数，寒热往来，热多则寒，解后有汗，与青蒿鳖甲汤五帖全愈。

丁亥九月初七日　图　廿七岁　伏暑内发，新凉外加，腹胀，身热身痛，胸胁痛，与柴胡桂枝各半汤。

云苓皮五钱　桂枝三钱　郁金二钱　姜半夏三钱　柴胡三钱　黄芩二钱　防已三钱　杏仁泥三钱　广皮三钱　藿香梗三钱　煮三杯，分三次服。

初八日　伏暑新凉，昨用各半汤一帖，腹胀、胸胁痛、身痛已愈，今日头痛泄泻，身热寒多。按：自利而渴者属太阴也，与五苓散双解表里。

桂枝四钱　云苓皮五钱　苡仁五钱　猪苓三钱　益智仁二钱　木香二钱　泽泻三钱　苍术炭二钱　广皮三钱　煮三杯，分三次服。

初九日　伏暑新凉，以头痛身热而又泄泻之故，用五苓散双解表里。今日头痛身热虽减，而泄泻未止，咳嗽痰多，与开太阳阖阳明法。

桂枝五钱　姜半夏五钱　苡仁五钱　猪苓四钱　云苓皮五钱　广皮三钱　泽泻四钱　益智仁二钱　生姜五片　苍术三钱　煮四茶杯，日三夜一，分四次服。

初十日　泄泻已止，热退未净，咳嗽呕恶未平，头偏右痛，兼有肝郁。

姜半夏五钱　苡仁五钱　炒炭黄芩一钱五分　旋覆花包，三钱　云苓皮五钱　香附三钱　桑叶三钱　苏梗三钱　广皮三钱　茶菊花三钱　煮三杯，分三次服。

十一日　伏暑身热，咳嗽呕恶，大便稀溏，兼有肝郁，偏头痛，舌绛口渴，腹微胀。湿中生热，与苦辛淡法。

云苓皮六钱　滑石六钱　通草一钱　姜半夏五钱　苡仁五钱　广皮一钱五分　藿香梗三钱　蔻仁一钱五分　生姜三片　黄芩炭三钱　煮三杯，分三次服。

十二日　伏暑未解，痰饮咳嗽太甚，胃不和，不寐，先与和胃令寐，治咳即愈。

云苓皮六钱　苡仁六钱　苏梗四钱　姜半夏二两　秫米一合　煮三杯，分三次服。

十三日　伏暑饮渴不寐，昨与半夏汤法已寐，惟大便仍溏，咳未止，口渴甚。议渴者与猪苓汤加和胃止渴，去阿胶，以其滑腻也。

飞滑石六钱　猪苓四钱　苡仁五钱　云苓皮六钱　泽泻四钱　苏梗三钱　姜半夏六钱　煮三杯，分三次服。两帖。

十五日　伏暑已愈大半，惟咳未尽除，渴未全止。暑中伏湿难清，湿中生热。湿家之渴，猪苓汤最合拍，宗前法而进之。

飞滑石六钱　猪苓五钱　苏梗三钱　云苓皮六钱　泽泻五钱　广皮二钱　苡仁五钱　姜半夏五钱　甘草一钱　炒黄芩一钱五分　煮三杯，分三次服。两帖。

庚寅九月初八日　潘　三十岁　湿热发黄，已愈六七，继感劲金凉气，头晕而痛，身热而哕，伏暑漫延三焦，与苦辛淡渗法化气，气化则湿热俱化。

飞滑石五钱　猪苓三钱　薄荷八分　姜半夏三钱　杏仁三钱　桑叶三钱　苦桔梗三钱　茵陈五钱　竹茹二钱　荆芥穗二钱　连翘二钱　橘皮二钱　白蔻仁一钱　煮三杯，分三次服。

十一日　伏暑中之湿热，弥漫三焦，舌苔满布重浊，脉弦，一以化气为要，湿热相搏，徒治一边无益也。

猪苓五钱　云苓皮五钱　茵陈五钱　泽泻三钱　杏仁泥四钱　木通二钱　滑石六钱　姜半夏三钱　蔻仁一钱　苡仁五钱　黄柏炭二钱　广皮一钱五分　煮四小茶杯，日三夜一，分四次服。

十四日　湿热弥漫三焦，前与化气，昨日汗大出，今日大便通快，舌苔已化，惟小便未畅，余热未除，仍以化气为要。

滑石六钱　云苓皮五钱　苡仁五钱　猪苓三钱　藿香梗三

钱　木通二钱　半夏三钱　生姜汁每杯冲三茶匙　蔻仁一钱　杏仁三钱　煮三杯，分三次服，两帖。

十七日　伏暑已解七八，余热未除，且有痰饮。

云苓块连皮，六钱　猪苓四钱　小枳实三钱　姜半夏六钱　杏仁四钱　藿香梗二钱　生苡仁五钱　广皮三钱　白蔻仁一钱　煮三杯，分三次服。五帖。

廿二日　伏暑诸症俱解，惟余痰饮，少腹不爽。

云苓块五钱　炒小茴香三钱　广皮三钱　姜半夏五钱　生苡仁五钱　杏仁泥三钱　生姜三片　小枳实一钱　甘澜水八杯，煮取三杯，分三次服。

辛卯七月廿八日　弈氏　三十六岁　暑伤两太阴，身热泄泻，腹微胀痛，舌苔不甚黄，口不甚渴，烦躁不安，昼夜不寐，脉洪数，业已十日以外，为难治。

连翘不去心，五钱　云苓皮五钱　杏仁三钱　生苡仁五钱　金银花三钱　雅连一钱五分　猪苓三钱　藿香叶二钱　蔻仁一钱　半夏三钱　煮三杯，分三次服。

廿九日　即于前方内减去连翘二钱　加半夏二钱　又加小枳实二钱　再服一帖。

八月初一日　脉小则病退，诸症渐减，惟心下痞闷，与泻心法。

半夏五钱　云苓块连皮，五钱　干姜三钱　炒黄芩三钱　生苡仁五钱　生姜汁每杯冲三小匙　炒黄连一钱五分　小枳实一钱五分　煮三杯，分三次服。

初二日　痞略减，仍不寐，微烦。

连翘三钱　云苓皮五钱　藿香半梗半叶，二钱　银花三钱　姜半夏五钱　蔻仁一钱　猪苓三钱　小枳实三钱　橘皮三钱　杏仁三钱　炒黄芩三钱　煮三杯，分三次服。

初三日　阳亢于上，不寐，脉洪数，口渴，恶人与火，与阖阳明法。

生石膏二两　苡仁五钱　炒知母三钱　茯苓块三钱　杏仁三钱　炒黄芩三钱　姜半夏三钱　蔻仁一钱　生甘草二钱　煮三杯，分三次服。

初四日　气上阻胸，不寐。

云苓块五钱　生苡仁五钱　白蔻一钱　旋覆花包，三钱　杏仁泥三钱　姜半夏五钱　香附三钱　炒黄芩三钱　橘皮三钱　小枳实三钱　炒黄连一钱五分　生姜汁每杯冲三小匙　煮三杯，分三次服。

初五日　即于前方内去旋覆花，减小枳实一钱。

初六日　伏暑夹肝郁，不寐烦躁虽减而未除。

云苓皮五钱　滑石六钱　炒黄芩四钱　姜半夏五钱　苡仁五钱　炒黄连一钱　杏仁泥四钱　郁金二钱　白豆蔻一钱　旋覆花包，三钱　香附二钱　生甘草一钱　煮三杯，分三次服。

初七日　嗳甚，即于前方内加代赭石六钱，再服四帖。

初九日　伏暑已愈七八，惟胸膈不舒，腹微痛，小便赤，余邪未净。

茯苓五钱　炒黄芩三钱　郁金二钱　苡仁五钱　白蔻仁一

钱五分 香附三钱 半夏五钱 炒黄连八分 橘皮三钱 杏仁三钱 淡吴萸炒，八分 煮三杯，分三次服。

初十日 伏暑小愈后，又感燥金秋气，胸痞痛，舌起新苔，六脉弦紧，与温法。

茯苓连皮，五钱 姜半夏五钱 淡吴萸二钱 桂枝三钱 生苡仁三钱 藿香梗三钱 良姜三钱 川连与茱萸同炒，八分 姜汁每杯冲三茶匙 川椒炭三钱 广皮三钱 煮三杯，分三次服。

十一日 新感又减，惟夜间头痛。

桂枝三钱 焦白芍二钱 广皮三钱 茯苓连皮，五钱 川椒炭三钱 吴萸二钱 半夏五钱 炒小茴香三钱 黄连与茱萸同炒，八分 苡仁五钱 煮三杯，分三次服。

十二日 头痛已止，旧有之癥瘕，上攻胃口，有妨于食，脉弦紧，多汗。

桂枝五钱 公丁香一钱 吴萸三钱 云苓五钱 川椒炭三钱 半夏五钱 黄连茱萸同炒，八分 炒小茴香二钱 橘皮三钱 良姜二钱 煮三杯，分三次服。外服化癥回生丹一钱。

十四日 胃中之痛与烦躁，系新受之燥气，腹中痞块上攻，系旧有之燥气，十数年之久，新旧并病，猝难速愈。

茯苓块五钱 吴萸三钱 川椒炭三钱 姜半夏五钱 栝蒌皮二钱 黄连茱萸同炒，一钱 高良姜二钱 广皮三钱 归横须一钱 公丁香一钱 煮三杯，分三次服。二帖。外间服化癥回生丹一钱。

十六日　大用阳刚，胃痛稍减，未申后阴气旺，犹不爽，胸痞，阴邪未尽退也。

半夏五钱　茯苓块五钱　厚朴三钱　吴萸二钱　川椒炭四钱　广皮三钱　黄连吴萸、黄酒同炒，一钱　小枳实三钱　生姜三片　良姜二钱　公丁香一钱　煮三杯，分三次服，二帖。仍间服化癥回生丹一钱。

十八日　燥气之胸痞痛，与纯刚大燥，七日方解，议病减者减其制。

茯苓块四钱　猪苓三钱　藿香梗三钱　姜半夏四钱　厚朴二钱　生苡仁二钱　川椒炭三钱　橘皮二钱　炒黄芩一钱五分　煮三杯，分三次服。三帖。仍间服化癥回生丹一钱。

廿一日　诸症向安，惟病后气弱，旧有之癥瘕未除，法宜通补阳气，兼之调和营卫。

茯苓三钱　焦白芍二钱　广皮三钱　桂枝三钱　柏子霜三钱　生姜三片　半夏三钱　白蔻仁一钱　胶枣去核，二枚　苡仁三钱　川椒炭一钱　煮三杯，分三次服。四帖。

廿五日　诸症皆愈，惟欲便先痛，便后痛减，当责之积重，且便后不爽，恐成滞下，俗名痢疾，少用温下法。

生大黄黄酒炒半黑，一钱五分　厚朴二钱　川椒炭二钱　熟附子制，二钱　广皮炭三钱　良姜二钱　南楂炭三钱　炒神曲三钱　煮二杯，分二次服。服一帖，如仍痛，又服一帖。

廿九日　阴邪愈后，兼有癥瘕，无补阴之理，即阳药中之守补者亦不可用。

茯苓五钱　姜半夏五钱　橘皮三钱　桂枝三钱　焦白芍三钱　生姜三片　苡仁五钱　炒小茴香三钱　煮三杯，分三次服。服二帖后，凡五钱改作三钱，凡三钱改作二钱，再服三五帖。俟大能饮食，早晚各服化癥回生丹一钱，以腹中癥瘕化尽为度。

癸巳九月初五日　俞　十九岁　伏暑误表十数剂之多，又误下十数剂之多。从古无此治法，以致正虚邪实，泄泻不止，热仍未退，舌苔白滑，脉弦细数急，咳嗽喘急。勉与宣通肺气，盖肺主气，气化则湿热俱化，万一邪退，再议补正。

生石膏八钱　猪苓五钱　姜半夏五钱　茯苓皮五钱　杏仁二钱　炒黄芩三钱　生苡仁五钱　橘皮三钱　白蔻仁一钱　煮三杯，分三次服。外间服紫雪丹一钱，分三次凉开水调。

初七日　伏暑误治，前与宣通三焦，仍以肺气为主，今日诸多见效，热亦退，微见汗，惟咳嗽未除。

茯苓皮五钱　猪苓五钱　炒於术三钱　姜半夏五钱　杏仁三钱　白蔻仁一钱　生苡仁五钱　橘皮三钱　生姜汁每杯冲三小匙　煮三杯，分三次服。二帖收功。

湿　温

壬戌四月廿二日　王　三十三岁　证似温热，但心下两胁俱胀，舌白，渴不多饮，呕恶嗳气，则非温热而从湿温例矣。用生姜泻心汤之苦辛通降法。

茯苓块六钱　生姜一两　古勇连三钱　生苡仁五钱　半夏八钱　炒黄芩三钱　生香附五钱　干姜五钱　头煎水八杯，煮三茶杯，分三次服，约二时一杯。二煎用三杯水，煮一茶杯，明早服。

廿三日　心下阴霾已退，湿已转阳，应清气分之湿热。

煅石膏五钱　连翘五钱　广郁金三钱　飞滑石五钱　银花五钱　藿香梗三钱　杏仁泥三钱　芦根五寸　黄芩炭三钱　古勇连二钱　水八碗，煮成三碗，分三次服。渣再煮一碗服。

廿四日　斑疹已现，气血两燔，用玉女煎合犀角地黄汤法。

生石膏一两五钱　细生地六钱　犀角三钱　连翘一两　苦桔梗四钱　牛蒡子六钱　知母四钱　银花一两　炒黄芩四钱　元参八钱　人中黄一钱　薄荷三钱　水八大碗，煮成四碗。早中晚夜分四次服。

廿五日　面赤，舌黄大渴，脉沉肢厥，十日不大便，转矢气，谵语。下症也，议小承气汤。

生大黄八钱　小枳实五钱　厚朴四钱　水八碗，煮成三碗，先服一碗，约三时得大便，止后服；不便再服第二碗。

又　大便后，宜护津液，议增液法。

麦冬不去心，一两　细生地一两　连翘三钱　元参四钱　炒

甘草二钱 金银花三钱 煮三碗，分三次服。能寐不必服。

廿六日 陷下之余邪不清，仍思凉饮，舌微黄，以调胃承气汤小和之。

生大黄二钱 元明粉八分 生甘草一钱 头煎一杯，二煎一杯，分两次服。

廿七日 昨日虽大解而不爽，脉犹沉而有力，身热不退而微厥，渴甚面赤，犹宜微和之，但恐犯数下之戒，议增液承气合玉女煎法。

生石膏八钱 知母四钱 黄芩三钱 生大黄三钱。另煎，分三分，每次冲一分 煮成三杯，分三次服。若大便稀而不红黑，后服止大黄。

廿八日 大便虽不甚爽，今日脉浮不可下，渴思凉饮，气分热也；口中味甘，脾热甚也。议用气血两燔例之玉女煎，加苦药以清脾瘅。

生石膏三两 元参六钱 知母六钱 细生地一两 麦冬不去心，一两 古勇连三钱 黄芩三钱 煮四碗，分四次服。得凉汗，止后服，不渴亦止服。

廿九日 大用辛凉微甘合苦寒，斑疹续出若许，身热退其大半。不得再用辛凉重剂，议甘寒合化阴气加辛凉，以清斑疹。

连翘三钱 细生地五钱 犀角三钱 银花三钱 天花粉三钱 黄芩三钱 麦冬五钱 古勇连二钱 薄荷一钱 元参四钱 煮三碗，分三次服。渣再煮一碗服。

五月初一日　大热虽减，余焰尚存，口甘弄舌，面光，赤色未除，犹宜甘寒苦寒合法。

连翘三钱　细生地六钱　元参三钱　银花三钱　炒黄芩三钱　丹皮四钱　麦冬一两　古勇连一钱　水八碗，煮三碗，分三次服。

初二日　即于前方内加暹罗犀角二钱、知母一钱五分，煮法服法如前。

初三日　邪少虚多，宜用复脉去大枣、桂枝，以其人本系酒客，再去甘草之重甘，加二甲、丹皮、黄芩。

麦冬一两　大生地五钱　阿胶三钱　丹皮五钱　炒白芍六钱　炒黄芩三钱　炙鳖甲四钱　牡蛎五钱　麻仁三钱　头煎三碗，二煎一碗，日三夜一，分四次服。此甘润化液，复微苦化阴，又苦甘咸寒法。

初四日　尚有余邪未尽，以甘苦合化，入阴搜邪法。

元参二两　细生地六钱　知母二钱　麦冬不去心，八钱　生鳖甲八钱　粉丹皮五钱　黄芩二钱　连翘三钱　青蒿一钱　银花三钱　头煎三碗，二煎一碗，分四次服。

初九日　邪少虚多，仍用复脉法。

大生地六钱　元参四钱　生白芍六钱　生阿胶四钱　麦冬八钱　生鳖甲六钱　火麻仁四钱　丹皮四钱　炙甘草三钱　头煎三茶杯，二煎一茶杯，分四次服。

乙丑四月初七日　陈　三十二岁　面赤目赤，舌苔满布如积粉，至重之温病也。最忌发表，且用辛凉。

苦桔梗六钱　银花八钱　香豆豉五钱　连翘八钱　藿香叶五钱　广郁金四钱　荆芥穗五钱　杏仁五钱　生甘草三钱　牛蒡子五钱　薄荷四钱　共为粗末，分八包，一时许服一包，芦根汤煎，去渣服。

初九日　面赤目赤，舌苔满布，至重之温热病，脉反缓而弦，外热反不盛，口反不渴，肢微厥，所谓阳症阴脉，乃本身阳气不能十分充满，不肯化解耳。兹与化邪法。

广郁金二钱　杏仁二钱　藿香二钱　苦桔梗一钱五分　荆芥穗二钱　连翘心一钱五分　银花二钱　青蒿一钱　香豆豉一钱五分　煮两杯。今晚一帖，明早一帖。

十一日　温病未有不渴而燥者，今舌苔满布而不渴，虽黄而滑，脉缓甚，热不壮，盖夹湿之故也。议从湿温例治，用苦辛寒法。

生茅术三钱　杏仁泥三钱　藿香二钱　银花二钱　炒黄芩一钱　白蔻仁一钱　雅连一钱　连翘三钱　广皮二钱　郁金三钱　煮两杯。今晚一帖，明早一帖。

丙寅四月初八日　张　三十三岁　六脉弦细而劲，阴寒证脉也。咳嗽稀痰，阴湿咳也。舌苔刮白而滑，阴舌苔也。呕吐泄泻，阴湿症也。虽发热汗出不解，乃湿中兼风，病名湿温，天下有如是之阴虚症乎？

茯苓块四钱　桂枝三钱　炒白芍二钱　姜半夏五钱　於术三钱　广皮炭二钱　生苡仁五钱　泽泻四钱　生姜汁每杯冲三小匙　煮三杯，分三次服。

初十日　痰饮兼风，误治成坏症。前用温平逐饮除风，诸恶症俱减，惟寒少热多，热后汗出未除。现在面赤口渴，暮夜谵语，有风化热之象，但六脉尚弦，未尽转阳也。再咳嗽则胸胁小腹俱微痛，又有金克木之象。

桂枝三钱　生石膏六钱　青蒿三钱　半夏五钱　茯苓块四钱　生姜三片　杏仁三钱　焦白芍二钱　大枣去核，二枚　猪苓二钱　炙甘草二钱　煮三杯，分三次服。

十四日　脉弦数，午后潮热，前有白苔，兹变为黄，呕恶口渴，颇有湿疟之象；但咳嗽便溏，又有湿温之形。伏邪内陷所致，最难清理。

生石膏八钱　桂枝四钱　生苡仁五钱　飞滑石六钱　知母三钱　杏仁泥三钱　茯苓皮五钱　青蒿二钱　炙甘草二钱　煮三杯，分三次服。

初十日　某失其年月并人年岁。六脉俱弦而细，左手沉取数而有力，面色淡黄，目白睛黄。自春分午后身热，至今不愈。曾经大泻后，身软不渴，现在虽不泄泻，大便久未成条，午前小便清，午后小便赤浊。与湿中生热之苦辛寒法。

飞滑石六钱　茵陈四钱　苍术炭三钱　云苓皮五钱　杏仁三钱　晚蚕沙三钱　生苡仁五钱　黄芩二钱　白通草一钱五分　海金砂四钱　山连一钱　煮三碗，分三次服。

十三日　于前方内去苍术炭，加石膏，增黄连、黄芩。

丁卯七月初二日　文　三十八岁　湿温，舌苔白滑厚浊，脉象模糊，或弦细而濡。用通宣三焦法，先寒热，继微热，后不热，更方三十余帖，大抵不出渗湿之苦辛淡法。四十五日以后方解，解后以两理脾胃收功。

中　燥

乙酉四月十九日　傅　五十七岁　感受燥金之气，腹痛泄泻呕吐。现在泄泻虽止，而呕不能食，腹痛仍然，舌苔白滑，肉色刮白。宜急温之，兼与行太阴之湿。

云苓块五钱　吴萸二钱　川椒炭三钱　姜半夏五钱　良姜二钱　益智仁二钱　生苡仁五钱　广皮三钱　公丁香一钱

煮三杯，分三次服。

廿二日　背仍痛，于原方加良姜一钱　吴萸二钱　桂枝五钱

廿七日　已效，阴气未退，再服三帖，分四日服完。

五月初三日　已服三帖，痛减，呕与泄泻俱止，减川椒、吴萸、良姜之半，又服六帖。

十三日　阴未化，阳自不复，且心下坚大如盘，脉如故，再服。

乙酉四月廿一日　谢　四十八岁　燥金感后，所伤者阳气，何得以大剂熟地补阴？久久补之，胃阳困顿，无怪乎不能食而呕矣。六脉弦紧，岂不知脉双弦者寒乎？

半夏五钱　云苓块五钱　广皮三钱　苡仁五钱　川椒炭三钱　生姜三钱　干姜二钱　公丁香八分　煮三杯，分三次服。

五月初二日　于前方内加桂枝三钱　增干姜一钱　减川椒炭之半。

十一日　呕痛皆止，饭食已加，惟肢软无力，阳气太虚，加甘草，合前辛药为辛甘补阳方法。

廿一日　复感燥气，呕而欲泻，于前方去甘药，加分量自愈。六脉弦细如丝，阳微之极。

桂枝五钱　淡吴萸三钱　半夏五钱　云苓五钱　川椒炭三钱　广皮三钱　干姜三钱　公丁香一钱五分　生姜五钱　煮三杯，分三次服。

廿七日　诸症悉减，脉稍有神，于原方中去吴萸、丁香之刚燥，加苡仁之平淡，阳明从中治也。

乙酉四月十六日　李　四十六岁　胃痛胁痛，或呕酸水，多年不愈。现在六脉弦紧，皆起初感受燥金之气，金来克木，木受病未有不克土者，土受病之由来，则自金始也。此等由外感而延及内伤者，自唐以后无闻焉。议变胃而不受胃变法，即用火以克金也，又久病治络法。

云苓五钱　生苡仁五钱　枳实四钱　半夏五钱　川椒炭三钱　生姜五钱　广皮三钱　公丁香一钱　煮三杯，分三次服。

廿三日　复诊仍用原方。

五月初二日　现在胃痛胁痛吐酸之症不发，其六脉弦紧不变，是胸中绝少太和之气，议转方用温平，刚燥不可以久任也。

桂枝四钱　生苡仁五钱　广皮三钱　半夏五钱　云苓块五钱　生姜三钱　白芍四钱　炙甘草二钱　大枣去核，二枚　干姜二钱　煮三杯，分三次服。无弊可多服。

十一日　诊视已回阳，原方去干姜，减桂枝之半。

廿四日　复诊脉仍紧，加益智仁，余仍照原方。

桂枝二钱　焦白芍四钱　广皮三钱　云苓五钱　益智仁二钱　生姜三钱　半夏五钱　炙甘草二钱　大枣去核，二枚　苡仁五钱　煮三杯，分三次服。

乙酉五月初二日　余　五十二岁　胃痛胁痛，脉双弦，午后更甚，阴邪自旺于阴分也。

半夏五钱　川椒炭三钱　吴萸二钱　苡仁五钱　公丁香一钱五分　香附三钱　降香三钱　山楂炭二钱　广皮三钱　青皮二钱　青橘叶三钱　煮三杯，分三次服。接服霹雳散。

十七日　诊视病稍减，脉仍紧，加小枳实三钱　减川椒炭一钱　去山楂炭、青橘叶。

廿四日　脉之紧者稍和，腹痛已止，惟头晕不寐，且与和胃令寐，再商后法。

半夏一两　小枳实三钱　云苓五钱　苡仁一两　煮三杯，分三次服。以得寐为度。如服一二帖仍不寐，加半夏至二两，再服一帖。

乙酉五月十六日　谭　四十七岁　感受金凉，胸痹头痛，脉弦细而紧。

桂枝三钱　姜半夏三钱　广皮三钱　薤白三钱　生苡仁五钱　生姜五片　厚朴二钱　川椒炭三钱　大枣去核，二枚　良姜二钱　煮三杯，分三次服。

十八日　燥气虽化，六脉俱弦，舌苔白滑，与阳明从中治，用苦辛淡法，忌酸甘。

姜半夏四钱　广皮三钱　生苡仁五钱　云苓块四钱　香附三钱　益智仁二钱　川椒炭二钱　干姜一钱五分　白蔻仁一钱五分　煮三杯，分三次服。

廿一日　脉仍弦紧，热药难退；咳嗽减，效不更方；右胁微痛，于前方内增香附三钱。

廿三日　右胁痛甚，脉弦紧如故，于前方内加：

旋覆花包，三钱　降香三钱　苏子霜三钱

廿六日　胁痛咳嗽皆止，痰尚多，脉弦未和，于前方去香附、苏子霜、旋覆花、降香，加桂枝四钱、干姜一钱五分，以充其阳气，行痰饮，和弦脉。

霹雳散方　主治中燥吐泻腹痛，甚则四肢厥逆，腿痛转筋，肢麻，起卧不安，烦躁不宁，再甚则六脉全无，阴毒发斑、疝瘕等症，并一切凝寒固冷积聚之疾。寒轻者不可多服，寒重者不可少服，以愈为度。对症宜随时频服。但非实在纯受湿燥寒三气阴邪者不可服，孕妇对症五不忌。

桂枝六两　降香末五两　乌药三两　薤白四两　荜澄茄五两　吴萸四两　苡仁五两　川椒炭五两　干姜三两　附子三两

青木香四两　槟榔二两　防己三两　五灵脂二两　细辛二两　良姜三两　公丁香二两　雄黄五两　草果二两　水菖蒲二两

方论　按：《内经》有五疫之称，五行偏胜之极，皆可致疫。虽疠气之至，多见大症，而燥金寒湿之疫，亦复时有。盖风火暑三者为阳邪，与秽浊异气相参，则为温疠。湿燥寒三者为阴邪，与秽浊异气相参，则为寒疠。现在见症多有肢麻转筋，手足厥逆，吐泻腹痛，胁肋疼痛，甚至反恶热而大渴思凉者。经谓雾伤于上，湿伤于下。此症乃燥金寒湿之气直犯筋经，由大络别络内伤三阴脏真，所以转筋入腹即死也。既吐且泻者，阴阳逆乱也。诸痛者，燥金寒水之气所搏也。其渴思凉饮者，少阴篇谓自利而渴者属少阴，虚则少阴真水受克，阴火上炎，故饮水求救也。其头面赤者，阴邪内逼于上，阳不能降安其位，所谓戴阳也。其周身恶热喜凉者，阴邪蟠踞于内，阳气无附，欲散且脱也。诸斑疹者，阴邪凝结于血络，同于阳火熏灼也。阴病反见阳症，所谓水极似火，其受阴邪尤重也。诸阳症毕现，有认定为阴寒者，然必当脐腹痛甚拒按者，方谓阳中见纯阴，乃为真阴之症。否则必有转筋腿痛等寒症，此处断不可误，故立方会萃温三阴经刚燥苦热之品，急温脏真，保住阳气。又经谓阳明之上，中见太阴，又谓阳明从中治，且重用芳香，急驱秽浊。一面由脏真而别络大络，外出筋经经络，以达皮毛；一面由脏络腑络以通六腑，外达九窍，俾秽浊阴邪一齐立解。大抵皆扶阳抑阴，取义于雷霆奋迅，所谓离照当空，群阴退避也。

后注　再此证自唐宋以后，医者皆不识燥气所干，凡见前证，俗名曰痧。近时竟有著痧症书者，捉风捕影，杂乱无章，害人不浅。既以病论，未有不干天地之气，而漫然成痧者。究竟所感何气，不能确切指出，故立方毫无准的，其误皆由前人谓燥不为病，又有燥气化火之说。瑭亦为其所误，故初刻《温病条辨》时，虽再三疑虑，多方辨难，见于杂说篇中，而正文只有化气之火证，无胜气之寒证。其燥不为病之误，误在《阴阳应象大论》篇中脱秋伤于燥一条，将在夏伤于湿，又错秋伤于湿，以为竟无燥证矣。不知《天元纪》《气交变》《五运行》《五常政》《六微旨》诸篇，平列六气，燥气之为病，与诸气同，何尝燥不为病哉！经云：风为百病之长。按：风属木主仁。《大易》曰：元者，善之长也。得生生之机，开生化之源，尚且为病多端，况金为杀厉之气。欧阳氏曰：商者伤也，主义主收，主刑主杀。其伤人也最速而暴，竟有不终日而死者。瑭目击神伤，故再三致意，而后补于原书云。

上药共为细末，开水和服。大人每服三钱，病重者五钱，小人减半。再病甚重者，连服数次，以痛止厥回泻止筋不转为度。

乙酉七月廿四日　赵　三十八岁　感受燥金之气，腹痛甚，大呕不止，中有蓄水，误食水果。

半夏一两　川椒炭六钱　乌梅三钱　云苓五钱　公丁香三

钱　广皮五钱　吴萸四钱　小枳实三钱　生姜一两　良姜四钱　以五碗水煮成二碗，渣再煮三碗，另以生姜一两，煮汤一碗，候药汤凉，先服姜汤一口，接服汤药一口，少停半刻，俟不吐再服第二口，如上法以呕止腹不痛为度。

廿五日　燥气，腹痛虽止，当脐仍坚，按去微痛，舌苔微黄而滑，周身筋骨痛，脉缓。阳明之上，中见太阴，当与阳明从中治例。

桂枝六钱　焦白芍三钱　苡仁五钱　云苓六钱　川椒炭二钱　防己三钱　半夏五钱　公丁香一钱　生姜三钱　煮三杯，分三次服。服至身痛止。

廿六日　脉小于前，身痛已止，六脉未和，舌黄苔白。

云苓五钱　大腹皮三钱　厚朴一钱五分　半夏五钱　川椒炭一钱　广皮三钱　苡仁五钱　白蔻仁一钱五分　生姜三钱　煮三杯，分三次服。

廿八日　腹痛如故，不寐，加半夏一两。

八月初一日　太阳痹。

飞滑石六钱　桂枝六钱　片姜黄三钱　云苓块五钱　杏仁五钱　晚蚕沙三钱　生苡仁五钱　防己四钱　白通草一钱　煮三杯，分三次服。

初六日　腹胀停饮，于前方去滑石，加苦辛之通。

大腹皮三钱　厚朴三钱　广皮三钱　小枳实三钱

初十日　六脉俱弦，胃口不开，腹胀肢倦，宜通六腑及劳者温之之法也。

云苓块五钱 桂枝六钱 大腹皮三钱 姜半夏五钱 厚朴二钱 小枳实二钱 益智仁三钱 广皮五钱 川椒炭三钱

煮三杯，分三次服。服此方五帖而愈。

张女 十五岁 燥金之气，直中入里，六脉全无，僵卧如死，四肢逆冷，已过肘膝，腿痛转筋，与通脉四逆汤加川椒、吴萸、公丁香一大剂，厥回脉出一昼夜。次日以食粥太早，复中，宛如前症，脉复厥，体厥又死去矣，仍用前方，重加温热，一剂厥回其半，又二剂而复活，后以补阳收功。

顾 五十岁 直中燥气，呕少泻多，四肢厥逆，无脉，目开无语，睛不转。与通脉四逆汤加人参、川椒、吴萸、丁香，一剂而效，三剂脉渐复，重与补阳而愈。

杨室女 五十岁 胁痛心痛懊侬，拘急肢冷，脉弦细而紧，欲坐不得坐，欲立不得立，欲卧不得卧，随坐即欲立，刚立又欲坐，坐又不安，一刻较一刻，脉渐小，立刻要脱。与霹雳散不住灌之，约计二时服散约计四两而稍定，后与两和肝胃而痊愈。

郑 二十六岁 先是三月初九日得太阳中风，与桂枝汤已愈。十二日晚已卧，下身有微汗，因厨房不戒于火，止穿小汗衫一件，未着袜，出外救火，俟火熄复卧一觉，身微热恶寒，腹中胀痛，脉弦数，与桂枝柴胡各半汤，汗出稍轻，究不能解。以后外虽化热，面赤汗多，如温病状，以当脐之痛未休，舌白不燥，断不敢用辛凉，而辛温之药，或进或退，十日不解，至廿四日反重，用温热反佐顶高黄连三钱，次日表症里症一剂俱解如失，后与调理脾胃两阳而痊愈。

多　十六岁　燥淫于内，表里兼病，面赤身热，舌黄燥，口渴，六脉洪数而紧。经谓脉盛大以涩者，寒也。大便秘，小便短，通体全似火症，只有当脐一点痛拒按，此谓阳中之阴，乃为真阴，与苦热芳香一剂而热退，减分量三帖而病全愈。

丁亥九月十三日　华　二十三岁　感受燥金之气，阳明之上，中见太阴，胸痛胁痛，腹胀泄泻，饮咳。皆太阴病也，误服寒凉，势已重大，勉与开太阳阖阳明法。

云苓皮五钱　猪苓三钱　厚朴二钱　姜半夏五钱　泽泻三钱　干姜二钱　桂枝三钱　川椒炭三钱　广皮四钱　广木香一钱五分　煮三杯，分三次服。

十四日　仍服一帖。

十五日　燥症误用凉药，泄泻不止，右脉如无，左脉弦细而紧，不寐，痰饮咳嗽仍旧，惟胸胁痛止。

云苓皮六钱　猪苓四钱　大腹皮三钱　姜半夏八钱　泽泻四钱　广木香三钱　南苍术炒，二钱　桂枝四钱　广陈皮三钱　煮四杯，分四次服。

十六日　再服一帖。

十七日　诸症皆退，惟余咳嗽口渴，与辛能润法。

云苓皮五钱　苏梗三钱　杏仁泥三钱　姜半夏六钱　干

姜二钱　五味子二钱　生苡仁五钱　广皮三钱　炙甘草三钱　煮三杯，分三次服。

十八日　于前方内减五味子一钱，加炙甘草一钱，改云苓皮为块。

十九日　咳嗽已止，脉静身凉，惟舌白口干，尚有伏饮，调理饮食要紧，药与通补脾胃两阳。

云苓块三钱　益智仁二钱　广皮一钱　姜半夏三钱　苍术炭二钱　生姜三片　生苡仁五钱　炙甘草二钱　大枣去核，二枚　煮三杯，分三次服。

二十日　以后通补中焦可收功。

丁亥九月廿八日　李氏　四十岁　六脉阳微之极，弦细而紧，内而饮聚，外而瘰痛，兼之内苛，饮食减少，得食易呕，乃内伤生冷，外感燥金之气而然，以急救三焦之阳与阳明之阳为要。

桂枝三钱　姜半夏六钱　干姜三钱　降香三钱　云苓块连皮，五钱　苡仁五钱　吴萸一钱五分　川椒炭三钱　广皮三钱　薤白三钱　公丁香一钱　生姜五大片　煮四杯，日三夜一，分四次服。二帖。

三十日　阳虚已久，急难猝复，余有原案。

姜半夏一两　云苓皮五钱　厚朴三钱　小枳实三钱　薤白三钱　川椒炭三钱　广皮五钱　干姜三钱　生姜五大片　公丁香二钱　煮三杯，分三次服。三帖。

十月初三日　如是刚燥，脉仍弦紧，受病太深之故，于前方内去薤白，加川椒炭五钱，再服三帖。

初六日　阳气稍复，痰饮上冲，咳声重浊，昼夜不寐，暂与灵枢半夏汤和胃，令得寐。

姜半夏二两　广皮五钱　秫米一合　云苓块五钱　甘澜水十杯，煮成四杯，日三夜一，分四次服。二帖。

初八日　阳微饮聚不寐，与半夏汤已得寐，但六脉无神，阳难猝复，病久而又误用阴柔苦寒之故，一以复阳为要。

姜半夏八钱　桂枝五钱　川椒炭三钱　云苓块六钱　干姜三钱　小枳实二钱　杏仁泥三钱　广皮三钱　炙甘草二钱　甘澜水八杯，煮三杯，分三次服。二帖。

初十日　脉之紧者已和，诸见症亦减，但脉仍太细，阳未全复。

姜半夏五钱　桂枝三钱　焦白芍三钱　云苓块五钱　干姜二钱　川椒炭二钱　小枳实一钱五分　炙甘草二钱　广皮炭三钱　煮三小茶杯，分三次服。四帖。

十四日　胃不和则卧不安，饮以半夏汤，脉又弦紧，胃阳为痰饮所困，皆日前过伤生冷之故。

姜半夏二两　公丁香一钱五分　秫米一合　川椒炭三钱　煮三杯，分三次服。二帖。

十七日　痰饮喘咳不得卧，周身觉冷，脉弦紧，阳虚极矣。

姜半夏一两　桂枝五钱　干姜四钱　小枳实五钱　杏仁四钱　广皮五钱　川椒炭三钱　煮三杯，分三次服。此方服至二十余帖，或作或止，后以蠲饮丸收功。

戊子十月二十日　某　燥金克木，由厥阴外犯太阳，季胁偏右攻腰痛，不发于春夏，而发于冬令，不发于巳前，而发于午后，六脉弦数，其为阴邪留滞络中沉着不移可知，以故久而不愈，此症当于络中求之。

霹雳散四两，每服二钱，每日早、中、晚三次，开水和服，以清络中之邪。

又：《金匮》谓凡病至其年月日时复发者，当下之。此症病发时不得大便，乃肝主疏泄，肝受病则不得疏泄，但不可寒下耳。

天台乌药散一钱，加巴豆霜六厘，以泄络中沉着之伏邪，庶可拔其根也。

戊子八月十八日　瑞　二十岁　感受燥金之气，表里兼受，与各半汤加苦温甘热法。

桂枝五钱　姜半夏四钱　广皮三钱　柴胡三钱　川椒炭三钱　生姜二钱　吴萸三钱　炙甘草一钱　大枣去核，二枚　黄芩三钱　煮三杯，分三次服。

廿三日　十九至廿二日，误服他人苦寒药，今议阳明从中治，燥中见湿，故宗其法。

桂枝木五钱　猪苓三钱　淡吴萸三钱　姜半夏四钱　川椒炭存性，三钱　泽泻三钱　云苓皮六钱　干姜三钱　炒真山连二钱　苍术炭三钱　煮三杯，分三次服。

廿四日　六脉俱弦，怯寒泄泻，表里三阳皆虚，仍与阳明从中治法。

桂枝五钱　姜半夏五钱　吴萸三钱　猪苓三钱　云苓块连

皮，六钱　干姜三钱　泽泻三钱　川椒炭三钱　广皮二钱　苍术三钱　煮三杯，分三次服。

廿五日　燥症本属阴邪，误用大苦大寒，致伤胃阳，昼夜无眠，与胃不和则卧不安例之半夏汤。

姜半夏二两　秫米二合　急流水八杯　煮取三杯，三次服。二帖。

廿七日　燥症误服凉药，胃阳受伤，以致不食不饥，不便不寐，峻用半夏汤和胃，稍有转机，仍以和胃为要。

云苓半块半皮，五钱　姜半夏一两　秫米一合　广皮三钱　小枳实二钱　姜汁每杯冲三茶匙　煮三杯，分三次服。二帖。

廿九日　胃不和，两用半夏汤和胃，已得眠食，腹中疝瘕未消，微痛，脉弦，夜间身微热，七日不大便，小便短赤，与辛通苦降淡渗法。

姜半夏六钱　青皮二钱　公丁香七分　小茴香三钱　炒山连一钱五分　吴萸三钱　川椒炭三钱　广皮三钱　煮三杯，分三次服。

九月初一日　腹胀甚，于前方内加：生苡仁五钱　半夏二钱　炒山连五分　厚朴三钱　云苓皮三钱　再服二帖，分量加则力更进。

初三日　于前方内去丁香五分　山连五分　仍服二帖。

初五日　疝瘕寒热，俱未尽除。

姜半夏八钱　吴萸三钱　炒小茴香三钱　云苓块五钱

厚朴二钱　青蒿二钱　川椒炭三钱　桂枝尖三钱　槟榔剪，一钱　公丁香五钱　广皮三钱　煮三杯，分三次服。服此方二帖方见大效。

初七日　前天大用刚热，下焦方知药力，其中寒甚可知，犹宜温热，兼之透络。

桂枝三钱　炒小茴香三钱　厚朴二钱　半夏五钱　川椒炭三钱　槟榔剪，一钱　青蒿八分　吴萸三钱　公丁香一钱五分　广皮三钱　良姜二钱　煮三杯，分三次服。二帖。

己丑正月十五日　檀氏　三十二岁　燥金克木，连少腹久痛不休，腿脚俱痛，兼有溢饮，与阳明从中治法。

姜半夏五钱　云苓半块半皮，六钱　淡吴萸三钱　川椒炭六钱　益智仁三钱　良姜三钱　公丁香一钱五分　广皮三钱　煮三杯，分三次服。七帖。

疟

癸酉七月十六日　吴　二十五岁　但寒不热，似乎牝疟，然渴甚，皮肤扪之亦热，乃伏暑内发，新凉外加，热未透出之故。仍用苦辛寒法，加以升提。

飞滑石三钱　花粉二钱　藿香叶二钱　杏仁泥三钱　知母一钱　广郁金二钱　生苡仁三钱　青蒿一钱　白蔻仁二钱　老厚朴二钱　黄芩一钱　煮三杯，分三次服。

十七日　但寒不热之疟，昨用升提，已出阳分，渴甚，脉洪数甚，热反多，昨云热邪深伏未曾透出，不得作牝疟看，非虚言也。用苦辛寒重剂。

生石膏八钱　厚朴三钱　广郁金三钱　飞滑石三钱　知母二钱　白蔻仁三钱　杏仁粉五钱　黄芩二钱　生甘草一钱五分　藿香梗三钱　煮三杯，分三次服。

丙寅正月初七日　伊氏　二十二岁　妊娠七月，每日午后先寒后热，热到戌时微汗而解，已近十日。此上年伏暑成疟，由初春升发之气而发，病在少阳，与小柴胡法。

柴胡五钱　姜半夏四钱　生姜三钱　人参二钱　炙甘草二钱　大枣去核，二枚　黄芩三钱　煮三杯，分三次服。一剂寒热减，二帖减大半，第三日用前方三分之一痊愈。

庚申八月廿五日　朱　三十二岁　体厚，本有小肠寒湿，粪后便血，舌苔灰白而厚，中黑滑，呕恶不食，但寒不热。此湿疟也，与截法。

茯苓块五钱　生草果三钱　熟附子一钱　生苍术五钱　杏仁三钱　槟榔三钱　黄芩炭三钱　生苡仁五钱　煮三杯，分三次服。

廿八日　前方服三帖而病势渐减，舌苔化黄，减其制，再服三帖而寒来甚微，一以理脾为主。

姜半夏三钱　苡仁二钱　白蔻仁二钱　炒於术三钱　广皮三钱　黄芩炭二钱　益智仁二钱　煮三杯，分三次服。服七帖而胃开。

孙　四十岁　少阴三疟，二年不愈，寒多热少，脉弦细，阳微损及八脉，与通补奇经丸四两，服完痊愈。

萧　三十三岁　少阴三疟，久而不愈，六脉弦紧，形寒嗜卧，发时口不知味，不渴，肾气上泛，面目黧黑，与扶阳汤法。

毛鹿茸三钱，生锉末，先用酒煎　桂枝三钱　当归三钱　熟附子二钱　人参一钱　蜀漆二钱　煮三杯，分三次服。四帖。

乙酉四月十九日　郑　五十五岁　脉双弦，伏暑成疟，间三日一至，舌苔白滑，热多寒少，十月之久不止。邪已深入，急难速出，且与通宣三焦，使邪有出路，勿得骤补。

云苓皮五钱　知母三钱　杏仁泥三钱　生苡仁五钱　炒黄芩二钱　青蒿二钱　藿香梗三钱　姜半夏三钱　白蔻仁二钱　煮三杯，分三次服。

廿六日　加青蒿一钱　白蔻仁一钱　服四帖。

五月初四日　脉紧汗多，加桂枝三钱　服二帖。

初六日　脉已活动，色已华，寒大减，热亦少减，共计减其半，汗至足底，时已早至八刻，议去青蒿，加黄芩一钱，舌苔虽减而仍白，余药如故，再服四帖。

十四日　三疟与宣三焦，右脉稍大，热多汗多，舌苔之白滑虽薄，而未尽化。湿中生热，不能骤补，与两清湿热。

茯苓皮五钱　黄芩三钱　杏仁泥三钱　姜半夏五钱　知母三钱　生苡仁五钱　白蔻仁一钱五分　黄连姜汁炒，二钱　白通草一钱　煮三杯，分三次服。

十九日　加广皮炭三钱　藿香梗三钱　服四帖。

廿二日　病减者减其制，每日服半帖，六日服三帖。

廿九日　病又减，去黄连，加益智仁，以其脉大而尚紧也。仍以六日服三帖。

六月初五日　余邪未尽，仍以六日服三帖。

十三日　三疟与宣化三焦，十退其九，白苔尚未尽退。今日诊脉弦中兼缓，气来至静，是阳气未充，议与前法退苦寒进辛温。

茯苓块连皮，五钱　桂枝三钱　藿香梗三钱　杏仁泥三钱　焦白芍三钱　黄芩炭三钱　姜半夏五钱　苡仁五钱　白蔻仁研，三钱　益智仁三钱　广皮三钱　煮三杯，分三次服。

廿三日　左脉弦紧，右大而缓，舌白未化，疟虽止而余湿未消。此方仍服，去白蔻仁一钱　黄芩炭一钱　益智仁一钱　以后又服八帖。

七月初二日　三疟已止，胃亦开，脉已回阳，与平补中焦。

茯苓块五钱　焦於术三钱　炙甘草二钱　姜半夏三钱　生苡仁五钱　白蔻仁一钱五分　生姜三片　广皮炭三钱　大枣去核，二枚　煮三杯，分三次服。服七帖后，可加人参二钱，服至收功。

八月初八日　丸方　疟后六脉俱弦微数，与脾肾双补法。

茯苓六两　何首乌四两　炒黑杞子四两　野术四两　沙

蒺藜二两　蔻仁五钱　人参四钱　五味子二两　莲子去心，六两　山药四两　上为细末，炼蜜为丸，如梧子大，每服二三钱，开水送。每逢节气，以辽参三五分煎汤送。

乙酉六月初十日　高　十六岁　间三疟脉弦，暑邪深入矣。

滑石五钱　茯苓皮三钱　知母二钱　杏仁三钱　制半夏三钱　黄芩三钱　柴胡二钱　藿香叶三钱　生姜三片　青蒿三钱　白蔻仁一钱　大枣去核，二枚　苡仁三钱　炙甘草一钱　煮三杯，分三次服。

十二日　诊脉数，热重，加知母二钱。

廿三日　疟止热退，去知母、柴胡、青蒿、生姜、大枣，改藿香梗二钱，减滑石二钱。

廿九日　余邪已轻，再服数帖。

朱　三十八岁　但寒不热，舌苔白滑而厚，三四日灰黑而滑，五六日黑滑可畏，脉沉弦而紧。太阴寒湿之疟，与牝疟相参。但牝疟表寒重，此则偏于在里之寒湿重也。初起三日，用桂枝、苍术、草果、茯苓、苡仁、广皮、泽泻、猪苓。三四日加附子。五六日又加苍术、草果分量，再加生姜，舌苔始微化黄，恶寒渐减；服至十二三日，舌苔恶寒皆始退。疟愈之后，峻补脾肾两阳，然后收功。

乙酉七月廿五日　姚　二十五岁　久疟不愈，寒多，舌苔白滑，湿气重也，宜通宣三焦，微偏于湿。

杏仁五钱　茯苓皮五钱　青蒿二钱　半夏五钱　煨草果一

钱五分 广皮四钱 苡仁五钱 炒黄芩一钱五分 生姜三片 蔻仁三钱 煮三杯，分三次服。

八月初三日 前方服六帖，疟疾已止，照原方去草果、青蒿，加滑石六钱 益智仁三钱。

冬 温

甲子十一月廿五日 张 六十八岁 舌黄口渴，头不痛而恶寒，面赤目赤，脉洪热甚，形似伤寒，实乃冬温挟痰饮，与伏暑一类。

连翘六钱 苦桔梗八钱 荆芥穗五钱 金银花六钱 广郁金三钱 广皮三钱 半夏八钱 藿香梗五钱 甘草三钱 杏仁六钱 白通草三钱 共为粗末，分七包，一时许服一包，芦根汤煎。

廿六日 于前方内去芥穗、通草。

廿七日 冬温余热未清。

连翘三钱 细生地三钱 薄荷一钱 银花二钱 苦桔梗三钱 黄芩一钱五分 杏仁三钱 炒知母二钱 甘草一钱 水五杯，煮两杯，分两次服。

廿九日 温病渴甚热甚，面赤甚，脉洪甚。

石膏八钱 苦桔梗五钱 荆芥穗三钱 连翘三钱 杏仁泥五钱 广郁金二钱 银花二钱 姜半夏四钱 甘草三钱 薄荷三钱 煮三杯，分三次服。

三十日 温病最忌食复，况老年气血已衰，再复则难治矣。口渴甚，痰多胁痛。

银花五钱　苦桔梗五钱　半夏六钱　连翘三钱　杏仁霜五钱　薄荷一钱五分　石膏四钱　广郁金三钱　甘草二钱　煮成三杯，分三次服。

十二月初一日　大势已退，余热尚存，仍须清淡数日，无使邪复。

连翘三钱　细生地五钱　元参二钱　银花三钱　粉丹皮二钱　黄芩二钱　麦冬不去心，五钱　生甘草二钱　头煎二杯，二煎一杯，分三次服。

初三日　脉洪滑，即于前方内加半夏三钱。

乙丑二月廿二日　某　脉不浮而细数，大渴引饮，大汗，里不足之热病也。用玉女煎法。

知母四钱　生石膏一两　甘草三钱　麦冬五钱　细生地五钱　京米一撮　桑叶三钱　煮三杯，分三次服。

廿三日　温热，大渴大汗，脉数，昨用玉女煎法，诸症俱减；平素有消渴病，用玉女煎大便稀溏，加牡蛎，一面护阴，一面收下。

牡蛎一两　生石膏五钱　炙甘草三钱　麦冬五钱　大生地五钱　炒知母二钱　京米一撮　煮三杯，分三次服。

丙寅十一月初一日　某　冬温，脉沉细之极，舌赤面赤，谵语，大便闭。邪机纯然在血分之里，与润下法。

细生地六钱　元参六钱　粉丹皮三钱　生大黄五钱　麦冬不去心，六钱　生甘草二钱　元明粉一钱　煮三杯，先服一杯，得快便，止后服。外服牛黄清心丸二丸。

初二日　冬温谵语神昏，皆误表之故。邪在心包，宜急急速开膻中，不然则内闭外脱矣。大便闭，面正赤，昨因润下未通，经谓下不通者死，非细故也。得药则呕，忌甘也。先与广东牛黄丸二三丸，以开膻中，继以大承气汤攻阳明之实。

生大黄八钱　元参八钱　老厚朴二钱　元明粉三钱　丹皮五钱　小枳实四钱　煮三杯，先服一杯，得便即止，不便再服。

伤　寒

癸亥二月初二日　唐　五十八岁　太阳中风尚未十分清解，兼之湿痹髀痛。

茯苓皮五钱　桂枝四钱　片姜黄二钱　杏仁三钱　防己三钱　厚朴二钱　陈橘皮一钱五分　晚蚕沙三钱　炙甘草一钱五分　煮三杯，分三次服。二帖。

初四日　行经络而和营卫，则风痹自止。

桂枝八钱　焦白芍四钱　生姜五片　防己六钱　生於术五钱　大枣去核，二枚　半夏五钱　炙甘草三钱　水八碗，煮取三碗，分三次服。头一次饮稀粥，令微汗佳，其二三次不必啜粥。

初五日　左脉沉紧，即于前方内加熟附子五钱。

初六日　脉洪大而数，经络痛虽解而未尽除，痹也；小便白而浊，湿也。

飞滑石五钱　桂枝三钱　生苡仁五钱　茯苓皮五钱　猪苓三钱　黄柏炭一钱　杏仁泥五钱　泽泻三钱　白通草三钱　煮三碗，分三次服。

初七日　昨服开肺与大肠痹法，湿滞已下，小便已清，身热已退，但大便与痰中微有血迹。症从寒湿化热而来，未便即用柔药以清血分，今日且与宣行腑阳，右脉仍见数大，可加苦药，如明日血分未清，再清血分未迟。

飞滑石五钱　半夏三钱　生苡仁五钱　杏仁泥三钱　厚朴二钱　黄柏炭一钱　黄芩炭二钱　广皮一钱五分　细苏梗一钱　头煎两杯，二煎一杯，分三次服。

初八日　舌苔仍有新白，衣被稍薄而畏寒，身热已退，阳虚湿气未净无疑。

姜半夏五钱　桂枝三钱　焦白芍二钱　生苡仁五钱　厚朴二钱　生茅术二钱　杏仁泥三钱　广皮一钱五分　全当归一钱五分　头煎两杯，二煎一杯，分三次服。二帖。

初十日　诸症向安，惟营气与卫不和，寐不实，寐后自觉身凉，以调和营卫为主。

桂枝三钱　茯苓块三钱　广皮一钱五分　白芍三钱　生苡仁五钱　生姜三片　半夏六钱　炙甘草二钱　大枣去核，二枚　头煎两杯，二煎一杯，分三次服。六帖。

十六日　营卫已和，即于前方内增白芍二钱　加胶饴三钱　服七帖而安。

癸亥二月十六日　唐氏　五十六岁　太阳中风漏汗，桂枝加附子汤主之。

桂枝六钱　焦白芍四钱　生姜三片　炙甘草三钱　熟附子三钱　大枣去核，三枚　煮三杯，分三次缓缓服。

十七日　中风漏汗，兼之肾水上凌心，心悸腹痛，昨用桂枝加附子汤，诸症悉退；今左脉沉缓，右脉滑数，表虽清而浊阴未退。议苓、桂伐肾邪，归、茴温冲脉，吴萸、半夏、生姜两和肝胃，白芍以收阴气，合桂枝而调营卫，加黄芩一以清风化之热，合诸药为苦辛通法，此外感之余，兼有下焦里症之治法也。

茯苓块五钱　桂枝四钱　淡吴萸三钱　姜半夏四钱　青皮一钱五分　全当归炒黑，三钱　小茴香炒黑，三钱　生姜三片　黄芩炭一钱　焦白芍二钱　甘澜水煮三杯，分三次服。

十九日　脉缓，浊阴久踞，兼有滞物续下。用药仍不外苦辛通法，稍加推荡之品，因其势而利导之，大意通补阳明之阳，正以驱浊阴之阴。若其人阳明本旺，胃阴自能下降，六腑通调，浊阴何以能聚？再胃旺自能坐镇中州，浊阴何能越胃而上攻心下？反复推求，病情自现。

桂枝尖四钱　厚朴三钱　焦白芍二钱　茯苓块三钱　青皮一钱五分　小枳实一钱五分　淡吴萸三钱　乌药二钱　广木香一钱　小茴香吴萸同炒黑，三钱　广皮一钱　黄芩炭一钱　川楝子二钱　煮三杯，分三次服。

廿二日　凡痛胀滞下，必用苦辛通降，兼护阳明，固不待言。前法业已见效，细询病情已十有余年，以半产后得之，误用壅补而成。按：久病在络，再痛胀偏左，下至少腹板着，其中必有瘀滞，非纯用汤药所能成功。盖汤者荡也，涤荡肠胃，通和百脉，固其所长，至于细雕密镂，缓行攻络，是其所短，非兼用化癥回生丹缓通不可。且汤剂过重，有瘕散为蛊之虞，不得不思患预防也。

桂枝尖一钱　半夏三钱　广木香八分　炒白芍二钱　厚朴一钱　地榆炭一钱　降香末二钱　红花七分　炒桃仁一钱五分　川楝子二钱　小茴香炒黑，二钱　广郁金一钱　全当归炒黑，一钱　乌药一钱五分　两头尖二钱　黄芩炭一钱　黄连八分　广皮炭八分　甘澜水煎，前后四杯，日三夜一，分四次服。五帖。

昔李东垣用药有至三十余味者，张仲景鳖甲煎亦有三十几味。后人学问不到，妄生议论，不知治经治以急，急则用少而分量多；治络治以缓，缓则用多而分量少。治新则用急，治旧则用缓；治急可独用，治旧必用众；独则无推诿而一力成功，众则分功而互相调济，此又用药多寡之权衡也。兼服化癥回生丹一丸。

廿七日　宣络法兼两和肝胃。

炒白芍六钱　半夏三钱　炒丹皮三钱　制香附二钱　全当归三钱　川芎五分　炒蒺藜三钱　小茴香炒黑，三钱　炒青皮八分　煮三杯，分三次服。

廿八日　寐仍不实，于前方内加：生苡仁六钱　半

夏二钱 服三帖。

三月初一日

姜半夏五钱 全当归三钱 制香附一钱五分 降香末二钱 良姜二钱 桃仁泥一钱五分 小茴香三钱 乌药二钱 广皮炭八分 干姜炭五分 青皮八分 煮三杯，分三次服。

初五日 络瘀多年，腹痛胀攻胃，食后䐜胀，今搜去络中瘀滞，饥甚则如刀刮竹，络气虚也。与通补络法。

炒白芍六钱 丹参三钱 炒杞子一钱 白归身三钱 丹皮三钱 桂圆肉三钱 小茴香一钱 煮三杯，分三次服。九帖痊愈。

甲子二月廿一日 吴氏 廿三岁 头项强痛而恶寒，脉缓有汗，太阳中风，主以桂枝汤。

桂枝三钱 炙甘草二钱 大枣去核，二枚 白芍二钱 生姜三钱 水五杯，煮二杯。头杯即啜稀热粥，令微汗佳；有汗二杯不必啜粥，无汗仍然。

廿四日 不解，于前方内加羌活五钱。

廿五日 服前方业已脉静身凉，不肯避风，因而复中，脉紧无汗，用麻黄汤法。

麻黄自去节，三钱 白芍三钱 生姜三片 桂枝三钱 炙甘草二钱 羌活三钱 大枣去核，二枚 煮两杯，分两次服。

廿六日 服前药不知，身重疼痛，其人肥而阳气本虚，平素面色淡黄，舌白，湿气又重，非加助阳胜湿之品不可，于前方内加重：

麻黄去节，五钱，共成八钱　杏仁泥三钱　白术三钱　桂枝二钱，共成五钱　熟附子三钱　炙甘草一钱，共成三钱　水五碗，先煮麻黄，去上沫，入诸药，取二碗，分二次服。服一帖而汗出愈。

甲子三月十六日　唐　五十九岁　头风恶寒脉紧，言謇肢冷，舌色淡，太阳中风。虽系季春天气，不得看作春温。早间阴晦雨气甚寒，以桂枝二麻黄一法。

桂枝六钱　杏仁五钱　生姜六片　麻黄去节，三钱　炙甘草三钱　大枣去核，二枚　煮三杯，先服一杯，得微汗，止后服；不汗再服，再不汗，促役其间。

十七日　于原方倍麻黄，减桂枝，加附子三钱　一帖。

十八日　照原方服一帖。

十九日　诸症悉减，药当暂停以消息之。

二十日　中风表解后，言謇，减食则汗，头引痛，舌白滑，脉微紧，宜桂枝加附子汤，除风实表护阳。

桂枝六钱　焦白芍四钱　生姜五片　附子三钱　炙甘草二钱　大枣去核，二枚　水五杯，煮二杯，分温二服。渣再煮一杯服。

廿一日　表解后复中，恶寒胸痞，舌苔厚而白，脉迟紧，里急。

桂枝六钱　茯苓块五钱　厚朴三钱　苡仁五钱　熟附子四钱　干姜三钱　茅术三钱　小枳实二钱　广皮二钱　日二帖。

廿二日　于前方内去茯苓，减苡仁，加：炙甘草二

钱　生姜二两　日二帖。

廿三日　诸证悉衰，当减其制，照前方日服一帖。

廿四日　中风表解后，余邪入里，舌黄身热胸痞，议泻心汤泻其痞。

半夏六钱　黄芩炒半黄，三钱　生姜五钱　干姜五钱　黄连炒半黄，二钱　头煎两杯，二煎一杯，分三次服。

某　先寒后热，胁痛腰痛，少阳症也。议从少阳领邪外出太阳法。

柴胡六钱　党参三钱　甘草三钱　桂枝四钱　黄芩三钱　羌活一钱五分　生姜三片　半夏一钱五分　煮三杯，分三次服。

又　热后，寒退热存，胁胀。

半夏五钱　广郁金二钱　生姜三钱　黄芩四钱　广皮炭一钱五分　香附三钱　大枣去核，二枚　生甘草一钱五分　煮三杯，分三次服。

廿五日　张　今年风木司天，现在寒水客气，故时近初夏，犹有太阳中风之症。按：太阳中风，系伤寒门中第一关，最忌误下，时人不读晋唐以上之书，故不识症之所由来。仲景谓太阳至五六日，太阳症不罢者，仍从太阳驱去，宜桂枝汤。现在头与身仍微痛，既身热而又仍恶风寒，的是太阳未罢，理宜用桂枝汤，但其人素有湿热，不喜甘，又有微咳，议于桂枝汤内去甘药，加辛燥，服如桂枝汤法。

桂枝六钱　半夏四钱　广皮三钱　白芍四钱　杏仁三钱

水八杯，煮成三杯，先服一杯，即啜稀热粥令微汗佳；有汗，二三杯不必啜粥，无汗仍然。

廿六日　太阳中风误下，胸痞四五日，太阳症未罢，昨用太阳症仍在例之桂枝汤法，今日恶寒已罢，头目已清，惟胸痞特甚，不渴舌白而壮热，泄泻稀水频仍。仲景法云：病发于阳而误下之成胸痞者，泻心汤主之。今用其法。

再经谓脉不动数者，为不传经也。昨日以动数太甚，断无不传之理，可畏在此。

茯苓连皮，五钱　干姜五钱　生姜三片　半夏五钱　黄连三钱　煮三杯，分三次服。

廿七日　太阳中风误下，前日先与解外，昨日太阳症罢，即泻胸痞，今日胸痞解，惟自利不渴，舌灰白，脉沉数。经谓自利不渴者，属太阴也。太阴宜温，但理中之人参、甘草恐不合拍，议用其法，而不用其方。

茯苓连皮，一两　苍术炭四钱　干姜五钱　半夏六钱　广皮炭二钱　生姜五钱　煮三杯，分三次服。

廿八日　太阳中风，先与解外，外解已，即与泻误下之胸痞，痞解而现自利不渴之太阴症，今日口不渴而利止，是由阴出阳也。脉亦顿小其半，古云脉小则病退，但仍沉数，身犹热，而气粗不寐，陷下之余邪不净。仲景伤寒论谓真阴已虚阳邪尚盛之不寐，用阿胶鸡子黄汤。按：此汤重用黄芩、黄连，议用甘草泻心法。

半夏五钱　黄芩四钱　生姜三钱　云苓三钱　山连三钱

大枣去核，二枚　甘草三钱　煮三杯，分三次服。

廿九日　脉沉数，阴经热，阳经不热，是陷下之余邪在里也。气不伸而哕，哕者，伤寒门中之大忌也，皆误下之故。议少用丁香柿蒂汤法，加黄连以彻里热，疏逆气。

公丁香二钱　黄芩三钱　柿蒂九枚　真山连一钱　广皮二钱　姜汁冲三茶匙　煮二杯，分二次服。

初一日　误下成胸痞自利，两用泻心，胸痞自利俱止。但陷下之邪，与受伤之胃气搏而成哕，昨用丁香柿蒂汤去人参加芩连，方虽易，仍不外仲景先师苦辛通降之法，病者畏而不服。今日哕不止，而左脉加进，勉与仲景哕门中之橘皮竹茹汤，其力量减前方数等矣。所以如此用者，病多一日，则气虚一日，仲景于小柴胡汤中即用人参，况误下中虚者乎？

广皮六钱　半夏三钱　生姜五钱　竹茹五钱　炙甘草四钱　人参二钱，若无人参，以洋参代之　大枣去核，四枚　煮三杯，分三次服。

初二日　误下中虚气结成哕，昨与《金匮》橘皮竹茹汤，今日哕减过半。古谓效不更方，仍用前法。但微喘而舌苔白，仲景谓喘家加厚朴、杏子佳，议以前方内加厚朴、杏仁。

广皮六钱　老厚朴二钱　生姜三钱　竹茹五钱　杏仁泥三钱　大枣去核，二枚　洋参三钱　炙甘草五钱　煮三杯，分三次服。

初三日　于原方内加柿蒂三钱。

初四日　误下之陷症，哕而喘，昨连与《金匮》橘皮竹茹汤，一面补中，一面宣邪，兹已邪溃，诸恶候如失，脉亦渐平。但其人宗气受伤不浅，议与小建中汤加橘皮、半夏，小小建立中气，调和营卫，兼宣胃阳，令能进食安眠。

焦白芍六钱　桂枝四钱　生姜三片　新会皮一钱　半夏四钱　大枣去核，三枚　炙甘草三钱　胶饴一两。去渣后化入，搅令匀，再上火三沸　煮三杯，分三次服。

初五日　病解后，微有饮咳，议与小建中去胶饴，加半夏、广皮、茯苓、苡仁、蔻仁、杏仁。

桂枝四钱　炒白芍六钱　广皮三钱　半夏五钱　茯苓块三钱　生姜三片　苡仁五钱　白蔻仁一钱　大枣去核，二枚　杏仁二钱　炙甘草三钱　煮三杯，分三次服。

初六日　病后两服建中，胃阳已复，脾阳不醒，何以知之？安眠进食，是为胃阳复；舌起白滑苔，小便短，大便不解，脉作数，是脾阳未醒，而上蒸于肺也。议与宣利三焦法，以醒脾阳。

半夏五钱　小枳实三钱　苡仁五钱　茯苓五钱　益智仁一钱　广皮三钱　杏仁五钱　白通草一钱　煮三杯，分三次服。

初八日　大小便已利，脉仍洪数，舌白滑，苔未除，仍宜苦辛淡法，转运脾阳，宣行湿热。

茯苓皮五钱　半夏五钱　黄柏炭三钱　生苡仁五钱　杏

仁三钱　苍术炭三钱　白蔻仁一钱五分　广皮一钱五分　黄芩炭三钱　煮三杯，分三次服。

十一日　脉仍沉数，舌苔反白滑，仍宜建中行湿，以除伏邪。湿最伤气，非湿去气不得健，与急劫湿法。

茯苓皮五钱　制苍术四钱　白蔻仁一钱五分　姜半夏五钱　生苡仁五钱　黄芩炭二钱　煨草果四钱　黄柏炭二钱　炒广皮一钱五分　杏仁泥三钱　益智仁二钱　煮三杯，周十二时服完。

乙酉十一月十二日　吴　五十六岁　内热外寒，兼发痰饮，喉哑咳嗽痰多，头痛恶寒，脉浮，与麻杏石甘汤加半夏、广皮、苦桔梗。

生石膏六两　麻黄去节，五钱　苦桔梗六钱　姜半夏一两　广皮四钱　炙甘草四钱　杏仁泥八钱　煮四杯，先服一杯，得汗即止，不汗再服。汗后避风。

十四日　肺脉独浮，去麻黄三钱。

十七日　脉浮，喉哑咳嗽痰多。

生石膏四两　麻黄去节，三钱　桔梗五钱　半夏六钱　广皮三钱　炙甘草二钱　杏仁六钱　煮三杯，先服一杯，得汗止后服。

廿三日　脉浮，喉哑咳嗽痰多，内饮招外风为病，与大青龙汤法。

麻黄去节，五钱　生石膏四两　广皮五钱　杏仁八钱　姜半夏八钱　生姜三钱　桔梗五钱　炙甘草三钱　大枣去核，二枚　煮二杯，先服一杯，得汗止后服，不汗再服。

廿四日　病减者减其制，去麻黄三钱、广皮、生姜、大枣，于原方加木通一钱，以小便短也。

廿七日　喉复哑，脉洪数，小便已长，照前方去木通，加生石膏二两。

乙酉十一月廿九日　赵　十三岁　头痛，脉浮弦不甚紧，无汗，与杏苏散法。

杏仁二钱　羌活一钱　生姜三片　苏叶三钱　桔梗三钱　大枣去核，二枚　防风二钱　甘草一钱五分　煮二茶杯，先服一杯，覆被令微汗，不可使汗淋漓，得汗止后服，不汗再服第二杯，又不汗再作服，以得汗为度。汗后避风，只啜粥，须忌荤。

丁亥十一月十一日　某　四十余岁　头项强痛而恶寒，脉浮而紧，无汗，的系伤寒，法当发汗，何得妄为冬温而恣用凉药？

麻黄去节，六钱　杏仁四钱　甘草四钱　桂枝五钱　煮三杯，先服一杯，覆被令微汗周身佳；得汗止后服，不汗再服。尽剂而汗始至足。

十二日　伤寒与麻黄汤，头项强痛已解，脉不浮紧，胃亦开，但受伤太重，阳虚体痛畏寒，与温太阳经脉。

桂枝六钱　焦白芍四钱　甘草三钱　防己一钱　杏仁泥三钱　生姜五片　广皮四钱　熟附子三钱　大枣去核，二枚　煮三杯，分三次服。

十三日　脉症仍旧，阳未全复，照前方加附子，再服一帖，服药后不必啜粥。

十四日　痹症身痛大减，惟足痛甚，湿伤于下，仍归于下也。仍与温通太阳经络。

云苓皮六钱　桂枝六钱　熟附子五钱　生苡仁六钱　防己四钱　片姜黄三钱　杏仁泥四钱　甘草三钱　海桐皮三钱　煮四杯，分早、中、晚、夜四次服。

十五日　诸症向安，惟六脉阳微之极，仍以补阳为要；但去痹未远，宜通不宜守，俟三四日后毫无遗症，再议守补。

云苓块三钱　桂枝六钱　生苡仁二钱　熟附子三钱　萆薢三钱　炙甘草三钱　煮三杯，分三次服。二帖。

十七日　脉沉细，背脊仍有畏寒之意，舌白滑，苔颇厚，寒湿未清，犹未敢呆补。

云苓皮五钱　桂枝八钱　川萆薢四钱　生苡仁五钱　防己二钱　白通草一钱　姜半夏四钱　广皮二钱　炙甘草三钱　熟附子四钱　煮三杯，分三次服。

戊子正月十六日　史　三十二岁　脉浮洪而数，头痛身痛，恶寒有汗，此为太阳中风，但中风脉缓，今洪数有力，恐传经也，桂枝汤主之。

桂枝六钱　炙甘草三钱　大枣去核，三枚　白芍四钱　生姜五钱　煮两杯，先服一杯，即啜稀热粥一碗，覆被令微汗佳。得汗止后服，不汗再服。

十七日　脉之洪大已减，头痛身热恶寒俱减，余邪陷入少阳，干呕口苦，与小柴胡汤，渴者加天花粉。

柴胡三钱　姜半夏五钱　生姜三钱　黄芩三钱　天花粉一钱五分　广皮三钱　大枣去核，二枚　炙甘草一钱五分　煮二大杯，分二次服。

廿八日　脉静身凉，外感已解，惟舌上白浊，夹黄苔太甚，胃口不清，与宣通腑阳，切忌早食多食。

姜半夏五钱　益智仁二钱　白蔻仁八分　云苓皮五钱　小枳实三钱　广陈皮三钱　杏仁泥三钱　炒神曲三钱　白通草八分　煮三杯，分三次服。二帖。

乙丑正月初五日　刘氏　五十余岁　太阳中风，耽延五日不解，冲气上动，宛若奔豚，腹满泄泻而渴，兼有少阴症矣。两层两感，太阳少阳并见，此一两感也。其人积怒内伤，又加外感，此二两感也，可畏之至。且先伐其冲气。

桂枝八钱　云苓块一两　川芎一钱五分　当归三钱　川椒炭三钱　生姜五大片　煮三杯，分三次服。

初六日　太阳少阳两感，冲气上动如奔豚，与苓、桂重伐肾邪，今日一齐俱解，脉静身凉，冲气寂然，可喜之至。微有痰饮咳嗽，当与和胃令能食。

云苓块六钱　桂枝三钱　生姜三片　姜半夏五钱　广皮三钱　大枣去核，二枚　焦白芍三钱　煮三杯，分三次服。

乙丑正月二十日　钱　三十四岁　太阳中风汗多，误与收涩，引入少阳，寒热往来，口苦脉弦，与小柴胡汤和法。其人向有痰饮喘症，加枳实、橘皮，去人参。

柴胡五钱　姜半夏六钱　生姜五钱　广皮五钱　小枳实四

钱 大枣去核，二枚 炙甘草三钱 黄芩炭一钱五分 煮三杯，先服一杯。寒热止，止后服。尽剂不止，再作服。

廿三日 风入少阳，与小柴胡汤已解其半，仍须用和法；寒多热少，而口渴，较前方退柴胡，进黄芩，加天花粉。

姜半夏三钱 柴胡二钱 生姜三大片 天花粉三钱 炒黄芩三钱 大枣去核，二枚 炙甘草二钱 煮三杯，分三次服。

己丑十一月十四日 某 四十岁 风寒夹痰饮，喘咳吐血，业已发汗，身热不退，现已右脉洪大数滑，病势太重，勉与大青龙法，去表药，加半夏。

生石膏四两 云苓块五钱 生姜汁冲，三小匙 姜半夏六钱 杏仁泥五钱 甘澜水八杯，煮三杯，分三次服。

十七日 伤寒夹痰饮吐血，误治，喘咳，脉数极，与大青龙法，去表药，加半夏，身热已退，喘已定，惟咳血未除。

生石膏三两 姜半夏六钱 橘皮三钱 云苓皮六钱 杏仁泥五钱 生姜汁冲，三茶匙 煮三杯，分三次服。

卷　二

中　风

陶氏　六十八岁　左肢拘挛，舌厚而謇，不能言，上有白苔，滴水不能下咽，饮水则呛，此中风挟痰之实症。前医误与腻药补阴，故隧道俱塞，先与开肺。

生石膏四两　杏仁四钱　鲜桑枝五钱　云苓块五钱　防己五钱　白通草一钱五分　姜半夏五钱　广皮三钱　煮三杯，分三次服。服一帖而饮下咽，服七帖而舌肿消，服二十帖诸病虽渐减，而无大效。左肢拘挛如故，舌肿虽消，而语言不清，脉兼结。余曰：此络中有块痰堵塞，皆误补致壅之故，非针不可。于是延郏七兄针之，针法本高，于舌上中泉穴一针，出紫黑血半茶杯，随后有物如蚯蚓，令伊子以手探之，即从针孔中拉出胶痰一条，如勺粉，长七八寸，左手支沟穴一针透关，左手背三阳之络用小针针十余针。以后用药日日见效，前方止减石膏之半，服至七十余帖而能策杖行矣。服九十帖能自行出堂上轿矣，诸症悉除。

哈　六十六岁　中风湿，口歪，臂不举，腿肿，脉洪数，口渴，胃不开，与辛凉开水道法。

石膏生，四两　茯苓皮一两　桂枝三钱　滑石飞，一两　晚蚕沙三钱　防己二钱　半夏五钱　白通草二钱　桑枝五钱　煮三杯，分三次服。二帖而效，十四帖全愈。后以补脾胃收全功。

叶氏　三十六岁　中风神呆不语，前能语时，自云头晕，左肢麻，口大歪，不食，六脉弦数。此痱中也，与柔肝法。

直生地八钱　白芍生，三钱　左牡蛎五钱　生鳖甲五钱　麦冬二钱　炙甘草三钱　煮三杯，分三次服。一帖而神有清意，人与之言能点头也。又于前方加生阿胶三钱，丹皮四钱，三帖而半语，七帖而大愈能食，十二三帖而如故。

李氏　七十二岁　伏暑夹痰饮肝郁，又加中风，头痛，舌厚白苔，言謇畏寒，脉洪数而弦，先与辛凉清之。

连翘三钱　苦桔梗三钱　桑叶三钱　银花三钱　茶菊花三钱　甘草一钱　薄荷一钱五分　刺蒺藜二钱　煮三杯，分三次服。四帖。

又　头痛畏寒，舌厚渐消，苔不退。兹以通宣三焦，兼开肝郁。

飞滑石六钱　半夏四钱　白蔻仁二钱　云茯苓连皮，五钱　薏仁五钱　广郁金二钱　杏仁泥五钱　香附二钱　白通草一钱煮三杯，分三次服。服二十余帖而大安，一切复元。

瘛　疭

己卯七月　某氏　其人本有肝风头痛，病根少阳郁勃，真水不能上济可知；又现伏暑内发，新凉外加，金来克木，木愈病矣。少阳所致为瘛疭，理固然也。勉与清胆络兼清心包。

犀角三钱　羚羊角三钱　茶菊花三钱　丹皮五钱　细生地五钱　钩藤钩二钱　桑叶三钱　苦桔梗二钱　鲜荷叶去蒂，一枚　甘草一钱五分　煮三杯，分三次服。间服紫雪丹一二钱。

又　此症肝风无疑，昨服柔肝清热之剂而烧退，是外邪已解。现在六脉弦细，手足发凉，似有厥意。治法熄风之中，似宜添入开心包之络为是，倘一二天不醒，便难挽回矣。

细生地五钱　沙参二钱　生牡蛎三钱　羚羊角三钱　丹皮五钱　刺蒺藜二钱　生鳖甲三钱　阿胶二钱　石菖蒲一钱　茶菊花三钱　甘草一钱　嫩桑枝廿寸　煮三杯，分三次服。间服紫雪丹、牛黄丸。

又　用玉女煎加犀角、丹皮。

又　用玉女煎加犀角、丹皮、连翘、银花，重用石膏、知母。

又　少阳头痛甚急，外因亦未尽解。

生石膏一两　连翘连心，三钱　茶菊花三钱　细生地五钱　银花三钱　冬桑叶三钱　左牡蛎五钱　麦冬不去心，五钱　钩藤钩二钱　羚羊角三钱　丹皮五钱　生甘草二钱　炒知母二钱　天冬二钱　煮三杯，分三次服。间服紫雪丹三分。

肝　风

癸亥正月廿八日　章氏　七十二岁　老年下虚上盛，又当厥阴司天之年，厥阴主令之候，以故少阳风动，头偏右痛，目系引急，最有坏眼之虑，刻下且与清上。

羚羊角三钱　连翘一钱　刺蒺藜二钱　茶菊花二钱　桑叶二钱　生甘草八分　苦桔梗一钱五分　薄荷八分　煮二杯，分二次服。日二帖，服二日。

三十日　少阳头痛已止，现在胸痞胁胀，肝胃不和，肢痛腰痛。议两和肝胃之中，兼与宣行经络。

桂枝尖二钱　半夏五钱　制香附二钱　杏仁泥三钱　广皮一钱五分　生姜汁三匙　广郁金二钱　青皮一钱　煮三杯，分三次服。二帖。

二月初二日　因食冷物昼寐，中焦停滞，腹不和，泄泻，与开太阳阖阳明法。

桂枝五钱　茯苓块五钱　肉果煨，一钱五分　半夏三钱　生茅术三钱　炮姜一钱五分　猪苓三钱　藿香梗三钱　广皮一钱五分　泽泻三钱　广木香一钱五分　头煎两茶杯，二煎一茶杯，分三次服。

初四日 诸症向安，惟余晨泄，左手脉紧，宜补肾阳。

茯苓块五钱 补骨脂三钱 莲子连皮，五分去心 生於术三钱 煨肉果三钱 芡实三钱 菟丝子二钱 五味子一钱 水五碗，煮成两碗，分二次服。渣再煮一碗，明早服。

初七日 即于前方内去菟丝子，加牡蛎粉三钱。

初十日 太阳微风，以桂枝法小和之。

桂枝二钱 茯苓块三钱 生姜二片 半夏三钱 炒白芍二钱 大枣去核，一枚 广皮二钱 炙甘草八分 煮二杯，分二次服。

十一日 右目涩小，酉刻后眼前如有黑雾。议松肝络、熄肝风、益肝阴法。

何首乌三钱 沙参三钱 茶菊花一钱五分 沙蒺藜二钱 桔梗一钱五分 生甘草八分 青葙子二钱 煮二杯，分二次服。三帖后了然如故。

癸酉二月十五日 陶氏 右脉洪大，尺部更甚，左脉弦细，上盛下虚，卒中不能言，如中风状，乃肝风内动络热窍闭之故，证势甚重。

羚羊角一钱 沙参一钱五分 茶菊花一钱五分 苦桔梗一钱 麦冬二钱 刺蒺藜一钱 生鳖甲三钱 桑叶一钱 生甘草八分 细生地一钱五分 煮二杯，分二次服。日二帖，服三日。

二十日 上盛下虚，窍闭不能言，用轻清合芳香开上。今稍能言，但虚烦不眠，心悸头晕，仍系厥阴未熄。兹用补心肝之体，兼实下法。

大生地五钱 沙参三钱 茯苓块三钱 炒白芍六钱 麦冬不去心，五钱 炒枣仁三钱 生龟板四钱 阿胶二钱 炙甘草三钱 整朱砂绵裹，五钱 莲子连皮心，五钱 水五杯，煮取两杯，分二次服。渣再煮一杯服。

黄 三十岁 肝风内动，脉弦数，乃真水不配相火，水不生木，故木强而直，上行头晕，甚即颠厥也，久不治为痱中。医云：痰者，妄也。先与清肃少阳胆络，继以填补真阴可也。此症最易错看，贻害不小。

羚羊角三钱 桑叶三钱 苦桔梗二钱 黑芝麻研细，三钱 丹皮二钱 钩藤钩二钱 茶菊花三钱 薄荷七分 生甘草一钱 煮三杯，分三次服。

丸方 定风珠

肝 厥

乙丑十一月十一日 高氏 四十五岁 肝阳上窜，因怒即发，十余年矣。经云久病在络，岂经药可效？再肝厥之证，亦有寒热之不同。此证脉沉而弦细，其为寒也无疑。大凡寒厥必死，今不死者，以其为腑厥而非脏厥也。现胁下有块有声，经色紫黑。议先用温通络脉法。

新绛纱三钱 半夏五钱 降香末三钱 川椒炒黑，二钱 旋覆花包，三钱 生香附三钱 桂枝嫩尖三钱 归须二钱 桃仁炭三钱 煮二杯，分二次服。三帖。

额氏　二十二岁　除夕日亥时　先是产后受寒痹痛，医用桂附等极燥之品，服之大效。医见其效也，以为此人非此不可，用之一年有余，不知温燥与温养不同，可以治病，不可以养生，以致少阴津液被劫无余，厥阴头痛，单颠顶一点痛不可忍，畏明，至于窗间有豆大微光即大叫，必室如漆黑而后少安，一日厥去四五次，脉弦细数，按之无力，危急已极。勉与定风珠潜阳育阴，以熄肝风。

大生地八钱　麻仁四钱　生白芍四钱　生龟板六钱　麦冬不去心，四钱　生阿胶四钱　生鳖甲六钱　海参二条　生牡蛎六钱　鸡子黄去渣后，化入搅匀，二枚　甘草炙，五钱　煮成八杯，去渣上火煎成四杯，不时频服。

正月初一　微见小效，加：鲍鱼片一两。煮成十杯，去渣，煎至五杯，服如前。

初二日　又见效，方法如前。

初三日　厥止，头痛大减，犹畏明，方法如前。

初四日　腰以上发热，腰以下冰凉，上下浑如两截，身左半有汗，身右半无汗，左右浑如两畔，自古方书未见是症，窃思古人云：琴瑟不调，必改弦而更张之，此症当令其复厥后再安则愈。照前方定风珠减半，加青蒿八分，当夜即厥二三次。

初五日　照前定风珠原方分量一帖，服后厥止神安。

初七日　仍照前方。

初八日　方皆如前，渐不畏明，至正月二十日外，撤去帐幔，汤药服至二月春分后，与专翕大生膏一料痊愈。

甲申十一月初二日　杨女　四十九岁　初因肝厥犯胃，医者不识病名肝着，与络病治法，无非滋阴补虚，或用凉药。以致十年之久，不能吃饭，饮粥汤止一口，食炒米粉止一酒杯，稍闻声响即痉厥，终夜抽搐，二三日方渐平，六脉弦紧而长，经闭二年，周身疼痛，痰饮咳嗽，终年无已时，骨瘦如柴，奄奄一息。此症内犯阳明，故不食。木克脾土，故饮聚。阳明空虚，故无主，闻声而惊。外犯太阳，故身痛而痉。本脏自病，故厥。经谓治病必求其本，仍肝络论治。

新绛纱　旋覆花包　降香末　广郁金　归横须　川椒炭　苏子霜　桂枝　半夏　青皮

十四日　服前方七帖，胁痛虽轻，痰饮特甚，咳嗽频仍，夜卧不安，暂停络药，专与和胃蠲饮。

半夏八钱　生薏仁五钱　枳实二钱　茯苓六钱　淡干姜三钱　广皮四钱　桂枝三钱　煮三杯，分三次服。

廿七日　胃口稍开，能食稀粥半碗，胁仍痛，仍服前活络方，内去川椒炭，加广皮。

十二月初四日　胁痛平，咳嗽未除，再服前蠲饮方。

十一日　因余有由淮上赴绍兴之行，令其常服和胃方，胁痛发时，暂服新绛旋覆花汤，此时已能吃烂饭半碗矣。

乙酉二月廿八日　脉稍和平，虽弦而有胃气，干饭能吃一碗有半，经亦复通，仍间服前二方。

三月初九日　夜间偶感燥气症，欲起不得起，欲坐不得坐，欲卧不得卧，烦躁无奈不可当，约二时，服霹雳散三两许始安。

次日仍与和胃。

十八日　能食干饭两小碗矣，六脉又和一等，仍间服前二方。

四月初三日　余复由淮至绍，初八日至苏州，不放心此病，作书一封，令其调适性情。五月间又作书一封，痛以大道理开导之。十月间始得回书，据云竟以余书作座右铭，每日咏诵一过，饮食又进，精神大长，合家欢乐。

胁　痛

伊氏　二十岁　肝郁胁痛，病名肝着，亦妇科之常症，无足怪者。奈医者不识，见其有寒热也，误以为风寒而用风药。夫肝主风，同气相求，以风从风，致风鸥张；肝主筋，致令一身筋胀；肝开窍于目，致令昼夜目不合不得卧者七八日；肝主疏泄，肝病则有升无降，失其疏泄之职，故不大便，小溲仅通而短赤特甚。医者又不识，误以为肠胃之病，而以大黄通之，麻仁润之，致令不食不饥，不便不寐，六脉洪大无伦，身热，且坐不得卧，时时欲呕，烦躁欲怒，是两犯逆也。《金匮》谓一逆尚引日，再逆促命期，不待智者而知其难愈也。议宣通络脉法，肝藏血，络主血故也；必加苦寒泄热，脉沉洪有力，且胆居肝内，肝病胆即相随故也。

新绛纱四钱　苏子研，四钱　归横须四钱　桃仁四钱　旋覆花包，五钱　降香末四钱　川楝皮五钱　云连炒，二钱　广郁金三钱　急流水八碗，煮成三碗，昼夜六次服。

又　服前方见小效，即于前方内减川楝皮二钱，加：

丹皮炒黑，三钱　生香附二钱

又　胁痛减去大半，但不得寐，时时欲呕，议两和阳明、厥阴，仍兼宣络。

半夏醋炒，五钱　降香末三钱　黄芩二钱　新绛三钱　苏子霜三钱　青皮一钱五分　桃仁三钱　川楝子二钱　秫米一撮　归须三钱　广郁金二钱　煮三碗，分日二夜一三次服。

又　昨方业已效，今日再复苦药，即苦与辛合能降能通之义，即于前方内加古勇连姜汁炒，二钱。

又　昨用苦辛法，脉减便通，今日腹觉痛，将近经期，一以宣络为主。

新绛纱包，五钱　丹皮炒，三钱　元胡索二钱　旋覆花包，三钱　归须三钱　制香附二钱　降香末三钱　郁金二钱　两头尖二钱　桃仁泥三钱　条芩酒炒，一钱五分　苏子霜二钱　水八杯，煮取三杯，分日二、夜一三次服。

又　昨日一味通络，已得大便通利，腹中痛止，但不成寐；今日用胃不和则卧不安，饮以半夏汤，复杯则寐，法仍兼宣络，此仲景先师所谓冲脉累及阳明，先治冲脉后治阳明法也。

新降纱四钱　半夏一两　降香末二钱　旋覆花包，五钱　秫米二两　水十杯，煮成四杯，日三夜一，分四次服。

又　昨与半夏汤和胃，业已得寐，但脉沉数，溲赤短，议加苦药，泄肝热而通小肠火府。

新绛纱四钱　黄柏盐水炒，二钱　生香附三钱　旋覆花包，五钱　半夏六钱　炒云连二钱　降香末三钱　秫米一两　煎法如前。

又　昨日和胃宣络，兼用苦通火府，今日得寐，溲色稍淡，口亦知味，是阳明已有渐和之机矣。惟胸中微痛，背亦掣痛。按：肝脉络胸，背则太阳经也，是由厥阴而累及少阳，肝胆为夫妻也；由少阳而累及太阳，少太为弟兄也。今日仍用前法，加通太阳络法。

新绛纱三钱　黄柏盐水炒，一钱五分　桂枝嫩尖三钱　旋覆花包，三钱　半夏五钱　川楝子皮二钱　降香末三钱　秫米六钱　古勇黄连一钱　生香附三钱　煎法如前。

又　绕脐痛瘕也，亦冲脉肝经之病。

桂枝尖三钱　云连炒黑，一钱　淡吴萸炒黑，三钱　新绛纱三钱　半夏五钱　生香附三钱　全当归炒，三钱　秫米八钱　小茴香炒黑，三钱　川楝子三钱　煎法如前。

又　两和肝胃，兼治瘕痛。

淡吴萸炒黑，三钱　半夏八钱　全当归三钱　新绛纱三钱

乌药三钱　生香附三钱　旋覆花包，三钱　青皮二钱　小茴香炒黑，三钱　降香末三钱　云连炒黑，一钱五分　淡干姜二钱　桂枝尖三钱　秫米一两　煮成四杯，日三夜一，分四次服。

又　腹中拘急而痛，小便短赤，皆阴络阻塞、浊阴凝聚之象。与宣通阴络降浊法。

桂枝尖三钱　归须三钱　小茴香炒，三钱　降香末三钱　吴萸一钱五分　桃仁泥炒，二钱　川楝子三钱　琥珀研细，冲，三分　元胡索二钱　新绛纱三钱　麝香研细冲，五厘　两头尖二钱　水六杯，煮成二杯，每服半杯，冲韭白汁两小茶匙，日二、夜一、明早一，分四次服。

又　仍用前法，但昨日未用半夏，今彻夜不寐，酉刻再服《素问》半夏汤一贴。

又　因肝病不得疏泄，兼有痹痛，议两疏气血法。

桂枝尖三钱　新绛纱三钱　归须三钱　川楝子三钱　小茴香炒黑，三钱　防己二钱　降香末三钱　晚蚕沙三钱　牛膝三钱　桃仁泥三钱　古勇连吴萸汁炒，一钱，不用田连，田连即种连，徒伤脾胃也　煮三杯，分三次服。

又　诸症悉减而未尽除，左脉已和，右脉弦大，是土中有木，于疏气血之中，兼泄木安土法。

桂枝尖三钱　半夏五钱　新绛纱三钱　川楝子三钱　白芍酒炒，三钱　小茴香炒，三钱　降香末三钱　防己二钱　归横须三钱　茯苓皮三钱　青皮二钱　广郁金二钱　杏仁泥三钱　牛膝二钱　晚蚕沙三钱　煮三杯，分三次服。

又　右脉弦刚，土中木盛。

姜半夏六钱　白芍酒炒，六钱　新绛纱三钱　桂枝尖四钱　归须三钱　川楝子三钱　茯苓块四钱　郁金二钱　小茴香三钱　降香末三钱　广皮二钱　煎法如前。

又　脉沉数，头痛时微时盛，向来时发时止，已非一日。此乃少阳络病，虚风内动也。今日且与清胆络法，勿犯中焦。

苦桔梗一钱　白芍焦，二钱　甘菊花炒，二钱　羚羊角八分　丹皮一钱五分　刺蒺藜一钱　钩藤钩一钱　桑叶二钱　生甘草八分　共为粗末，分三次服。

又　治下焦络法。

整当归酒洗，五钱　白芍酒炒，六钱　生香附三钱　新绛纱二钱　泽兰一钱五分　广郁金三钱　桂枝尖二钱　砂仁一钱五分　煮三杯，分次服。

又　同前

桂枝尖一钱　炒白芍六钱　生香附三钱　降香末三钱　泽兰一钱　广木香一钱　新绛纱三钱　川芎八分　桂圆肉二钱　全当归三钱　煮三杯，分三次服。

尹氏　三十二岁　误服大辛大温，致伤心阳，使下焦浊阴来攻，过提致少阳无忌，有升无降，上愈盛而下愈虚。且与镇固法，非治病也，特医药耳。

新绛纱三钱　姜半夏六钱　焦白芍三钱　旋覆花包，三钱　炙龟板五钱　黑栀子三钱　代赭石煅，一两　降香末三钱　古勇连一钱五分　紫石英研细，一两　煮成三大茶杯，分三次服，渣再煮一杯服。

又　镇冲脉，泄胆阳，业已得效，仍宗其法，其血络之郁痛未能纯治，盖事有缓急也。

紫石英一两　新绛纱三钱　焦白芍五钱　代赭石一两　旋覆花包，四钱　炒栀子三钱　炙龟板八钱　姜半夏六钱　古勇连一钱　煮成三大茶杯，分三次服，渣再煮一杯服。

癸亥十一月廿八日　苏氏　三十二岁　脉弦数，左尺独大，瘕居右脉，发则攻心，痛跃不止，病名肝着，先宜宣络，后补八脉。

新绛纱三钱　桃仁炒，三钱　炒丹皮三钱　旋覆花包，三钱　郁金二钱　元胡索二钱　降香末三钱　归须二钱　两头尖拣净，三钱　煮三杯，分三次服。

十二月初一日　肝着用通络法，业已见效，仍宗前法。但必须用化癥回生丹间服为妙，取其治病不伤正耳。

新绛纱三钱　半夏三钱　生香附三钱　旋覆花包，三钱　桃仁三钱　苏子霜三钱　降香末三钱　乌药二钱　元胡索二钱　广郁金二钱　归须二钱　煮三杯，分三次服。二帖。

初三日　于前方内加两头尖三钱　丹皮炒黑，五钱　白芍炒，三钱　薤白汁三小匙

初六日　药力不及，且用进法。

新绛纱三钱　生香附三钱　桃仁泥三钱　旋覆花包，三钱　归须一钱五分　焦白芍六钱　川楝子三钱　丹皮五钱　藏红花二钱　煮三杯，分三次服。三帖。

十四日　新绛纱三钱　桃仁五钱　黑栀子五钱　旋覆花

包，三钱　香附生，三钱　苏子霜三钱　降香末三钱　郁金二钱　元胡索三钱　川楝子三钱　归须一钱五分　藏红花三钱　煮三杯，分三次服。

十六日　业已见效，照前方日服半帖，丸药减三分之二。

甲子正月十九日　经来五日，颜色已正，不得过行伤正，其瘕气留为丸药缓化可也。兹议宁心止汗。

白芍炒，六钱　直熟地五钱　牡蛎五钱　茯苓五钱　炙龟板八钱　丹皮三钱　麦冬不去心，五钱　五味子制，一钱　小麦洗净后入，三钱　洋参二钱　整朱砂大红纱包，三钱　大枣去核，二枚　水八碗，煮取八分三碗，分三次服。三帖。

戊子二月十四日　继脉弦紧，肝郁瘀血作烧，兼之痰饮喘咳不得卧，不能进食，当脐疝痛，为日已久，势甚危急，勉与逐痰开胃，兼之化瘀止热。

新绛纱三钱　良姜二钱　桃仁泥三钱　旋覆花包，三钱　青皮二钱　小枳实三钱　姜半夏六钱　归须二钱　苏子霜三钱　降香末三钱　广皮三钱　川椒炭三钱　煮三杯，分三次服。二帖。此方下有案未全。

庚寅六月廿九日　恒妇　十九岁　肝郁兼受燥金，胁痛二三年之久，与血相搏，发时痛不可忍，呕吐不食，行经不能按月，色黑且少，渐至经止不行，少腹痛胀。汤药先宣肝络，兼之和胃，再以丸药缓通阴络。

新绛纱三钱　桃仁三钱　川椒炭三钱　旋覆花包，三钱　归须三钱　苏子霜三钱　姜半夏五钱　青皮二钱　广橘皮三钱

降香末三钱　生姜五钱　煮三杯，分三次服。十四帖。外以化癥回生丹，每前日清晨服一钱，开水调服。

七月十四日　诸症俱减，照原方再服七帖，分十四日服。每日仍服化癥回生丹一钱。

廿八日　痛止胀除，饮食大进，惟经仍未行，六脉弦细，右更短紧，与建中合二陈汤，以复其阳。

姜半夏四钱　桂枝四钱　生姜三大片　广橘皮三钱　白芍炒，二钱　大枣去核，二枚　炙甘草三钱　胶饴一两，去渣后化入　煮二杯，分二次服。每日服化癥回生丹一钱。

八月十七日　服前方十数帖，兼服化癥回生丹十数丹。一切俱佳，经亦大行。

肝　痈

辛巳三月廿四日　谢　四十四岁　病起肝郁，胁痛，痰中带血，病名肝着。医者不识络病因由与络病治法，非见血投凉，即见血补阴，无怪乎愈治愈穷也。大凡血症之脉，左脉坚搏，治在下焦血分。右脉坚搏，治在上焦气分。兹左手脉浮取弦，沉取洪大而数，重按即芤，前曾痰有气味，现在痰夹瘀滞黑色，唇舌晄白，其为肝经络瘀夹痰饮，咳血无疑。势已惫极，勉与宣络止血，兼之两和肝胃，以逐痰定咳。

新绛纱三钱　桃仁三钱　广郁金二钱　旋覆花包，三钱　半夏三钱　苏子霜一钱　降香末一钱五分　归须一钱五分　广皮

炭二钱　煮两茶杯，分四次服。二帖。

四月初二日　血家左手脉坚搏，治在下焦血分。此症先因肝络瘀滞，以致血不归经，日久不治，由阴经损及阳气。自汗，溺变，痿弱，阳虚也；身热，左脉洪数而芤，阴伤也。如是阴阳两伤之极，而瘀滞仍然未净，通络则虚急，补虚又络滞，两难措手。不得已，且用新绛一方，缓通其络，其补药则用阴阳两摄法，聊尽人力而已。

辽参一钱　沙蒺藜三钱　牡蛎六钱　茯神五钱　枸杞子三钱　龟板五钱　麦冬不去心，四钱　五味子一钱　海参二条　煮三杯，分三次服。

初四日　病起于胁痛瘀血，误补致壅，久嗽成劳，至骨痿不能起床，仍有瘀滞不化之形，且痰有臭味，即系肝着成痈。前日脉虽芤大而涩，昨日大见瘀血后，今日则纯然芤矣，岂非瘀血之明征乎？若一味贪补，断难再起，兼之宣络，万一得苏。妄诞之论，高明酌之。又新绛覆花汤与前补剂间服。

新绛纱三钱　桃仁泥三钱　归横须八分　旋覆花包，二钱　丹皮炭五钱　广皮炭一钱　制半夏一钱五分，煮二杯，分二次服。

此方《金匮》载在妇人虚劳门，有识者其悟之。上半日服此方完，下半日服前补方。

初五日　痰中臭味太甚，黑痰未净，是活络之方不能除；脉芤自汗甚，是补摄之方又不可缓。痰稀唇白，内有支饮，于补方中去牡蛎、海参盐味之碍饮者，此治实碍虚，治虚碍实，焉望成功。一通一补，俱每日照前服法未改。

初七日　脉较前敛戢，于新绛方内半夏加一钱五分，成三钱，余仍旧，服法亦如之。

初八日　今日左尺脉独大，加封固肾气法，余有原案，二方每日间服如前。

炙龟板八钱　人参一钱　沙蒺藜二钱　左牡蛎六钱　麦冬不去心，三钱　五味子制，一钱　真云苓五钱　杞子炒黑，三钱　炙甘草三钱　焦白芍三钱　莲子五钱　煮二杯，分二次服。

初十日　于前方内加人参五分，成一钱五分　又加海参一条　淡苁蓉三钱　余悉如前。四帖。

十三日　仍照前每日间服一通一补方。

十七日　左脉空大未敛，精神较前虽好，犹宜收摄下焦，于前补方内去龟板、五味子、白芍、海参、苁蓉，余如旧间服法。煮好去渣，再上火煎成二杯，分二次服。

同日　痰色犹不能清白，气味亦不净，仍须宣络。

新绛纱三钱　姜半夏五钱　归横须一钱　旋覆花包，二钱　广郁金一钱五分　广皮炭一钱五分　煮二杯，分二次服。上半日服此方。四帖。

廿一日　脉少敛，通补二方间服如前。四帖。

廿四日　痰浊未变，脉象少敛，午后微热不寐，饮食由渐而加，不可太过不及。

人参一钱五分　左牡蛎三钱　莲子连皮心，五钱　云苓五钱　枸杞子炒黑，三钱　蒺藜二钱　麦冬不去心，五钱　炒枣仁三钱　炙甘草五钱　海参洗，二小条　煮三杯，分三次服。新绛方仍如前，服七帖。

五月初四日　身热不寐已愈，脉象大为敛戢，面色亦佳，惟浊痰未净耳。仍用二方间服，后方以逐未尽之痈脓，而宣肝络，即所以开肝络郁也。

人参一钱五分　左牡蛎五钱　蒺藜三钱　麦冬不去心，三钱　枸杞子炒黑，三钱　海参洗，二条　云苓五钱　炒枣仁三钱　淡菜大，三钱　莲子连心皮，五钱　五味子熟，一钱　炙甘草三钱　煮二杯，分二次服。午后服此。

又方　新绛纱二钱　香附二钱　桃仁泥二钱　旋覆花包，二钱　归须二钱　广郁金二钱　姜半夏三钱　广皮八分　煮两小茶杯，午前服。

初八、九日　复诊。于补方内去牡蛎、五味子，余仍旧。二方间服如前。

十三日　痰已渐清，肝亦渐平，精神渐旺，议去搜逐而补中，与《外台》茯苓饮意。专用一方。

人参二钱　云苓块六钱　香附三钱　生於术五钱　生薏仁五钱　广皮三钱　半夏五钱　小枳实一钱　炙甘草三钱　麦冬不去心，三钱　煮三杯，分三次服。四帖。

十七日　复诊于前方内去麦冬，加白蔻仁研，一钱　以腹微不和也。

二十一日　大便频而不爽，气滞而有湿也。

云苓块六钱　辽参一钱五分　姜半夏三钱　生薏仁五钱　於术焦，三钱　广皮炭二钱　白蔻研净，一钱　杏仁三钱　白通草一钱　煮三杯，分三次服。四帖。

孙氏　三十三岁　呛咳脓血气臭，午后身热面赤，宛若阴虚，但左胁痛甚，脓血之中，兼有稀痰，乃肝痈夹痰饮所致。先治肝痈，与活肝络。

新绛纱　半夏　归须　旋覆花包　广皮　郁金　降香末　桃仁　苏子　元胡索　人参后方加入　青皮　煮□[①]杯，分□[①]次服。

服六七帖，脓血由渐而少，热退，胁痛大减。于前方加人参，又服四五帖，后以补脾胃逐痰饮收功。

癫　狂

陀　五十九岁　病由情志而伤，中年下焦精气不固。上年露痱中之萌，近因情志重伤，又届相火主令，君火司天，君火客气内与本身君相火相应，以致肝风鸱张，初起如狂。医者仍然攻风劫痰，大用辛温刚燥，复以苦寒直下，是助贼为虐也。现在左脉实大坚牢，大非佳兆，勉以紫雪丹定瘛疭肢厥，而泄有余之客热，再以定风珠济不足之真阴，而熄内风之震动。如果病有回机，神色稍清，再议后法。

① 原本缺，可参上一则医案煮服法。下同。

紫雪丹三两　每服二钱，二时一服，以神清为度。牙关紧闭，用乌梅蘸醋擦牙根，其牙即开。大生地一两　左牡蛎八钱　麦冬不去心，八钱　生白芍一两　真阿胶四钱　麻仁四钱　生鳖甲一两　炙甘草六钱　蚌水冷开水冲入，半酒杯　鸡子黄二枚，药煮成，去渣后和入，上火一二沸　煮成三碗，渣再煮两碗，共五碗，四刻服半碗，尽剂再作服。

二十日　左脉仍然牢固，较昨日诸症俱减，舌苔黄黑，尺肤热，阳明络现。昨谓不止本身虚热，且有客气加临，非虚语也。汤药仍照前方，再以清宫汤化牛黄丸、紫雪丹辈，二时一次。

连翘心三钱　连心麦冬五钱　元参心五钱　竹叶卷心三钱　莲子心一钱五分　煮一大碗。服牛黄丸、紫雪丹时，即以此汤化服。待汤已凉，化入丹丸。

廿一日　瘛疭肢厥虽止，其狂如故。会厌不利，脉仍牢固数大。按：阳并于上则狂，的系阳火有余，非极苦之药直折其上盛之威，其势未必得减，况小肠火腑，非苦不通，火降痰亦因之而降，其会厌庶可得利矣。

洋芦荟三钱　犀角八钱　元参五钱　龙胆草三钱　麦冬不去心，八钱　知母六钱　真雅连三钱　丹皮八钱　白芍六钱　细生地六钱

头煎三碗，今日服；二煎两碗，明早服。二帖半。

廿四日　脉气大减，但阳升阻络，机窍不灵，议兼清会厌胆络之热。

羚羊角三钱　麦冬不去心，三钱　洋芦荟一钱五分　直生地

三钱　知母三钱　龙胆草一钱五分　钩藤钩二钱　连翘一钱五分　冬桑叶一钱五分　煮成三杯。外米醋杯半，每药一茶杯冲入半酒杯。今晚一帖，明早一帖。

廿五日　于前方内加石膏二两。

廿六日　稍进糜粥，觉勇力倍常，舌红黑，脉较昨日实大，犹为阳火有余。

犀角六钱　细生地四钱　雅连四钱　麦冬不去心，五钱　洋芦荟四钱　丹皮五钱　知母五钱　龙胆草三钱　米醋每药一杯冲入半杯　浓煎三杯，分三次服。渣再煮二杯，明早服。

廿七日　于前方内加铁落煎汤代水。铁落即铁铺中打铁时所落铁皮片。

初二日　诸证与脉皆减，然未能净，苦药犹不能减也。颊肿系客气，议加辛凉。

犀角五钱　洋芦荟三钱　雅连三钱　麦冬不去心，六钱　龙胆草三钱　知母四钱　连翘三钱　羚羊角三钱　丹皮五钱　银花三钱　钩藤钩三钱　铁落水煎。头煎三碗，二煎三碗，分六次服。明日午前令尽，间服牛黄丸、紫雪丹，日三次。

初三日　于前方内加生地八钱。

己巳二月初三日　齐　四十二岁　脉弦数而劲，初因肝郁，久升无降，以致阳并于上则狂。心体之虚，以用胜而更虚，心用之强，因体虚而更强。间日举发，气伏最深，已难调治。现在卯中乙木盛时，今岁又系风木司天，有木火相煽之象。勉与补心体、泻心用两法。

洋参三钱　大生地一两　丹参三钱　白芍六钱　生龟板一

两　黄柏三钱　麦冬不去心，六钱　莲子心一钱　山连三钱　丹皮四钱　煮三碗，分三次服。

外用紫雪丹六钱，每次一钱，与此方间服。

初六日　操持太过，致伤心气之狂疾。前用补心体泻心用摄心神，已见大效，脉势亦减，经谓脉小则病退，是也。

洋参三钱　女贞子四钱　丹皮五钱　龟板二两　龙胆草一钱　山连三钱　白芍六钱　黄柏炭二钱　莲子五钱　麦冬不去心，六钱　铁落水煎，煎三杯，分三次服。外以米醋一黄酒杯冲。

廿七日　某　左脉弦劲，经谓单弦饮澼。五日前因观剧后做恶梦，遂病狂肢厥。经谓阳并于上则狂，两阴交尽则厥。《灵枢》有淫邪发梦一卷，大意以五脏偏胜，非因梦而后病也。前人有诸般怪症皆属于痰之论，虽不尽然，然此症现在咳嗽块痰，左脉单弦，应作痰治。

石菖蒲二钱　半夏五钱　茯神块五钱　天竺黄二钱　丹皮三钱　白附子二钱　煮三杯，分三次服。先服陈李济牛黄清心丸一二丸，温开水调服。

廿八日　狂而厥，左脉单弦，咳嗽块痰，昨议应作痰治。今日左脉渐有和平之象，证现于外者亦效，但形貌怯弱，色白而嫩，脉亦不壮。此症之痰，究因惊起，凡神气壮者不惊，况惊后恶梦，梦后大汗，其为阳虚神怯显然。此症将来必归大补而后收功，现在不得以攻痰见效而忘其虚怯，与化痰之中，微加益气。

半夏五钱　茯神块五钱　秋小麦八钱　麦冬不去心，五钱　石菖蒲一钱　大枣去核，二枚　煮三杯，分三次服。

廿九日　体虚有痰之症，不能纯治一边。今日脉微滑数，于昨日方法中少加逐痰。

茯神块五钱　半夏五钱　陈胆星一钱　白附子二钱　麦冬不去心，三钱　秋小麦一合　石菖蒲一钱五分　煮三杯，分三次服。先服牛黄清心丸半丸。

初一日　昨日稍加逐痰，痰出如许，大势安静，但多怒耳。右脉仍滑，痰未净也。

茯神块三钱　半夏六钱　石菖蒲一钱　代赭石煅飞，五钱　白附子二钱　秋小麦八钱　旋覆花包，三钱　炙甘草一钱　煮三杯，分三次服。

其后痰去，以大补心脾而安。

十月初二日　鲍　三十二岁　大狂七年，先因功名不遂而病。本京先医、市医、儒医，已历不少。既而徽州医、杭州医、苏州医、湖北医，所阅之医不下数十百矣。大概补虚者多，攻实者少，间有已时，不旋踵而即发。余初诊时，见其蓬首垢面，下体俱赤，衣不遮身，随着随毁，门窗粉碎，随钉随拆，镣靠手足，外有铁索数根，锢锁于大石磨盘上，言语之乱，形体之羸，更不待言。细询其情，每日非见妇人不可，妇人不愿见彼，竟闹不可言，叫号声嘶哀鸣，令人不忍闻。只得令伊家人强侍之，然后少安，次日仍然，无一日之空。诊其脉，六部弦长而劲。余曰：此实症，非虚症也。于是用极苦以泻心胆二经之火。泻心者必泻小肠，病在脏，治其腑也；胆无出路，借小肠以为出路，亦必泻小肠也。

龙胆草三钱　天冬三钱　细生地三钱　胡黄连三钱　麦冬不去心，三钱　粉丹皮三钱　煮三杯，分三次服。服二帖大效，妄语少，而举动安静。

初三日　见其效也，以为久病体虚，恐过刚则折，用病减者减其制例，于原方减苦药，加补阴之甘润。

初五日　病家来告，云：昨服改方二帖，病势大重，较前之叫哮妄语加数倍之多，无一刻之静，此症想不能治，谅其必死，先生可不必再诊矣。余曰：不然，初用重剂而大效，继用轻剂加补阴而大重，吾知进退矣。复诊其脉，弦长而数，于是重用苦药。

龙胆草六钱　天冬五钱　真雅连五钱　洋芦荟六钱　麦冬不去心，二钱　乌梅肉五钱　胡黄连五钱　秋石二钱　煮三碗，分次服。服此方一气六帖，一日较一日大效，至十一日大为明白。于是将其得病之由，因伊念头之差，因未识文章至高之境，即能至高，非人力所能强为，何怒之有，痛乎责之，俯首无辞。以后渐减苦药，加补阴，半月以后，去刑具，着衣冠，同跪拜，神识与好人无异，服专翕大生膏一料而大壮，下科竟中矣。

章氏　四十二岁　先是二月间病神识恍惚，误服肉桂、熟地等补药，因而大狂。余于三月间用极苦以折其上盛之威，间服芳香开心包，医治三十日而愈，但脉仍洪数，余嘱其戒酒肉，服专翕大生膏补阴配阳。彼不唯不服丸药，至午节大开酒肉，于是狂不可当，足臭远闻至邻，不时脱净衣裤，上大街，一二男子不能搏之使回。五月十四日，又延余诊视，余再用前法随效，二三日仍然如故。盖少阳相火旺极，挟制君主行令，药虽暂开其闭，暂折其威，相火一动，而仍然如故。延至六月十六日午刻，复自撕碎其裤，人不及防，而出大门矣。余坐视不忍，复自惭无术以已其病，因谓其胞弟曰：此症非打之使极痛，令其自着裤也不可。伊弟见其乃姊如是景况，羞而成怒，以保父母体面为义，于是以小竹板责其腿，令着裤，彼知痛后而自着衣，着后稍明。次月十七日立秋，余与大剂苦药一帖而全愈。盖打之功，与天时秋金之气，药之力，相须而成功也。后以专翕大生膏而收全功。

丁亥三月十七日　富　二十岁　阳并于上则狂，先以极苦折其上盛之威，左脉洪大，胆无出路，泻胆者必泻小肠，心主言，多言者必泻心，泻心者亦必泻小肠，小肠火腑，非苦不通。

龙胆草四钱　天冬三钱　生牡蛎打碎，五钱　洋芦荟三钱　麦冬不去心，四钱　胡黄连三钱　细生地五钱　丹皮三钱　铁落水煎，煮三杯，分三次服。二帖。

十九日　狂病与极苦泻小肠已效，仍宗前法，少加收摄阴气，余有原案，以前人误下，大便太稀故也。

龙胆草三钱　天冬三钱　生鳖甲打，五钱　洋芦荟二钱　麦冬不去心，三钱　生牡蛎五钱　胡黄连三钱　丹皮五钱　五味

子一钱　次生地五钱　铁落水煮成去渣，加陈米醋半酒杯，分三次服。

廿一日　狂病与育阴兼泻小肠，病退其半，脉之洪大者亦渐小。经谓脉小则病退，宗其法而减其制。

龙胆草二钱　天冬二钱　牡蛎五钱　洋芦荟一钱　麦冬不去心，三钱　白芍三钱　胡黄连二钱　丹皮三钱　秋石一钱　细生地五钱

铁落水煮三杯，分三次服。

廿六日　狂病左关洪大有力，得苦药反大于前，议进前法，余有原案。

龙胆草五钱　知母四钱　天门冬四钱　洋芦荟五钱　丹皮二钱　细生地二钱　胡黄连五钱　秋石一钱　铁落水煎成三杯，加陈米醋一酒杯，分三次服。其碧雪丹仍服。

丁亥三月十八日　彦　廿一岁　狂病有年，六脉洪大有力，左关更甚，与极苦折其上盛之威。

龙胆草三钱　胡黄连三钱　麦冬不去心，三钱　洋芦荟三钱　细生地三钱　丹皮三钱　煮二杯，分二次服。碧雪丹二钱，温开水冲。

虚　劳

伊氏　二十岁　劳伤，急怒吐血，二者皆治肝络。医者不识，见血投凉，以致胃口为苦寒伤残，脾阳肾阳亦为苦寒滑润伐其生发健运之常，此腹痛晨泄不食、脉

沉弦细之所由来也。按：三焦俱损，先建中焦，补土可以生金，肾关之虚，亦可仰赖于胃关矣。

茯苓块三钱　人参一钱　莲子去心，五钱　白扁豆一钱五分　芡实三钱　冰糖三钱　广皮炭一钱　煮一大碗，缓缓服。多服为宜。

甲子四月初五日　陈氏　三十三岁　脉弦细失音，谓之金碎不鸣，暮热不食，食则呕，亦系三焦俱损，为难治。

茯苓块三钱　洋参二钱　冬桑叶二钱　甜杏仁三钱　沙参二钱　白扁豆五钱　柏子霜三钱　胡桃肉三钱

煮三杯，分三次服。另含鲍鱼片、洋参片。

甲子四月初五日　陈　二十三岁　左脉搏大，下焦肝肾吐血，上焦咳嗽，中焦不食，谓之三焦俱损，例在不治。勉议三焦俱损先建中焦法。

茯苓块二钱　沙参三钱　莲子三钱　焦白芍一钱五分　桂枝二钱　芡实三钱　白扁豆三钱　桑叶二钱　冰糖三钱　胡桃肉三钱

煮三杯，分三次服。服此方四帖后能食。

乙酉四月廿三日　施　二十岁　形寒而六脉弦细，时而身热，先天不足，与诸虚不足之小建中法。

白芍六钱　炙甘草三钱　生姜四钱　桂枝四钱　胶饴一两，去渣后化入　大枣去核，四枚　煮三杯，分三次服。

八月初二　前方服过六十剂　诸皆见效，阳虽转而虚未复，于前方内减姜、桂之半，加柔药兼与护阴：

大生地五钱　麦冬不去心，四钱　五味子二钱

乙酉五月初二日　姚　三十岁　六脉弦细而紧，劳伤吐血，诸虚不足，小建中汤主之。

白芍六钱　炙甘草三钱　生姜五钱　桂枝四钱　胶饴化入，一两　大枣去核，三枚　茯神四钱　煮三杯，分三次服。共服二十一帖愈矣。

乙酉五月初三日　李　廿四岁　每日五更，胃痛欲食，得食少安。胃痛则背冷如冰，六脉弦细，阳微，是太阳之阳虚，累及阳明之阳虚，阳明之阳虚现症，则太阳之阳更觉其虚，此等阳虚，只宜通补，不宜守补。

桂枝八钱　广皮四钱　川椒炭五钱　半夏六钱　干姜四钱　煮三杯，分三次服。

十四日　背寒减，腹痛下移，减桂枝，加茱萸、良姜。

乙酉五月十三日　傅　十八岁　六脉弦细而紧，吐血遗精，阳气不摄，胃口不开，法当与建中复其阳；奈酒客中焦湿热壅聚，不可与甘，改用辛淡微甘以和胃，胃旺得食，而后诸虚可复也。

半夏五钱　云苓块五钱　麦冬不去心，三钱　白芍五钱　生薏仁五钱　神曲炒，五钱　桂枝三钱　广皮炭三钱　姜汁每杯点三小匙　煮三杯，分三次服。

廿二日　业已见效，胃口得开，进食，脉尚弦紧，多服为宜。

乙酉五月十五日　沈　十五岁　幼孩脉双弦而细紧，瘰疬结核，胃阳不开，色白食少，且呕，形体羸

瘦，与通补胃阳。

云苓块四钱 半夏四钱 生姜三钱 白扁豆四钱 广皮炒，二钱 煮三杯，分三次服。

六月十二日 前药已服十二帖，呕止胃开，腹微胀，脉有回阳之气。于前方加厚朴、杉皮消胀，胀消后接服后方化结，于前方内去生姜、广皮，加香附、土贝母、忍冬藤、青橘叶、海藻以化瘰疬结核。

乙酉五月廿八日 钱 廿七岁 六脉弦紧，胃痛，久痛在络，当与和络。

降香末三钱 桂枝尖三钱 乌药二钱 小茴香炒炭，二钱 半夏三钱 归须二钱 公丁香八分 良姜一钱 生姜三片 煮三杯，分三次服。此方服七帖后痛止，以二十帖为末，神曲糊丸，服过一料。

八月十九日 六脉弦细而紧，脏气之沉寒可知；食难用饱，稍饱则䐜胀，食何物则嗳何气，间有胃痛时，皆腑阳之衰也。阳虚损症，与通补脏腑之阳法。大抵劳病，劳阳者十之八九，劳阴者十之二三，不然，经何云劳者温之。世人佥以六味、八味治虚损，人命其何堪哉。永戒生冷，暂戒猪肉介属。

云苓块五钱 半夏六钱 公丁香二钱 白蔻仁三钱 良姜三钱 小枳实二钱 益智仁三钱 生姜五钱 广皮炭四钱 川椒炭三钱 煮三杯，分三次服。

经谓必先岁气，毋伐天和，今年阳明燥金，太乙天符，故用药如左，他年温热宜减。

廿四日　前方已服五帖，脉之紧无胃气者已和，痛楚已止，颇能加餐，神气亦旺。照前方减川椒一钱，公丁香一钱，再服七帖，可定丸方。

三十日　前因脉中之阳气已回，颇有活泼之机，恐刚燥太过，减去川椒、丁香各一钱。今日诊脉，虽不似初诊之脉紧，亦不似廿四日脉和肢凉，阳微不及四末之故。与前方内加桂枝五钱，再服七帖。

丸方：诸症向安，惟六脉尚弦，与通补脾胃两阳。

云苓块八两　人参二两　益智仁四两　生薏仁八两　半夏八两　小枳实二两　于白术四两　广皮四两　白蔻仁一两

共为细末，神曲八两煎汤法，丸如梧子大。每服二三钱，日再服、日三服，自行斟酌。

备用方：阳虚之体质，如冬日畏寒，四肢冷，有阳微不及四末之象，服此方五七帖，以充阳气。

桂枝四钱　炙甘草三钱　生姜五钱　白芍六钱　胶饴去渣化入，一两　大枣去核，三枚　煮二杯，分二次服。此方亦可加绵黄芪、人参、云苓、白术、广皮。

乙酉八月廿三日　谭　四十七岁　病后六脉弦细而紧，绝少阳和之气，形体羸瘦，幸喜胃旺，可以守补，与形不足者补之以味法。

白芍六钱　云苓块四钱　甘草炙，三钱　桂枝四钱　炙黄芪四钱　生姜三片　人参二钱　桂圆肉三钱　大枣去核，二枚　胶饴去渣后化入，一两　煮三杯，分三次服。

陈　十九岁　脉虚数，头目眩冒，暮有微热，饮食少减，面似桃花，身如柳叶，与二甲复脉法。

熟地六钱　生鳖甲八钱　白芍生，六钱　麦冬不去心，五钱　生牡蛎五钱　麻仁二钱　阿胶三钱　炙甘草六钱　煮三杯，分三次服。服廿帖，红退晕止，食进，后用专翕大生膏四斤收功。

李　四十岁　面赤舌绛，脉虚弦而数，闻妇人声则遗，令其移居至大庙深处，与三甲复脉法。

干地黄　麦冬　生鳖甲　生白芍　生龟板　炙甘草　生牡蛎　阿胶　麻仁　煮□杯，分□次服。服四十帖，由渐而效，后以天根月窟膏一料计二十四斤收功。

罗　四十二岁　精关开泄太早，兼之读书谋虑，遗滑多年，耳鸣，目至暮昏，头晕，头中觉有物旋转，时忽响，精神不振，饮食短少。与专翕大生膏，每日一两，服至二年始愈。

常　二十四岁　久遗，脉弦细，与桂枝龙骨牡蛎汤，服六十帖而愈。

吐　血

王　脉弦如刃，吐出血后，左胁胀痛，喉中如有物阻。治在肝络，使血不瘀，则吐血可止，止后当与补阴。

新绛三钱　郁金二钱　降香末三钱　旋覆花包，三钱　桃仁炒，三钱　元胡索二钱　归横须二钱　丹皮三钱　苏子霜二钱煮三杯，分三次服。

又　如刃之脉，已见平减，但虚细如故耳。

降香末三钱　丹皮炒，五钱　细生地三钱　新绛纱三钱　归须二钱　焦白芍三钱　旋覆花包，三钱　香附制，一钱五分　广郁金二钱　煮三杯，分三次服。

又　肝为刚脏，劲气初平，未便腻补，取松灵之能入肝络者宜之。

辽沙参三钱　麦冬不去心，五钱　白蒺藜三钱　细生地三钱　丹皮炒，五钱　广郁金二钱　焦白芍六钱　归身一钱五分　生甘草一钱　整石斛三钱　桑叶一钱五分　煮三杯，分三服。

又　昨日仍有瘀血吐出，今尚未可呆补。

细生地三钱　沙参三钱　焦白芍三钱　羚羊角二钱　麦冬不去心，五钱　沙蒺藜二钱　整石斛五钱　当归一钱五分　茶菊花二钱　炒丹皮五钱　桑叶一钱五分　生甘草一钱　煮三杯，分三次服。外另服新绛纱三钱。

普女　廿二岁　大凡吐血，左脉坚搏，治在下焦血分。右脉坚搏，治在上焦气分。又有心血、肝血、大肠血、小肠血、胃血、冲脉血各种不同，岂一概见血投凉所可治哉！无怪室女童男劳瘵干血之多，皆世无明眼医士识病故也。此症左脉沉大有力，类紧不甚数，体厚色白，少腹痛，小便短赤，咳吐瘀紫，继见鲜色，喉中咸，此冲脉袭受寒邪，致经不得行，倒逆而吐耳。大忌柔润寒凉，议温镇冲脉，行至阴之瘀浊，使经得行而血症愈矣。苦辛通法。

川楝子三钱　降香三钱　两头尖二钱　小茴香二钱　桃仁三钱　琥珀屑冲，三分　紫石英三钱　归须二钱　韭白汁三匙　煮三杯，分三次服。

壬戌八月廿八日　罗　三十二岁　右脉浮洪，咳痰吐血，唇绛，治上焦气分。

茯苓块五钱　沙参三钱　生扁豆五钱　生薏仁五钱　连翘八分　冬桑叶二钱　杏仁泥三钱　煮三杯，分三次服。

九月初二日，血后咳不止，进食不香，右脉不浮而仍洪，兼与养阳明之阴。

沙参三钱　生薏仁三钱　扁豆三钱　麦冬三钱　茯苓块三钱　百合二钱　玉竹二钱　甜杏仁二钱　桑叶一钱五分　煮三杯，分三次服。

初五日　诸证俱退，惟进食不旺，右脉大垂尺泽，先与甘寒养胃阴。

大麦冬不去心，六钱　沙参三钱　生扁豆三钱　细生地三钱　玉竹炒香，三钱　秋梨汁冲，一杯　甜杏仁三钱　桑叶一钱　煮三杯，分三次服。

初九日　甘润养阴。

大生地三钱　沙参三钱　火麻仁二钱　甜杏仁去皮尖，二钱　麦冬不去心，六钱　柏子霜二钱　生白芍三钱　桑叶一钱　生扁豆三钱　炒玉竹三钱　冰糖三钱　煮三杯，分三次服。

癸亥七月廿五日　伊　二十四岁　六脉弦数，两关独浮，左更甚，右胁痛，胸中痞塞，肝郁吐血，先理肝络。

新绛纱三钱 降香二钱 炒丹皮三钱 旋覆花包，二钱 归须二钱 苏子霜三钱 广郁金二钱 煮三杯，分三次服。

三十日 血家胁痛，与和肝络，胁痛已愈；但咳嗽黄痰，气短懒食，脉弦细数，议甘能益气，补土生金，清凉降热而护胃阴，令能食。

沙参三钱 细生地三钱 桑叶二钱 麦冬不去心，三钱 甜杏仁三钱 藕汁冲，一酒杯 玉竹炒香，二钱 荸荠汁冲，一酒杯 煮三杯，分三次服。四帖。

八月初四日 血家胁痛不食，与和肝络、养胃阴，两法俱效，仍咳嗽，兼胸中隐痛，动则喘，气虚。《金匮》谓诸虚不足与小建中，复其阳，和营卫，令能食，从食中复其虚。诊脉弦为减，正合其论，但脉数而痰浓，阴亦大亏，议复脉法两补阴阳，方中亦包建中法在内，仍然甘能益气，而补土生金也。但肆中阿胶不佳，又兼滑腻，且大便溏，以牡蛎易之。

沙参三钱 大生地三钱 麻仁一钱 麦冬不去心，三钱 左牡蛎三钱 大枣去核，二枚 白芍炒，三钱 炙甘草三钱 姜汁冲，二小匙 桂枝二钱 煮三杯，分三次服。

初九日 血后咳嗽气虚，用复脉法甘缓理中、补土生金之义，饮食渐加，是其大效；如果胃土旺，无不生金之理，如果饮食加，无不可复之虚劳，因前法而进之。

洋参炒，二钱 大生地六钱 麻仁二钱 桂枝三钱 杭白芍六钱 芡实二钱 麦冬不去心，六钱 炙甘草五钱 莲子去心留

皮，三钱　牡蛎五钱　生姜汁二小匙　大枣去核，二枚　鳖甲三钱

煮三碗，分三次服。

九月初七日　现因相火行令，血复来，右脉大，暂清肺胃。

麦冬不去心，六钱　北沙参三钱　白花百合二钱　石斛一两　甜杏仁去皮、尖，研，三钱　秋梨五钱　桑叶三钱　生扁豆三钱

煮三杯，分二次服。

史　五十四岁　酒客脉洪面赤，吐狂血不止，仍然饮食如常，议《金匮》大黄黄连泻心汤，急泻三阳实火，而血自止。

又　前法已效，不可再进，议甘凉法，服三日再议。

又　前以泻心法大效，未敢再进，血复来，议再用泻心法，减其制。

又　昨用泻心法，减其制，虽见效而血未尽，今仍照原方服二日大效，以后永不再发。

癸亥九月二十日　唐　三十岁　凡咳血者，右脉坚搏，治在上焦气分。

白扁豆皮三钱　桃仁二钱　白茅根三钱　炒黑栀皮一钱　生薏仁三钱　桑叶一钱五分　侧柏叶炭三钱　煮三杯，分三次服。二帖而愈。

乙丑三月十七日　陈　三十二岁　吐血，左手脉坚搏，治在下焦血分。

沙参三钱　细生地五钱　丹皮五钱　白芍四钱　黄芩炭二

钱　麻仁三钱　阿胶二钱　天门冬三钱　三七一钱五分　云连炒黑，一钱　麦门冬四钱　甘草一钱五分　水八杯，煮取三杯，分三次服。

廿三日　左脉沉弦细数，锋芒如刃，吐血，左手脉坚搏，治在下焦血分。

沙参三钱　细生地五钱　阿胶二钱　麦冬不去心，四钱　茯苓块三钱　天冬三钱　元参三钱　霍石斛五钱　麻仁三钱　白芍四钱　黄芩炭二钱　甘草一钱五分　丹皮五钱　煮四杯，分四次服。

廿六日　脉数减，弦刚甚。

洋参三钱　直大生地五钱　阿胶三钱　麦冬四钱　茯苓块三钱　麻仁二钱　白芍炒，四钱　生牡蛎三钱　炙甘草一钱五分　丹皮五钱　煮四杯，分四次服。

丙寅二月初九日　赵　劳阳吐血，脉双弦，《金匮》谓：大则为虚，弦则为减，虚弦相搏，其名曰革，男子失精亡血，诸虚不足，小建中汤主之。

白芍六钱　炙甘草三钱　生姜五片　桂枝四钱　胶饴去渣后化入，上火二三沸，一两　大枣去核，二枚

水五碗，煮取两碗，渣再煮一碗，分三次服。轻者日一帖，重则日再服。

丙寅二月廿四日　章　右脉空大，左脉弦细，血后咳吐浊痰腥臭，真液不守，阴火上冲克金，非纯补纯清之症，然而惫矣。

沙参三钱　甜杏仁去皮、尖，研，二钱　扁豆生，三钱　麦冬

不去心，三钱　枇杷叶蜜炙，一钱五分　桑叶三钱　天冬三钱　五味子一钱五分　白花百合二钱　阿胶三钱　霍石斛五钱，煎汤代水浓煎两杯，分二次服。

二十八日　脉少敛，痰咳亦减，切戒用心。

沙参三钱　生白扁豆三钱　阿胶三钱　洋参一钱五分　制五味子三钱　牡蛎生，三钱　麦冬不去心，三钱　白花百合三钱　桑叶二钱　天冬三钱

水五杯，煮取两杯，渣再煮一杯服。日二帖。

三月初三日　脉大敛戢，古所谓脉小则病退是也，颇有起色，若得舌苔化去，则更妙矣。

生薏仁五钱　沙参三钱　天冬三钱　生白扁豆三钱　洋参一钱五分　桑叶三钱　制五味子三钱　麦冬不去心，三钱　梨汁冲，一小杯　鲜芦根汁冲，五杯，　煮三杯，分三次服。四帖。

乙酉四月廿八日　胡　三十一岁　劳阳吐血，汗多足麻，六脉弦细不数，小建中汤主之。

白芍六钱　甘草炙，三钱　生姜五钱　桂枝四钱　胶饴后入，一两　大枣去核，三枚　煮三杯，去渣后，将胶饴化入，上火二三沸，搅合匀，分三次服。

五月初六日　汗减，足麻愈，食少，加原方再服。

十五日　前药已服十四帖，诸症皆愈，惟咳嗽未止，于前原方加云苓、半夏。

乙酉正月初十日　沈　二十四岁　六脉弦数，劳阳吐血，建中汤主之。

白芍炒，六钱　丹皮三钱　大枣去核，三枚　桂枝三钱　甘草炙，三钱　姜汁冲，三匙　麦冬不去心，五钱　胶饴一两。去渣后化入，上火二三沸，搅匀　煮三杯，分三次服。

十四日　肝郁胁痛，病名肝着，治在肝经之络，经药弗愈也。

新绛纱三钱　半夏三钱　苏子霜三钱　旋覆花包，三钱　青皮二钱　归横须二钱　降香末三钱　吴萸泡淡，一钱　广皮炭二钱　广郁金二钱　煮三杯，分三次服。

十五日　六脉弦劲，前用建中，现在右脉已和，左手仍劲，胸中咳甚则痛，间有一二口紫色之血，按肝脉络胸，是络中尚有瘀滞，且与建中宣络。

新绛纱三钱　降香三钱　丹皮炭三钱　旋覆花包，三钱　郁金二钱　苏子霜二钱　桃仁泥三钱　归须二钱　广皮炭二钱　姜半夏五钱　煮三杯，分三次服。

廿一日　六脉弦数，以春气在头之故，偶受微风，右寸独浮大而衄血，暂与清清道之风热。

白茅根五钱　甜杏仁三钱　茶菊花三钱　侧柏炭三钱　桑叶三钱　鲜芦根三钱　黑山栀二钱　煮三小杯，分三次服。

吴　七十岁　周身痒不可当，脉洪吐狂血，与大黄黄连泻心汤，以后永不发。

史　五十岁　酒客大吐狂血成盆，六脉洪数，面赤，三阳实火为病，与：

大黄六钱　黄连五钱　黄芩五钱

泻心汤一帖而止，二帖脉平，后七日又发，脉如故，又二帖。

史　二十岁　每日饱食就床，脾阳致困，因失其统血之职，此为伤食吐血，脉弦，与灶中黄土每日一斤，分二次煎服，将尽半月而愈，戒其夜食，永远不发。

乙酉十一月十二日　岳　二十岁　怒伤吐血，两胁俱痛，六脉弦紧，误补难愈。凡怒伤肝郁，必有瘀血，故症现胁痛，一以活络为主，俟瘀血去净，而后可以补虚。

新绛纱三钱　桃仁三钱　苏子霜二钱　旋覆花包，三钱　归须三钱　丹皮炭五钱　广郁金二钱　降香三钱　煮三杯，分三次服。四帖。

廿二日　复诊脉之弦紧虽减，而未和缓，胁痛虽大减，而未尽除，与原方去桃仁，加细生地五钱。

十二月初五日　六脉弦细紧，《金匮》谓：脉双弦者寒也，弦则为减，男子失精亡血，小建中汤主之。怒伤吐血愈后，以建中复阳生阴。

白芍焦，六钱　麦冬三钱　大枣去核，二枚　桂枝三钱　丹皮三钱　生姜三片　炙甘草三钱　胶饴一两。去渣后化入，上火二三沸，搅匀　煮三杯，分三次服。

十八日　诸症痊愈，胃口大开，虚未全复，于原方加麦冬二钱，使分布胃中津液于十二经，脏，则虚，从饮食中复矣。

戊子七月十七日　汝　三十七岁　本有肝郁胁痛

症，又受秋凉燥金之气，不唯腹痛大发，且有表症，午后身热；虽见血，乃燥气非湿温也。治在肝经与络也。

桂枝尖三钱　柴胡三钱　淡吴萸二钱　姜半夏四钱　归须二钱　苏子霜二钱　降香末三钱　广皮三钱　川椒炭三钱

煮三杯，分三次服。燥退去柴胡　服此方一二日，燥气已退，去柴胡，再服二三帖。

日　肝郁胁痛，乃肝络中有瘀血方痛。古人佥用新绛旋覆花汤，横走络者也；后人多用逍遥散，竖走经者也，故多不见效，况久病必治络乎？

新绛纱三钱　桃仁二钱　广郁金二钱　旋覆花包，三钱　归须二钱　苏子霜二钱　姜半夏三钱　香附三钱　广皮炭二钱　降香末二钱　煮三杯，分三次服。

日　有肝郁者必克脾，脾受克者必停饮，饮停射肺者必咳嗽，渍胃者必不寐，故《灵枢》谓胃不和则卧不安，饮以半夏汤覆杯则寐法。

姜半夏二两　秫米二合

急流水八杯，煮三杯，分三次服，切戒生冷猪肉。

己丑二月初九日　王　四十五岁　咳嗽胸满，短气自汗，夜甚，大便燥，六脉俱弦而微紧，虽嗽甚见血，的系痰饮，而非虚劳。法宜温通阳气，和胃逐饮，忌生冷、猪肉、介属、咸味。

云苓块六钱　桂枝四钱　焦白芍三钱　姜半夏六钱　杏仁五钱　五味子四钱　小枳实五钱　广皮五钱　干姜炭四钱　麻黄根去芦，三钱　甘草炙，三钱甘澜水六大茶杯，煮成两茶杯，渣再以六杯水煮两杯，日三夜一，分四次服。服此方四帖，吐血喘满痊愈，咳嗽亦愈六七。

方论 按：痰饮十数日，大便燥结，乃肺气不降，肺与大肠相表里，肺痹则大肠亦痹，开肺痹即所以开大肠之痹也。故此方重用杏仁，又由于津液屯聚胃中，不得下行，以致大肠干燥，故用枳实、橘皮直通幽门，俾津液下行，又辛能润也。再九窍不和，皆属胃病，故重用半夏，合橘皮和胃，病由痰饮，逐痰即所以和胃也，故其应如响。今人佥用大黄苦寒坚阴，甚至用元参、麦冬、生地作增水行舟之计，岂非背道而驰哉。

初十日 照前方再服一帖。

十一日 少阳胆络头痛，与清胆络之热，不犯中下二焦。今日头痛全止，六脉沉弦不数，咳嗽喘满，短气自汗，不食面黄，肢微肿，纯然痰饮见症，断无补阴助邪之理，议病痰饮者当以温药和之。

桂枝木三钱 杏仁三钱 焦白芍二钱 麻黄根去芦，三钱 干姜三钱 五味子一钱五分 姜半夏五钱 广皮三钱 炙甘草三钱 小枳实三钱 煮三杯，分三次服。

壬辰八月初七日 王 三十岁 六脉弦细而沉，吐血久而不止，久病当于络中求之。且先吐红血，后吐黑紫，络中显有瘀滞。《金匮》谓：凡病至其年月日时复发者，当下之。此下字须活看，谓拔去病根，则不再发矣。《金匮》又谓：脉双弦者寒也。此证断不可用阴柔呆腻之品，致永无愈期，议先与温通络脉，拔去病根，继以建中收功。

新绛纱三钱　桂枝三钱　姜半夏三钱　旋覆花包，三钱　归须二钱　橘皮炭二钱　茯苓块三钱　干姜炒半黑，一钱五分　煮三杯，分三次服。

衄　血

己丑正月十六日　暨 四十岁　衄血，右脉洪大，误用大剂当归，以致大衄不止，无论辛走行气之药不可用，即凉血和血，而不走清道者亦不见效，议清清道之热。

侧柏炭五钱　连翘连心，三钱　银花炭三钱　黑山栀四钱　桑叶三钱　白茅根一两　凌霄花三钱　煮三杯，分三次服。

廿一日　衄虽止，而气血两虚，脉双弦而细。法当补阳，以衄血初罢之候，且与复脉法。

大生地五钱　麦冬不去心，四钱　炒白芍三钱　生鳖甲五钱　阿胶二钱　炙甘草四钱　生牡蛎五钱　麻仁二钱　煮三杯，分三次服。

廿五日　前日衄血初止，六脉俱弦而细，气血暴虚也，似当补阳而未敢骤补，与一甲复脉汤四帖。今日六脉俱大而滑，气血暴复也。仍与翕摄真阴，与三甲复脉汤法。

大生地六钱　白芍四钱　生牡蛎五钱　生鳖甲五钱　麦

冬不去心，四钱　生阿胶三钱　生龟板五钱　麻仁三钱　炙甘草五钱　煮三杯，分三次服。

便　血

癸亥十二月初二日　毛　十二岁　粪后便血，责之小肠寒湿，不与粪前为大肠湿热同科。举世业医者不知有此，无怪乎数年不愈也。用古法黄土汤。

灶中黄土二两　生地三钱　黄芩炒，三钱　制苍术三钱　阿胶三钱　甘草炙，三钱　熟附子三钱　白芍酒炒，三钱　全归一钱五分　水八碗，煮成三碗，分三次服。

初七日　小儿脉当数而反缓，粪后便血，前用黄土汤业已见效，仍照前方加刚药，即于前方内去白芍、全归，加：

附子一钱　苍术二钱

戊寅七月初一日　孙　三十八岁　湖洲孝廉。其人素有便红之症，自十八岁起至今不绝，现在面色萎黄，失血太多，急宜用古法，有病则病受之，虽暑月无碍也。

方法分两同前，服一帖即止。次日停服，后半月复发，再服一帖全愈。

福　廿九岁　初因恣饮冰镇黄酒，冰浸水果，又受外风，致成风水。头面与身肿大难状，肿起自头，先与越婢汤发其汗，头面肿消，继与利小便，下截肿消胀消，后与调理脾胃。自上年十月间服药起，至次年三月方止，共计汤药一百四十三帖，其病始安，嘱其戒酒肉生冷。不意夏热甚时，仍恣吃冰浸水果，自八月后，粪后大下狂血，每次有升许之多。余用黄土汤去柔药加刚药，每剂黄土用一斤，附子用六钱或一两，他药称是。服至九十余帖，始大愈。

乙酉九月十七日　胡　三十岁　本系酒客，湿中生热，久而发黄，颜色暗滞，六脉俱弦，其来也渐，此非阳黄，况粪后见血，又为小肠寒湿乎。

灶中黄土八两　猪苓三钱　附子熟，三钱　云茯苓皮三钱　泽泻三钱　茵陈五钱　炒苍术炭三钱　黄柏三钱　煮三杯，分三次服。五帖全愈。

乙酉四月廿二日　陈　三十四岁　粪后便血，寒湿为病，误补误凉，胃口伤残，气从溺管而出，若女阴吹之属瘕气者然，左胁肝部卧不着席，得油腻则寒战。丛杂无伦，几于无处下手。议治病必求其本，仍从寒湿论治，令能安食再商。与黄土汤中去柔药，加刚药。

灶中黄土四两　云苓五钱　川椒炭三钱　茅山苍术生，三钱　附子熟，三钱　香附三钱　生益智仁三钱　广皮三钱　生姜三钱　煮三杯，分三次服。

五月初一日　照原方再服二帖。

初三日　心悸短气，加小枳实四钱　干姜二钱　四帖。

十一日　于原方去川椒炭。五帖。

廿一日　诸症皆效，大势未退，左脉紧甚，加熟附子一钱　干姜一钱　降香末三钱　三帖。

廿七日　诸症向安，惟粪后便血又发，与黄土汤法。粪后便血乃小肠寒湿，不与粪前为大肠湿热同科。

灶中黄土八两　附子熟，四钱　黄芩炭四钱　云茯苓块五钱　苍术炒，四钱　广皮炭三钱　生益智仁二钱　煮三杯，分三次服。以血不来为度。

七月十四日　面色青黄滞暗，六脉弦细无阳，胃阳不振，暂与和胃，其黄土汤俟便红发时再服。

姜半夏六钱　益智仁三钱　川椒炭一钱　云苓块五钱　白蔻仁一钱　广皮三钱　生薏仁五钱　煮三杯，分三次服。

十七日　于原方加桂枝五钱。

十一月十五日　肝郁夹痰饮寒湿为病，前与黄土汤治粪后便血之寒湿，兹便红已止。继与通补胃阳，现在饮食大进，诸症渐安，惟六脉弦细，右手有胃气，左手弦紧，痰多畏寒，胁下仍有伏饮。与通补胃阳，兼逐痰饮。

姜半夏八钱　桂枝六钱　川椒炭三钱　云苓块连皮，二两　全归三钱　肉桂去粗皮，五钱　炙甘草五钱　川芎二钱　煮三杯，分三次服。服一帖，冲气已止，当服药后，吐顽痰二口。

十一日　冲气已止，六脉紧退而弦未除，可将初十日方再服半帖，以后接服廿九日改定方，以不畏寒为度。

十二、三日　服十一月十五日疏肝药二帖。

十四日　背畏寒，脉仍弦紧，再服十二月初十日桂枝加桂汤二帖，以峻补冲阳，服药后吐黑顽痰二口。

十七日　脉仍弦紧，背犹畏寒，阳未全复，照原方再服二剂，分四日服。

廿九日　前日之畏寒，至今虽减而未痊愈，脉之弦紧亦未充和，冲气微有上动之象，可取十四日桂枝加桂汤再服二帖，分四日，立春以后故也。

丙戌正月初五日　六脉俱弦，右脉更紧，粪后便红，小肠寒湿，黄土汤为主方，议黄土汤去柔药，加渗湿通阳。虽自觉心中热，背心如水浇，所谓自云热者，非热也，况有恶寒乎？

灶中黄土八两　桂枝五钱　黄芩炭四钱　云茯苓块六钱　附子熟，四钱　广皮四钱　生薏苡仁五钱　苍术炭四钱　煮四杯，分四次服。血多则多服，血少则少服。万一血来甚涌，附子加至七、八钱，以血止为度。再发再服，切勿听浅学者妄转方也。

丸方　阳虚脉弦，素有寒湿痰饮，与蠲饮丸法，通阳渗湿而补脾胃。

云苓块八两　桂枝八两　干姜炭四两　姜半夏八两　苍术炭四两　益智仁四两　生薏仁八两　广皮六两　炙甘草三两　上为细末，神曲糊丸，小梧子大，每服三钱，日三服，忌生冷介属。

初十日　粪后便红虽止，寒湿未尽，脉之紧者虽减，当退刚药，背恶寒未罢，行湿之中，兼与调和营卫。

灶中黄土一两　桂枝四两　广皮炒，二钱　云茯苓块三钱　白芍炒，四钱　生姜三钱　生薏苡仁三钱　苍术炭三钱　大枣去核，二枚　姜制半夏三钱　黄芩炭一钱五分　煮三杯，分三次服。

肿　胀

甲寅二月初四日　陈　三十二岁　太阴所至，发为䐜胀者，脾主散津，脾病不能散津，土曰敦阜，斯䐜胀矣。厥阴所至，发为䐜胀者，肝主疏泄，肝病不能疏泄，木穿土位，亦䐜胀矣。此症起于肝经郁勃，从头面肿起，腹固胀大，的系蛊胀，而非水肿。何以知之？满腹青筋暴起如虫纹，并非本身筋骨之筋，故知之。治法以行太阳之阳、泄厥阴之阴为要。医者误用八味丸，反摄少阴之阴，又重加牡蛎涩阴恋阴，使阳不得行，而阴凝日甚，六脉沉弦而细，耳无所闻，目无所见，口中血块累累续出，经所谓血脉凝泣者是也。势太危急，不敢骤然用药，思至阳而极灵者，莫如龙，非龙不足以行水，而开介属之翕，惟鲤鱼三十六鳞能化龙，孙真人曾用之矣。但孙真人《千金》原方去鳞甲用醋煮，兹改用活鲤鱼大者一尾，得六斤，不去鳞甲，不破肚，加葱一斤，姜一斤，水煮熟透，加醋一斤，任服之。服鲤鱼汤一昼夜，耳闻如旧，目视如旧，口中血块全无，神气清爽，但肿胀未除。

初五日　经谓病始于下，而盛于上者，先治其下，后治其上；病始于上，而盛于下者，先治其上，后治其下。此症始于上肿，当发其汗，与《金匮》麻黄附子甘草汤。

麻黄去节，二两　熟附子一两六钱　炙甘草一两二钱　煮成五饭碗，先服半碗，得汗止后服，不汗再服，以得汗为度。

此方甫立，未书分量，陈颂帚先生一见，云：断然无效。予问曰：何以不效？陈先生云：吾曾用来。予曰：此方在先生用诚然不效，予用或可效耳。王先生名谟，忘其字，云：吾甚不解，同一方也，药止三味，并无增减，何以为吴用则利，陈用则否，岂无知之草木，独听吾兄使令哉？余曰：盖有故也。陈先生之性情忠厚，其胆最小，伊恐麻黄发阳，必用八分，附子护阳，用至一钱，以监麻黄，又恐麻黄、附子皆慓悍药也，甘草平，遂用一钱二分，又监制麻黄、附子，服一帖无汗，改用八味丸矣。八味阴柔药多，乃敢大用，如何能效？陈荫山先生入内室，取廿八日陈颂帚所用原方，分量一毫不差。在坐者六七人皆哗然，笑曰：何吴先生之神也？余曰：余常与颂帚先生一同医病，故知之深矣。于是麻黄去净节用二两，附子大者一枚，得一两六钱，少麻黄四钱，让麻黄出头，甘草用一两二钱，又少附子四钱，让麻黄、附子出头，甘草但坐镇中州而已。众见分量，又大哗曰：麻黄可如是用乎？颂帚先生云：不妨，如有过差，吾敢保。众云：君用八分，未敢足钱，反敢保二两之多乎？颂帚云：吾在菊溪先生处治产后郁冒，用当归二钱，吴兄痛责，谓当归血中气药，最能窜阳，产后阴虚阳越，例在禁条，岂可用乎？夫麻黄之去当归，奚啻十百，吾用当归，伊责之甚，岂伊用麻黄又如是之多，竟无定见乎？余曰：人之所以畏麻黄如虎者，为其能大汗亡阳也。未有汗不出而阳亡于内者，汤虽多，但服一杯或半杯，得汗即止，不汗再服，不可使汗淋漓，何畏其亡阳哉？但此症闭锢已久，阴霾太重，虽尽剂未必有汗，余明日再来发汗。病家始敢买药，而仙芝堂药铺竟不卖，谓：想是“钱”字，先生误写“两”字。主人亲自去买，方得药。服尽剂，竟无汗。

初六日，众人见汗不出，佥谓汗不出者死，此症不可为矣。予曰：不然，若竟系死症，鲤鱼汤不见效矣。余化裁仲景先师桂枝汤，用粥发胃家汗法，竟用原方分量一剂，再备用一帖，又有活鲤鱼一尾，得四斤，煮如前法。服麻黄汤一饭碗，即接服鲤鱼汤一碗，汗至眉上。又一次，汗至上眼皮。又一次，汗至眼下皮。又一次，汗至鼻。又一次，汗至上唇。大约每一次汗出寸许。二帖俱服完，鲤鱼汤一锅，合一昼夜亦服尽。汗至伏兔而已，未过膝也。脐以上肿俱消，腹仍大。

初七日　经谓汗出不至足者死，此症未全活。虽腰以上肿消，而腹仍大，腰以下，其肿如故。因用腰以下肿当利小便例，与五苓散，服至二十一日，共十五天，不效，病亦不增不减。陈荫山云：先生前用麻黄，其效如神，兹小便涓滴不下，奈何？祈转方。余曰：病之所以不效者，药不精良耳。今日先生去求好肉桂，若仍系前所用之桂，明日予不能立方，方固无可转也。

廿二日　陈荫山购得新鲜紫油安边青花桂一枝，重八钱，乞余视之。予曰：得此桂，必有小便，但恐脱耳。膀胱为州都之官，气化则能出焉，气虚亦不能化，于是五苓散二两，加桂四钱，顶高辽参三钱。服之尽剂，病者所睡系棕床，予嘱其备大盆二、三枚，置之床下，溺完被湿不可动，俟明日予亲视挪床。其溺自子正始通，至卯正方完，共得溺三大盆有半。予辰正至其家，视其周身如空布袋，又如腐皮，于是用调理脾胃，百日全愈。

洪氏　六十八岁　孀居三十余年，体厚，忧郁太多，肝经郁勃久矣；又因暴怒重忧，致成厥阴太阴两经䐜胀并发，水不得行，肿从跗起，先与腰以下肿当利小便例之五苓散法。但阴气太重，六脉沉细如丝，断非轻剂所能了。

桂枝五钱　茯苓皮六钱　肉桂四钱　猪苓五钱　生苍术五钱　广皮五钱　泽泻五钱　老厚朴四钱　煮三杯，分三次服。

前方服三五帖不效，亦无坏处，小便总不见长，肉桂加至二三两，桂枝加至四五两，他药称是，每剂近一斤之多，作五六碗，服五七帖后，六脉丝毫不起，肿不消，便亦不长。所以然之故，肉桂不佳，阴气太重，忧郁多年，暴怒伤肝，必有陈莝，仍用原方加鸡矢醴熬净烟六钱，又加附子八钱，服之小便稍通，一连七帖，肿渐消，饮食渐进，形色渐喜。于是渐减前方分量，服至十四帖，肿胀全消，后以补脾阳疏肝郁收功。

郭氏　六十二岁　先是郭氏丧夫于二百里外其祖墓之侧，郭氏携子奔丧，饥不欲食，寒不欲衣，悲痛太过，葬后庐墓百日，席地而卧，哭泣不休，食少衣薄，回家后致成单腹胀。六脉弦，无胃气，气喘不能食，唇口刮白，面色淡黄，身体羸瘦。余思无情草木，不能治有形之病，必得开其愚蒙，使情志畅遂，方可冀见效于万一。因问曰：汝之痛心疾首，十倍于常人者何故？伊答曰：夫死不可复生，所遗二子，恐难成立？余曰：汝何不明之甚也！大凡妇人夫死曰未亡人，言将待死也。汝如思夫念切，即死于墓侧，得遂同穴之情，则亦已矣，虽有病何必医？医者求其更苏也。其所以不死者，以有子在也。夫未死，以夫为重。夫既死，以教子为重者，仍系相夫之事业也。汝子之父已死，汝子已失其荫，汝再死，汝子岂不更无所赖乎？汝之死，汝之病，不惟无益于夫，而反重害其子，害其子，不惟无益于子，而且大失夫心。汝此刻欲尽妇人之道，必体亡夫之心，尽教子之职，汝必不可死也。不可死，且不可病，

不可病，必得开怀畅遂而后可愈。单腹胀，死症也；脉无胃气，死脉也；以死症而见死脉，必得心火旺相，泄肝郁之阴气，而后血脉通，血脉通，脏气遂，死症亦有可生之道。诗云：见晛曰消者是也。伊闻余言，大笑。余曰：笑则生矣。伊云：自此以后，吾不惟不哭，并不敢忧思，一味以喜乐从事，但求其得生以育吾儿而已。余曰：汝自欲生则生矣。于是为之立开郁方，十数剂而收全功。

旋覆花新绛纱包，三钱　香附三钱　广郁金三钱　姜半夏四钱　青皮二钱　苏子霜三钱　降香末三钱　广皮三钱　归横须二钱　川厚朴三钱　煮三杯，分三次服。

吴氏　二十八岁　春夏间乘舟由南而北，途间温毒愈后，感受风湿，内胀外肿，又因寡居肝郁之故，时当季夏，左手劳宫穴忽起劳宫毒，如桃大。此症有治热碍湿、治湿碍热之弊，选用幼科痘后余毒归肺、喘促咳逆之实脾利水法，加极苦合为苦淡法，俾热毒由小肠下入膀胱，随湿气一齐泄出也。盖劳宫毒属心火，泻心者必泻小肠，小肠火腑非苦不通；腰以下肿，当利小便，利小便者亦用苦淡也。

飞滑石二两　茯苓皮一两　黄柏四钱　猪苓一两　晚蚕沙四钱　黄芩四钱　泽泻一两　白通草三钱　雅连四钱　煮成五杯，分五次服。以小便长为度。

此方服七帖，分量不增不减，肿胀与劳宫毒俱消，以后补脾收功。

乙酉五月十五日　陈　二十六岁　脉弦细而紧，不知饥，内胀外肿，小便不利。与腰以下肿当利小便法，阳欲灭绝，重加温热以通阳，况今年燥金，太乙天符，经谓必先岁气，毋伐天和。

桂枝六钱　茯苓皮六钱　川椒炭五钱　猪苓五钱　生茅术三钱　广皮三钱　泽泻五钱　公丁香二钱　杉皮一两　厚朴四钱　煮四杯，分四次服。

廿五日　诸症皆效，知饥，肿胀消其大半，惟少腹有疝，竟若有一根筋吊痛。于原方内减丁香一钱，加小茴香三钱。

乙酉十月十七日　单氏　四十二岁　肿胀六年之久，时发时止，由于肝郁，应照厥阴䐜胀例治。

云苓皮六钱　厚朴三钱　归横须三钱　旋覆花包，三钱　香附三钱　大腹皮三钱　姜半夏四钱　青皮二钱　广郁金二钱　降香末三钱　木通二钱　煮三杯，分三次服。不能宽怀消怒，不必服药。

廿六日　服前方八帖，肿胀稍退，惟阳微弱，加川椒三钱；大便不通，加两头尖三钱，去陈菀。

壬辰四月十一月　缪　五十一岁　先喘后肿大，脉洪大有力，左尺独大，肺肾之热可知，腰以下肿，本当利小便，但不宜温利耳，且置喘于不问，其如治病必求其本者何哉！

生石膏四两　云苓皮五钱　海金沙五钱，先煎代水　飞滑石一两　姜半夏三钱　晚蚕沙三钱　杏仁泥六钱　小枳实四钱

白通草一钱五分　甘澜水八杯，煎成三杯，分三次服。

十七日　六脉仍洪数，左尺仍独大，犹宜凉利小便。

飞滑石一两，先煎代水　海金沙五钱　杏仁六钱　生石膏四钱　小枳实四钱　厚朴三钱　半夏五钱　晚蚕沙三钱　橘皮三钱　云苓皮五钱　白通草一钱五分　甘澜水八杯，煮成三杯，分三次服。

单腹胀

癸巳四月初四日　毛　四十四岁　病起肝郁，木郁则克土，克阳土则不寐，克阴土则䐜胀，自郁则胁痛；肝主疏泄，肝病则不能疏泄，故二便亦不能宣通。肝主血络，亦主血，故治肝者必治络。

新绛纱三钱　香附三钱　苏子霜三钱　旋覆花包，三钱　归须三钱　小茴香三钱　姜半夏八钱　青皮三钱　广郁金三钱　降香末三钱　头煎二杯，二煎一杯，分三次服。

初七日　服肝络药，胀满胁痛不寐少减，惟觉胸痛，按肝脉络胸，亦是肝郁之故，再小便赤浊，气分湿也。

旋覆花新绛纱包，三钱　桂枝三钱　小茴香炒黑，三钱　川楝子三钱　半夏六钱　晚蚕沙三钱　降香末三钱　归须二钱　两头尖三钱　茯苓皮三钱　橘皮青，三钱　白通草二钱　煮三杯，分三次服。

初十日　驱浊阴而和阳明，现在得寐，小便少清；但肝郁必克土，阴土郁则胀，阳土郁则食少而无以生阳，故清阳虚而成胸痹，暂与开痹。

半夏一两　茯苓皮五钱　厚朴三钱　桂枝尖五钱　广郁金三钱　薤白三钱　生苡仁五钱　小枳实二钱　栝蒌连皮仁研，三钱　煮三杯，分三次服。

十四日　脉缓，太阳已开，而小便清通，阳明已阖，而得寐能食；但腹胀不除，病起肝郁，与行湿之中，必兼开郁。

茯苓皮五钱　半夏五钱　广木香二钱　生苡仁五钱　厚朴三钱　煨肉果一钱五分　降香末三钱　广皮二钱　白通草三钱　广郁金二钱　煮三杯，分三次服。

腹　胀

徐　三十岁　腹胀且痛，脉弦细，大便泄，小便短，身不热，此属寒湿伤足太阴。

桂枝三钱　生苡仁五钱　厚朴三钱　猪苓三钱　黄芩炭一钱　干姜一钱五分　泽泻三钱　白通草二钱　广皮二钱　煮三杯，分三次服。

滞　下

丁氏　五十八岁　滞下白积，欲便先痛，便后痛减，责之积重，脉迟而弦，痛甚，盖冷积也，非温下不可。

生大黄五钱　厚朴五钱　广木香三钱　南楂炭三钱　良姜炭二钱　黄芩炭三钱　广皮五钱　熟附子五钱　槟榔三钱　小枳实二钱　焦白芍三钱　煮三杯，三次服。

梁　廿八岁　滞下白积，欲便先痛，便后痛减，责之有积，用温下法。

生大黄酒炒黑，三钱　厚朴三钱　槟榔尖一钱五分　熟附子三钱　枳实一钱五分　广木香一钱　炒白芍二钱　广皮二钱　炒云连一钱　炒黄芩二钱　水五杯，煮两杯，分二次服。

甲子十一月十八日　张　三十八岁　先泄而后滞下，脾虚传肾症为难治。

白芍二钱　黄芩炭一钱二分　雅连吴萸炒枯，一钱二分　猪苓三钱　川椒目三钱　厚朴二钱　泽泻三钱　生茅术三钱　良姜二钱　生苡仁二钱　广木香一钱五分　广皮一钱五分　水六杯，煮取二杯，渣再煮一杯，分三次服。

二十一日　先泄后滞下，古云难治，非一时可了，且喜脉弱，尚有生机。

白芍炒，三钱　真山连酒炒半枯，二钱　红曲二钱　黄芩酒炒，二钱　地榆炭三钱　归尾一钱　厚朴去白皮，姜汁炒，三钱　小枳实捣碎，二钱　广皮二钱　槟榔一钱五分　煎法如前。

廿二日　脉沉而有力，滞下，腹痛太甚，便后少减，片时其痛仍然。议网开一面，用温下法。

生大黄酒炒黑，五钱　白芍酒炒半枯，三钱　广木香二钱　安边桂去粗皮净，二钱　黄芩酒炒半焦，三钱　小枳实二钱　红曲二钱　广皮炭二钱　真山连酒炒半焦，二钱　老厚朴三钱　归尾一钱五分　水五杯，煮成三杯，分三次服。

廿三日　于二十日方内加两头尖三钱。

廿四日　肾症复归于脾，用四苓合芩芍汤法。

茯苓皮五钱　猪苓五钱　生苡仁五钱　生茅术五钱　泽泻五钱　广木香一钱五分　焦白芍二钱　厚朴二钱　炒川连一钱五分　炒黄芩一钱五分　广皮一钱五分　水八杯，煮取三杯，分三次服。

廿五日　于前方内加白通草二钱。

廿六日　肝郁则小便亦不能通，此徒用四苓不效，议开阴络法。

猪苓三钱　小茴香三钱　归须二钱　泽泻三钱　川楝子一钱五分　琥珀研冲，三分　降香三钱　两头尖一钱　口麝研冲，五厘　桃仁三钱　煮三杯，分三次服。

廿七日　开阴络已效，于前方内加安边桂三分　郁金三钱　生香附三钱

廿八日　九窍不和，皆属胃病，用开太阳、阖阳明，兼泻心法。

半夏六钱　茯苓皮连块，三钱　黄芩二钱　猪苓三钱　生苡仁三钱　厚朴姜汁炒，一钱　泽泻三钱　广木香一钱　青皮二钱　广皮二钱　炒川连一钱五分　干姜二钱　水五杯，煮取两杯，渣再煮一杯，分三次服。

廿九日　开太阳阖阳明，兼去湿中之热。

姜半夏六钱　猪苓三钱　黄芩炭二钱　茯苓皮三钱　泽泻三钱　广木香一钱　生苡仁三钱　白芍二钱　真山连一钱五分　川萆薢二钱　广皮二钱　白通草二钱　煮三杯，分三次服。

三十日　粪后带血，加黄土汤法。

半夏五钱　广木香一钱　灶中黄土六钱　萆薢三钱　全归一钱五分　云茯苓皮三钱　炒白芍三钱　黄芩炭二钱　炒茅苍术三钱　厚朴二钱　广皮二钱　水五杯，煮取二杯，渣再煮一杯，分三次服。

十二月初一日　舌绛甚，胸中嘈杂无奈，喉且痛，粪中犹带血迹，议酸苦泄热法。

肉桂去粗皮，八分　黄芩二钱　生大黄片酒炒黑，二钱　桃仁八分　厚朴一钱五分　灶中黄土八钱　枳壳六分　神曲一钱五分　炒地榆炭一钱　槟榔八分　归尾一钱　净乌梅肉九枚　广皮七分　广木香八分　头煎二杯，二煎一杯，分三次服。服一帖。去大黄、肉桂，再服一二帖。

又　即于去大黄、肉桂方内，再去归尾、地榆、桃仁，加苍术一钱五分。

初二日　四苓合芩芍法，以小便短，口糜，犹有滞下也。

焦白芍二钱　半夏三钱　灶中黄土三钱　炒黄芩一钱五分　云茯苓皮三钱　猪苓三钱　当归一钱　净乌梅肉三钱　泽泻三钱　山连一钱五分　头煎两杯，分三次服。

初三日　少腹胀痛，不小便，仍系肝郁不主疏泄之故。

降香三钱　小茴香炒黑，三钱　归须二钱　桃仁三钱　黄芩炭二钱　琥珀五分　生香附三钱　两头尖三钱　口麝同研冲，五厘　云连炒，二钱　韭白汁三滴　煮三杯，分三次服。

初四日　于前方内加广郁金二钱。

初五日　苦辛淡法，开下焦湿热，兼泻肝火。

萆薢五钱　川楝子三钱　吴萸炒黑，一钱五分　生香附三钱　小茴香炒黑，三钱　通草二钱　云连炒黑，三钱　黄柏炭二钱　水五杯，煮取二杯，分二次服。

某小儿　滞下红积，欲便先痛，便后痛减，积滞太重，非温下不为功。恐缠绵久，幼孩力不能胜，滞下为脏病也。

生大黄一钱五分　黄芩一钱五分　真山连一钱　安边桂一钱　红曲一钱五分　槟榔剪一钱　焦白芍一钱五分　归尾一钱　广木香八分　煮两杯，先服一杯，再便不痛即止，否则再服一杯。

丙戌六月十五日　孙　四十余岁　感受燥气，燥金克木，本有肝郁，故邪气乘之，现在胸痞微痛，先与开痞化郁。

旋覆花包，三钱　香附二钱　杏仁泥三钱　降香末三钱　广皮二钱　广郁金三钱　煮三杯，分三次服。外紫雪丹一钱，分二次服。

十六日　神昏烦躁，邪入心包，而又发黄，势甚重大，勉与开心包一法，与紫雪丹二三钱，以神清为度，汤药清湿热之黄。

飞滑石六钱 猪苓三钱 麦冬不去心，四钱 云苓块连皮，五钱 泽泻三钱 茵陈三钱 煮三杯，分三次服。

十七日 伏暑成痢，滞下红积，欲便先痛，便后痛减，责之积重，非温下不可。

生大黄酒炒成黑，五钱 川连二钱 广木香二钱 安边桂三钱 黄芩二钱 生白芍三钱 降香末三钱 红曲三钱 乌梅肉三钱 广皮炭二钱 归须二钱 煮成三大茶杯，每服半杯，以便前之痛止为度。

十八日 昨与温下，服药一杯而痛更甚，下皆红积，邪入肝络之故，于前方内加桃仁泥三钱 槟榔剪一钱五分 地榆炭二钱 煎小半杯，投入前药，分二次服。

十九日 滞下红积，用温下法，服药竟剂而痛略减，仍用前法，稍减其制。

生大黄酒炒半黑，三钱 归须二钱 广木香二钱 安边桂去粗皮，二钱 红曲三钱 槟榔剪，一钱五分 生白芍二钱 黄芩一钱五分 炒广皮勿可太枯，二钱 小茴香炒黑，二钱 川连一钱五分 乌梅肉二钱 煮三杯，分三次服，以痛止为度。

二十日 滞下痛减六七，脉渐小，拟仍服前方，不必竟剂，如痛止接服此方。

生白芍二钱 厚朴三钱 小枳实二钱 炒黄芩二钱 槟榔一钱五分 炒广皮二钱 杏仁泥三钱 川连一钱五分 白通草三钱 广木香三钱 红曲三钱 乌梅肉一钱五分 煮三杯，分三次服。

廿一日 陈积已去，余邪未净，右脉未静，目白睛仍黄，故知气分不清。议进苦辛淡法，宣导脉气，使余邪由膀胱化气而出，兼与开胃，令能纳谷。

云苓皮五钱　猪苓三钱　广木香三钱　姜半夏四钱　泽泻三钱　杏仁泥三钱　炒白芍三钱　厚朴三钱　炒广皮二钱　炒黄芩二钱　川连姜汁炒半枯，一钱五分　煮三杯，分三次服。

廿二日　邪着里不易外达，虽经下，气机究未宣畅，肛门坠滞。盖由受邪之际渐而深，故其化也亦缓而滞，非苦无能胜湿，非辛无能通利邪气，仍用前法，重与行气。

炒银花二钱　泽泻三钱　炒黄芩二钱　广木香三钱　茵陈三钱　归横须二钱　小枳实三钱　赤芍一钱五分　细甘草梢二钱　槟榔剪，三钱　川连一钱五分　乌梅肉二钱　煮三杯，分三次服。

廿三日　夜半肛门痛甚，阴分邪气久羁，今日渐觉畏寒，阳明久不纳谷，胃气不充之故，未可纯任苦寒。今拟暂用白头翁汤法加温药，仍是苦辛复法，此权宜之计也。

白头翁二钱　秦皮二钱　广木香三钱　姜半夏五钱　归须二钱　丹皮炭一钱五分　川连五分　广橘皮二钱　防风根一钱　上肉桂一钱五分　煮三杯，分三次服。

廿四日　凡病日轻夜重者，皆属阴邪。昨药之偏于温者以此，今日肛门痛减者亦坐此。兹邪去大半，少寐不饥，正须商进疏补脾胃，胜湿仍不可少，盖胃和则神安矣，脾治则痢减矣。

焦白芍三钱　於术土炒，二钱　白头翁整，二钱　黄芩炭一钱　肉桂一钱　广木香三钱　姜半夏五钱　山连炒，五分　苍术炭一钱　云苓块四钱　广皮炒，二钱　乌梅肉一钱五分　高丽参一钱　煮三杯，分三次服。

此方进而肛门愈赘痛，积滞反多，秽浊特甚者，扶正则余邪续出也。

廿五日　昨得轻补，肛之赘痛又甚，正旺驱邪之故。今日暂停扶正，注意逐邪，然久病亦不敢太过。舌白苔。

炒白芍一钱五分　安桂二钱　小茴香炒炭，三钱　炒黄芩一钱五分　归须二钱　槟榔剪，二钱　姜半夏五钱　秦皮二钱　南楂炭二钱　白头翁整，三钱　红曲二钱　炒山连一钱　煮三杯，分三、四次缓缓服。

廿六日　昨与逐邪，浊腻续下，痛减。今议再加疏补，以扶正气。

白头翁整，三钱　肉桂去皮，一钱五分　炒於术二钱　炒白芍二钱　黄芩炒，一钱五分　小茴香炒，三钱　姜半夏五钱　归须一钱五分　南楂炭二钱　云苓块五钱　秦皮二钱　槟榔剪，八分　高丽参一钱　红曲二钱　炒山连一钱　煮三杯，分三次服。

廿七日　积滞渐轻微，有寒热，舌起白苔。

云苓块连皮，三钱　白芍炒，一钱　广皮香一钱　姜半夏三钱　黄芩炭八分　焦神曲一钱五分　焦於术二钱　广皮二钱　南楂炭八分　高丽参一钱　煮三杯，分三次服。

廿八日　寒热止，积滞尚未尽，舌苔白浊而厚，是其征也。少寐少食，皆其故。于前方增其制，加宣通中焦。

云苓块四钱　白芍炒，一钱　广木香三钱　姜半夏五钱　黄芩炒，一钱五分　焦神曲三钱　益智仁一钱五分　於术焦，二钱　白蔻仁一钱　高丽参一钱　广皮炒，三钱　南楂炭二钱　煮三杯，分三次服。

七月初一日　今日夜间尚有宿积，舌微黄，则其伏邪未尽可知，犹非纯补纯清之症。

云苓块四钱　炒白芍二钱　焦於术一钱五分　姜半夏三钱　炒黄芩二钱　焦神曲三钱，研　益智仁一钱五分　生薏仁三钱　白蔻仁冲，一钱　高丽参一钱　炒广皮二钱　煮三杯，分三次服。

初四日　宿积犹然未净，舌白苔。

云苓块五钱　生苡仁五钱　於术炭三钱　姜半夏四钱　神曲三钱　白蔻仁一钱五分　益智仁一钱五分　广皮炒，三钱　煮三杯，分三次服。

初八日　今日仍下宿积许多，舌根黑苔未净，肛门热痛，不寐。暂与清积，一二日后再议补法。

云苓块五钱　白头翁二钱　焦神曲三钱　焦白芍三钱　姜半夏三钱，研　益智仁二钱　黄芩炭二钱　焦於术三钱　炒广皮三钱　煮三杯，分三次服。

十一日　痢虽止，而不寐不饥仍然，固系胃不和之故，但其人平素好用心机，又届心事丛杂之际，未免过虑。议一面和胃，一面兼补心气。

云苓五钱　野山参二钱　枣仁炒熟，三钱　麦冬不去心，三钱　焦於术二钱　莲子连皮心打，三钱　远志去净骨，三钱　姜半夏三钱　冰糖三钱　煮三杯，分三次服。

丁亥九月初九日　史　红白滞下，一月有余，痢疾之脉忌洪大，喜腹胀，此症腹不胀而脉洪大，所以难已，日久便滑而频数。清滞之中，兼与固下。

黄芩炭三钱　白芍三钱　真山连一钱五分　焦於术二钱　归须二钱　南楂炭二钱　广木香三钱　木瓜二钱　五味子一钱　肉果霜二钱　红曲二钱　乌梅肉三钱　丹皮炭三钱　煮三杯，分三次服。

十五日　滞下已久，六脉洪大，有阳无阴，前与重收阴气，而去积滞即在收阴之中，以故脉见小而滞下少。现在两关独浮，有木陷入土之象，切忌恼怒助肝克脾伤胃，又忌生冷、猪肉，滑大便而助湿邪。今日用药大意仍不能骤离前法，加入土中拔木，兼补宗气。

高丽参三钱　白芍黄酒炒，五钱　广木香三钱　云苓块三钱　黄芩黄酒炒，三钱　南楂炭二钱　焦於术三钱　归须二钱　五味子一钱　肉果霜三钱　红曲二钱　乌梅肉三钱　浓煎三茶杯，分三次服。

丁亥十月初八日　德氏　七十三岁　七旬以外之老人滞下红白积，业已一月有余，六脉洪大滑数，而且歇止，乃痢疾之大忌，舌苔老黄，积滞未清，腹痛当脐。医者一味收补，置积滞于不问，邪无出路，焉得收功。势已重大之极，勉与化滞，兼与温通下焦。

姜半夏五钱　白芍炒，三钱　焦神曲三钱　杏仁泥三钱　黄芩炒，二钱　真山连一钱五分　广木香三钱　槟榔二钱　广皮炭三钱　川椒炭三钱　归须二钱　乌梅肉三钱　公丁香一钱五分　红曲二钱　煮四小茶杯，日三夜一，分四次服。

初十日　滞下本系积滞暑湿之实症，前医一味呆补，希图止泻，不知邪无出路，如何能止？腹痛已减，议且减其制。

姜半夏三钱　白芍炒，一钱五分　槟榔剪，一钱　苍术炭一钱　黄芩炒，一钱五分　广皮炭二钱　广木香一钱　山连炒，一钱　乌梅肉二钱　川椒炭一钱五分　红曲一钱　煮三杯，分早中晚三次服。

戊子二月初七日　陈　休息痢本系不治之症，为其久久累赘，气血虚尽矣。此症且喜年轻形壮，而又欲便先痛，便后痛减，陈积不行，尚可借手于一下，所谓网开一面也。《金匮》谓凡病至其年月日时复发者，当下之。

生大黄酒炒半黑，五钱　归须三钱　降香末三钱　上安桂二钱　槟榔二钱　广木香一钱五分　炒白芍三钱　真山连二钱　炒黄芩三钱　广皮三钱　乌梅肉五钱　红曲三钱　煮三杯，分六次服。

初八日　腹仍痛，照前方再服一帖。

初九日　再服一帖。

初十日　血分久痢，三用温下，陈积尚多，皆起于误补留邪在络之故，未便再用大下，恐致伤阴，暂用通阴络法，细搜络中闭锢之陈积，三日后再服：

化癥回生丹十丸，早、中、晚各服一丸，温开水和。

十七日　余邪留肝络中，一时难尽，切戒厚味以固之，药宜搜剔法。

降香末三钱　黄芩炭二钱　川椒炭三钱　南楂炭二钱　焦白芍三钱　广木香二钱　真山连八分　归须二钱　广皮炭三钱　丹皮炭三钱　红曲三钱　乌梅肉三钱　煮两大杯，分二次午一杯，晚一杯。　清晨空心服丸药一丸。

十八日　复诊于前方内去广皮，加白芍二钱　乌梅二钱　丸药照常服。

十九日　久痢邪留肝络，绵绵不已，合苦辛搜络，无他谬巧，仍宗前法。

白头翁整，三钱　大黄酒炒黑，三钱　川椒炭三钱　焦白芍三钱　肉桂顶好，一钱五分　广木香三钱　黄芩炭二钱　归须三钱　南楂炭二钱　降香末三钱　山连姜汁炒枯，一钱　乌梅肉五钱　煮三杯，分三次服。丸药仍照前方。

壬辰九月十一日　长　四岁　肠澼身热，古所大忌。兹幼孩滞下红白，而身又热，症非浅鲜。

炒白芍二钱　桃仁一钱　广木香八分　炒黄芩一钱　归须一钱　炒山连一钱　降香末一钱五分　红曲一钱五分　炒神曲二钱　南楂炭一钱五分　煮三杯，分三次服。

十三日　又加斑疹。

炒白芍二钱　连翘二钱　真山连炒，一钱　炒黄芩一钱

银花二钱　广木香八分　槟榔剪，二钱　僵蚕二钱　炒神曲二钱　桃仁泥一钱　蝉退一钱　乌梅肉二钱　归横须一钱　红曲二钱　煮三杯，分三次服。

十五日　肠澼身热，本所大忌，又加温疹，难就一边，现在斑疹已过四日，业有渐化之机，但身壮热如火，谵语烦躁，起卧不安，滞下红积，后重太甚，欲便先痛，便后痛减，责之积重，不得不借手于一下，所以网开一面也。

黄芩一钱五分　生大黄酒炒半黑，二钱五分　红曲一钱　白芍一钱五分　安边桂一钱　归须一钱　槟榔一钱五分　广木香一钱五分　广皮一钱五分　川连八分　乌梅肉一钱五分　煮三小茶杯，分三次服。外紫雪丹一钱五分，每服五分，温开水调。

十七日　滞下血积，狂热谵语，后重，欲便先痛，前日与温下法，兹大热与谵语均退，惟后重未除，滞下未清，腰酸特甚，虽仍腹痛，且暂停下药，俟二日后细察病情再商。

炒黄芩二钱　桂枝一钱五分　广木香一钱　炒白芍二钱　神曲炒，二钱　广皮炭一钱　槟榔剪，二钱　川连炒，一钱　乌梅肉三钱　川椒炭一钱　红曲二钱　煮三杯，分三次服。

十九日　热虽退而未尽，舌色尚绛，口干，滞下白积，腰酸甚。

炒黄芩二钱　槟榔一钱五分　小茴香炒，三钱　炒白芍二钱　厚朴一钱　焦神曲三钱　茯苓块三钱　银花二钱　炒川连一钱　广木香一钱　煮三杯，分三次服。

廿一日　诸症皆减，滞下未清，舌绛甚，口渴，仍后重，脉仍数。

云苓三钱　银花三钱　细生地三钱　炒黄芩二钱　归须二钱　槟榔二钱　丹皮炭二钱　炒白芍二钱　川连炒，七分　乌梅肉三钱　煮三杯，分三次服。

廿三日　滞下白积未清，便前仍痛，微有身热，再少与温下法。

大黄酒炒半黑，三钱　熟附子一钱　神曲二钱　黄芩二钱　云苓块三钱　川连一钱　白芍二钱　乌梅肉三钱　广皮二钱　煮三杯，先服一二杯，痛除则止。

廿五日　去附子、大黄，又服一帖。

廿六日　腹痛，于原方内仍加附子、大黄，又加南楂炭一钱　小枳实一钱　川椒炭一钱五分　再服二帖。

廿八日　照原方再服二帖。

三十日　滞下虽已大减，仍有潮热，腹痛，积滞仍未清也。

炒白芍三钱　南楂炭二钱　炒神曲三钱　黄芩炭二钱　广木香一钱　橘皮炭一钱五分　云苓皮三钱　川椒炭一钱　乌梅肉三钱　生苡仁三钱　煮三杯，分三次服。

积　聚

甲子二月十三日　张　二十七岁　脐右有积气，以故右脉沉伏弦细，阳微之极，浊阴太盛克之也。溯其初，原从左胁注痛而起，其为肝着之咳无疑。此症不必治咳，但宣通肝之阴络，久病在络故也。使浊阴得有出路，病可自已，所谓治病必求其本者是也。若不识纲领，而妄冀速愈，必致剥削阳气殆尽而亡。

旋覆花新绛纱包，三钱　乌药三钱　川楝子二钱　桂枝尖三钱　青皮一钱　小茴香三钱　降香末三钱　归须三钱　苏子霜三钱　桃仁泥三钱　广皮一钱　煮三杯，分三次服。

十九日　服通络药已见小效，脉气大为回转，但右胁着席则咳甚，胁下有支饮故也。议于前方内去桃仁、川楝子、小茴香，加生香附三钱　半夏六钱　杏仁三钱　肉桂八分　再服四帖。

廿三日　先痛后便而见血，议通阴络法。

降香末三钱　半夏五钱　归横须二钱　小茴香三钱　香附二钱　苏子霜三钱　藏红花一钱　桃仁二钱　广皮炭一钱　广木香一钱　丹皮三钱　两头尖三钱　煮三杯，分三次服。

张　二十八岁　脐左癥瘕，面黄肢倦，食少不能作文，看书亦不能久，宛如虚损。与化癥回生丹缓通阴络法，每日空心服一丸，亦有早晚各服一丸之时。服至二年有余，计服化癥回生丹六七百丸之多，癥始化净，气体复原，看书作文，始举进士。

吴　三十一岁　脐右结癥，径广五寸，睾丸如鹅卵大，以受重凉，又加暴怒而得。痛不可忍，不能立，不能坐，并不能卧。服辛香流气饮，三日服五帖，重加附子、肉桂至五七钱之多，丝毫无效。因服天台乌药散，初服二钱，满腹热如火烧，明知药至脐右患处，如搏物者然，痛加十倍，少时腹中起蓓蕾无数，凡一蓓蕾下浊气一次，如是者二三十次，腹中痛楚松快，少时痛又大作，服药如前，腹中热痛起蓓蕾下浊气亦如前，但少轻耳。自巳初服药起，至亥正共服五次，每次轻一等；次早腹微痛，再服乌药散，则腹中不知热矣。以后每日服二三次，七日后肿痛全消，后以习射助阳而体壮。

乙酉四月廿六日　叶　四十五岁　无论癥瘕，虽有气血之分，然皆系阴病结于阴部，岂有用阴药之理？维日已久，沉寒痼冷之疾，非巴豆不能除根，用天台乌药散。

六月初九日　业已见效，未能除根，照常服前药，早晚各五分，瘕痛发时服二钱。舌苔白厚，面色淡黄而暗，左脉沉细，阳微，再与汤药行湿通阳。

云苓块五钱　半夏五钱　益智仁一钱五分　生苡仁五钱　白蔻仁连皮，一钱　川萆薢四钱　广皮三钱　白通草一钱　煮三杯，分三次服。服至舌苔退为度。

乙酉五月初一日　甘　三十九岁　十年瘕气，六脉弦细而紧。

乌药三钱　小茴香炒黑，五钱　吴萸泡淡，三钱　良姜二钱　川椒炭五钱　归须二钱　煮三杯，分三次服。

初九日　病减者减其制，每日服半帖。

乙酉五月廿一日　王氏　四十岁　六脉弦紧，心下伏梁，非易化之症，一生忧泣，肝之郁也可知；又当燥金太乙天符之年，金来克木，痛愈甚矣。与温络法，其吐血亦络中寒也。

降香末三钱　半夏三钱　小枳实三钱　川椒炭二钱　广皮二钱　归横须三钱　公丁香八分　煮三杯，分三次服。四帖。

廿五日　诸症皆效，自觉气上阻咽，加旋覆花包，五钱。

廿九日　效不更方，再服。

六月初六日　加淡吴茱萸三钱。

乙酉五月廿四日　金氏　三十岁　瘕结脐左，经来必痛，六脉沉细，阳微。

川楝子三钱　全归三钱　淡吴萸三钱　降香末三钱　良姜二钱　公丁香一钱　小茴香三钱　艾炭三钱　煮三杯，分三次服。服七帖后，接服化癥回生丹。

六月初二日　业已见效，每日服半帖，再服十天。

二十日　每行经前三日，腹微痛时，空心服化癥回生丹一丸，服至经尽后腹中丝毫不痛为止。下月经行腹痛发时，再如此服法。癥瘕痛亦空心服一丸，化净为度。

丙辰□月□日　车　五十五岁　须发已白大半，脐左坚大如盘，隐隐微痛，不大便数十日。先延外科治之，外科谓肠痈，以大承气下之三四次，终不通。延余诊视，按之坚，冷如石，面色青黄，脉短涩而迟，先尚能食，屡下之后，糜粥不进，不大便已四十九日。余曰：此癥也，金气之所结也。以肝木抑郁，又感秋金燥气，小邪中里，久而结成，愈久愈坚，非下不可，然寒下非其治也，以天台乌药散二钱，加巴豆霜一分，姜汤和服。设三伏以待之：如不通，第二次加巴豆霜一分五厘；再不通，第三次加巴豆霜二分。服至三次后，始下黑亮球四十九枚，坚莫能破。继以苦温甘辛之法调理，渐次能食。又十五日不大便，余如前法下至第二次而通，下黑球十五枚，虽亦坚结，然破之能碎，但燥极耳。外以香油熬川椒熨其坚处，内服苦温芳香透络，月余化尽。于此症方知燥金之气伤人如此，而温下寒下之法，断不容紊也。

乙丑年　治通廷尉久疝不愈，时年六十八岁。先是通廷尉外任时每发疝，医者必用人参，故留邪在络，久不得愈。至乙丑季夏，受凉复发，坚结肛门，坐卧不得，胀痛不可忍，汗如雨下，七日不大便。余曰：疝本寒邪，凡坚结牢固，皆属金象。况现在势甚危急，非温下不可。于是用天台乌药散一钱，加巴豆霜分许，下至三次始通，通后痛渐定，调以倭硫黄丸，兼用《金匮》蜘蛛散，渐次化净。

淋　浊　大小便闭

郎　五十六岁　便浊带血，既有膀胱之湿，又有小肠之热，用导赤合四苓汤。

滑石飞，五钱　茯苓皮五钱　猪苓三钱　萆薢五钱　次生地五钱　泽泻三钱　木通三钱　甘草梢一钱　竹叶二钱　煮三杯，分三次服。

又　少腹痛，于前方加川楝子三钱　小茴香三钱

王　十七岁　湿土司天，湿热下注，致成淋症茎肿。

茯苓皮五钱　萆薢五钱　车前子二钱　生苡仁五钱　泽泻三钱　甘草梢三钱　飞滑石二钱　芦根三钱　白通草一钱　煮三杯，分三次服。

又　于前方内加黄柏炭二钱。

龚　五十八岁　先是大小便俱闭，自用大黄八钱，大便虽通，而小便涓滴全无，续用五苓仍不通。诊其六脉弦紧，病因肝郁而成，当开阴路。

降香末三钱　归须三钱　琥珀三分　两头尖三钱　丹皮三钱　麝香同研冲，五厘　韭白汁冲，三匙　煮三杯，分三次服。一帖而通，二帖而畅。

普　三十八岁　小便淋浊，茎管痛不可忍，自用五苓、八正、萆薢分清饮等淡渗，愈利愈痛，细询病情，由房事不遂而成。余曰：溺管与精管异途，此症当通精管为是。用虎杖散。现无虎杖，以杜牛膝代之。

杜牛膝五钱　丹皮三钱　归横须三钱　降香末三钱　琥珀同研末，六分　两头尖三钱　桃仁泥三钱　麝香同研冲，五厘　煮三杯，分三次服。一帖而痛减，五帖而痛止，七帖浊净，后以补奇经而愈。

珍　十八岁　血淋太多，先与导赤不应，继以脉弦细，询由怒郁而起，转方与活肝络。

新绛纱三钱　归须三钱　片姜黄二钱　旋覆花包，三钱　香附三钱　苏子霜二钱　降香末三钱　郁金二钱　丹皮炭三钱　桃仁泥三钱　红花二钱　煮三杯，分三次服。四帖而安。

王　四十五岁　小便狂血，脉弦数，病因怒转。

细生地五钱　香附三钱　降香末三钱　新绛纱三钱　归须三钱　桃仁泥三钱　青皮二钱　旋覆花包，三钱　丹皮炭五钱　煮三杯，分三次服。服四帖而血止，止后两月，又因动怒而发，仍与前方七帖而愈。

范　七十二岁　因怒郁而大小便闭，与极苦以通小肠，借通胆腑法。

芦荟三钱　龙胆草三钱　郁金三钱　胡连三钱　桃仁泥三钱　归须三钱　煮三杯，分三次服。服二帖而大小便皆通。

保女　十八岁　怒郁，少腹胀大如斗，小便涓滴全无，已三日矣，急不可忍，仰卧不能转侧起立，与开阴络。

降香末三钱　香附三钱　广郁金二钱　龙胆草三钱　琥珀五分　两头尖三钱　归横须三钱　韭白汁冲，三匙　麝香同研冲，五厘　小青皮五钱　煮三杯，分三次服，一帖而通，二帖而畅。

保　五岁　夏日痘后受暑，小便不通，脉洪数，玉茎肿亮，卷曲如钩，与凉利膀胱法。

飞滑石六钱　云苓皮五钱　杏仁三钱　苡仁五钱　白通草一钱五分　蚕沙三钱　煮三杯，分三次服。一帖而通，三帖而玉茎复元。

乙酉七月初一日　王　三十八岁　金实无声，六脉俱弦，痰饮而兼湿痹，小便白浊，先与行湿。

姜半夏五钱　滑石六钱　杏仁泥四钱　云苓皮五钱　桂枝三钱　晚蚕沙三钱　川萆薢五钱　防己三钱　白通草一钱　生苡仁五钱　甘草一钱　煮三杯，分三次服。

十四日　复诊于原方加猪苓三钱　泽泻三钱

九月初三日　伏饮湿痹便浊，前与淡渗通阳，已服过三十三帖；因停药二十余日，现在饮又上泛，胸满短气，腰酸，淋浊未除，且与行心下之饮。脉弦细，阳不复。

云苓皮五钱　桂枝四钱　晚蚕沙三钱　姜半夏五钱　杏仁四钱　广橘皮五钱　川萆薢五钱　防己四钱　白通草一钱五分　小枳实四钱　煮三杯，分三次服。

十二日　于前方去杏仁、防己，加姜半夏五钱　生苡仁五钱

十月初五日　痰饮、痹症、淋浊，皆寒湿为病，误与补阴，以致湿邪胶痼沉着，急难清楚，前与开痹和胃，现虽见效不少，究系湿为阴柔之邪，久为呆补所困，难以旦晚奏功也。

飞滑石六钱　桂枝四钱　生苡仁五钱　姜半夏六钱　猪苓三钱　小枳实三钱　云苓皮五钱　泽泻三钱　晚蚕沙三钱

川萆薢五钱　广皮五钱　车前子三钱　煮三杯，分三次服。

廿五日　浊湿误补久留，与开太阳阖阳明法，数十帖之多，虽大见效，究未清楚，小便仍间有浊时，腿仍微有酸痛。

姜半夏一两　桂枝四钱　川椒炭三钱　云苓皮五钱　猪苓三钱　片姜黄二钱　生苡仁五钱　防己三钱　晚蚕沙三钱　川萆薢五钱　广皮五钱　白通草一钱　小枳实三钱　煮三杯，分三次服。

十一月十八日　痹症夹痰饮，小便浊，喉哑，先开上焦，后行中下之湿，余有原案。

苦桔梗五钱　半夏一两　云苓皮五钱　生苡仁五钱　杏仁五钱　生甘草三钱　煮三杯，分三次服。喉哑服此。

备用方：行中下两焦浊湿法

飞滑石一两　桂枝四钱　生苡仁五钱　云苓皮六钱　黄柏盐水炒，三钱　车前子四钱　姜半夏六钱　广皮三钱　晚蚕沙三钱　川萆薢五钱　煮三杯，分三次服。便浊服此。

戊子二月二十日　桑　先淋后见血，篡后痒而胀痛，脉洪数，应从精道论治，与虎杖散合导赤法。

杜牛膝三钱　白芍三钱　木通二钱　细生地三钱　丹皮五钱　琥珀同麝研细，冲三分　降香末二钱　归须二钱　两头尖三钱　口麝同研冲，五厘　煮三杯，分三次服。

辛卯三月二十日　满　六十七岁　血淋多年不愈，起于惊闪。现在痛甚，有妨于溺。溺则痛更甚，且有紫血条，显系瘀血之故，法当宣络。再久病在络，又定痛亦须络药，盖定痛之药，无不走络，走络之药无不定痛，但有大络、别络、腑络、脏络之分，此症治在阴络。左脉沉弦而细，所谓沉弦内痛是也。

杜牛膝三钱　桃仁三钱　归横须三钱　降香末三钱　琥珀同研细冲，三分　两头尖三钱　丹皮炭五钱　口麝同研细冲，五厘　煮成三小茶杯，分三次食远服。

二十一日　照前方服一帖。

二十二日　于前方内加小茴香炭五钱　杜牛膝加二钱成五钱　琥珀加二分成五分　口麝加二厘成七厘　再服二帖。

二十四日　血淋之后膏淋，显有秽浊之物，下出不畅，以故效而未愈，再用前法而进之，大抵以浊攻浊。

杜牛膝五钱　归须三钱　两头尖三钱　小茴香五钱　琥珀八分　川椒炭二钱　降香末三钱　韭白汁每杯点三小匙　口麝同研细冲，八厘　丹皮炭三钱　煮三杯，分三次服。

二十六日　病减者减其制，照原方服半帖。

二十七日　脉数身热，风温所致。如今晚仍然大热，明日服此方。温病宜辛凉，最忌发表。且有下焦病，以纯走上焦，勿犯中下二焦为要。

连翘三钱　苦桔梗三钱　甘草二钱　银花三钱　香豆豉三钱　芦根三钱　薄荷八分　荆芥穗一钱　煮三小杯，分三次服。

二十八日　照原方再服一帖。

二十九日　风温解后，服温药治他病太急，微有喉痛之意，且与清上焦，开提肺气，无任温病余邪滋长，其下焦温药，初一日晚再服未迟。

桔梗三钱　僵蚕二钱　甘草一钱　连翘三钱　蝉退去头足，一钱　芦根三钱　银花一钱　煮二杯，分二次服。

三十日　照前方服一帖。

四月初一日　以病退八九，故未服药。

初二日　风温已解无余，膏淋亦清至九分，惟溺后微痛，微有丝毫浊滞未清。议用前通络泄浊法五分之一，以清余邪，俟十分清楚，再商善后。

茯苓连皮，三钱　杜牛膝一钱　丹皮二钱　琥珀二分　小茴香二钱　归须八分　两头尖一钱　口麝同研细冲，二厘　煮一大茶杯，分二次服，以浊滞净尽为度。

初三日　照前方服一帖。

初四日　大痛之后，胃气受伤，食少而阳气不振，再九窍不和，皆属胃病。拟通补胃阳，冀开胃健食，谷气以生宗气。

云苓块五钱　益智仁二钱　麦冬不去心，三钱　高丽参二钱　橘皮炭四钱　生姜三片　姜半夏三钱　炙甘草二钱　大枣去核，二枚　煮三杯，分三次服。

初五日　仍服前方。

初六日　前方仍再服。

泄　泻

乙酉四月十五日　陶　四十五岁　久泄脉弦，自春而来，古谓之木泄，侮其所胜也。

柴胡三钱　云苓块五钱　广皮三钱　桂枝三钱　姜半夏五钱　生姜五钱　猪苓三钱　炙甘草二钱　大枣去核，三枚　泽泻三钱　煮三杯，分三次服。

十九日　泄泻已减，于前方内加炒苍术三钱。前后共服十三帖全愈。

五月初六日　前曾木泄，与小柴胡汤十三帖而愈。向有粪后便血，乃小肠寒湿之症；现在脉虽弦而不劲，且兼缓象，大便复溏，不必用柴胡法矣，转用黄土汤法。去柔药避其滑润。

灶心土四两　云苓块连皮，五钱　熟附子三钱　炒苍术五钱　黄芩炭二钱　广皮炭二钱　煮三碗，分三次服。

十二日　湿多成五泄，先与行湿止泄，其粪后便血，少停再议。

云苓连皮，六钱　生苡仁五钱　桂枝五钱　猪苓五钱　茅苍术四钱　广皮四钱　泽泻五钱　广木香二钱　煮三杯，分三次服。以泄止为度。

八月初六日　胃不开，大便溏，小便不畅，脉弦。

云苓皮五钱　柴胡一钱　白蔻仁一钱　生苡仁五钱　猪苓三钱　广橘皮二钱　姜半夏三钱　泽泻三钱　煮三杯，分三次服。

乙酉五月十九日　陆氏　二十七岁　六脉弦细，面色淡黄，泄则脾虚，食少则胃虚，中焦不能建立，安望行经，议先与强土。

云苓块三钱　半夏三钱　藿香梗二钱　益智仁一钱　苡仁二钱　白蔻皮一钱　广木香一钱五分　苏梗一钱五分　广皮炭一钱五分　煮三杯，分三次服。

廿八日　右脉宽泛，缓也；胃口稍开，泄则加添，小便不通。加实脾利水。

云苓块五钱　猪苓三钱　泽泻二钱　生苡仁五钱　加在前方内。

六月十八日　前方服十四帖。泄止胃稍醒，脘中闷，舌苔滑，周身痹痛，六脉弦细而沉。先与和胃，治痹在后。

生苡仁五钱　桂枝三钱　益智仁一钱五分　姜半夏五钱　杏仁三钱　藿香梗三钱　白蔻仁二钱　防己三钱　广橘皮三钱　煮三杯，分三次服。

卷　三

头　痛

乙丑三月初八日　赵氏　五十五岁　六脉弦而迟，巅顶痛甚，下连太阳，阳虚内风眩动之故。

桂枝六钱　生黄芪六钱　生姜五钱　白芍三钱　全当归二钱　大枣去核，三枚　炙甘草三钱　川芎一钱　胶饴化入，五钱

辛甘为阳，一法也；辛甘化风，二法也；兼补肝经之正，三法也。服二帖。

初十日　阳虚头痛，愈后用黄[①]芪建中。

桂枝四钱　生绵芪五钱　生姜三片　白芍六钱　大枣去核，三枚　炙甘草三钱　胶饴化入，五钱

季　少阳头痛，本有损一目之弊，无奈盲医不识，混用辛温，反助少阳之火，甚至有用附子之雄烈者，无怪乎医者盲，致令病者亦盲矣。况此病由于伏暑发疟，疟久不愈，抑郁不舒而起，肝之郁勃难伸，肝愈郁而胆愈热矣。现在仍然少阳头痛未罢，议仍从少阳胆络论治。

---

① 黄　原缺，据文意而补。

刺蒺藜五钱　麦冬不去心，五钱　茶菊花三钱　羚羊角三钱　苦桔梗三钱　钩藤钩三钱　丹皮三钱　青葙子二钱　苦丁茶一钱　麻仁三钱　生甘草一钱五分　桑叶三钱

乙丑十月廿二日　陈　三十五岁　少阳风动，又袭外风为病，头偏左痛，左脉浮弦而数，大于右脉一倍，最有损一目之弊。议急清胆络之热，用辛甘化风方法。

羚羊角三钱　丹皮五钱　青葙子二钱　苦桔梗三钱　茶菊花三钱　钩藤钩二钱　薄荷二钱　刺蒺藜二钱　生甘草一钱　桑叶三钱　水五杯，煮取两杯，分二次服，渣再煮一杯服。二帖。

廿五日　于前方内减薄荷一钱四分　加木贼草一钱五分　蕤仁三钱　头痛眼蒙甚，日三帖。少轻，日二帖。

十一月初八日　于前方内加蕤仁、白茅根、麦冬。

乙酉四月十八日　章　四十三岁　衄血之因，由于热行清道。法当以清轻之品，清清道之热，无奈所用皆重药，至头偏左痛，乃少阳胆络之热，最有损一目之患，岂熟地、桂、附、鹿茸所可用？悖谬极矣！无怪乎深痼难拔也。勉与清少阳胆络法，当用羚羊角散，以无羚羊故不用。

苦梗一两　桑叶一两　连翘连心，八钱　银花八钱　丹皮八钱　薄荷二钱　茶菊花一两　钩藤钩六钱　白蒺藜四钱　苦丁茶三钱　甘草四钱　共为极细末，每服二钱，日三次。每服白扁豆花汤调，外以豆浆一担，熬至碗许，摊贴马刀患处，以化净为度。必须盐卤点之做豆腐水，并非可吃之豆腐浆。

廿七日　复诊症见小效，脉尚仍旧，照前清少阳胆络方，再服二三帖，俟大效后再议。如此时无扁豆花为引，改用鲜荷边煎汤为引亦可。

五月初二日　少阳络热，误用峻补阳气，以致头目左畔麻木发痒，耳后痈肿，发为马刀。现在六脉沉洪而数，头目中风火相煽。前用羚羊角散法，虽见小效，而不能大愈，议加一煎方，暂清脑户之风热，其散方仍用勿停。

苦桔梗三钱　生黄芩三钱　茶菊花三钱　侧柏叶炭三钱　炒苍耳子一钱五分　连翘连心，三钱　桑叶三钱　辛夷一钱五分　鲜荷叶去蒂，一张　黑山栀五枚，大便溏去山栀

六月初五日　细阅病状，由少阳移热于阳明。生石膏一两　知母三钱　葛根三钱

十二日　偏头痛系少阳胆络病，医者误认为虚，而用鹿茸等峻补其阳，以致将少阳之热移于阳明部分，顶肿牙痛，半边头脸肿痛，目白睛血赤，且闭不得开，如温毒状，舌苔红黄，六脉沉数有力。议与代赈普济散，急急两清少阳阳明之热毒。

代赈普济散十包，每包五钱，用鲜芦根煎汤，水二杯，煮成一杯，去渣，先服半杯，其下半杯含化，得稀涎即吐之。一时许，再煎一包，服如上法。

十六日　舌黄更甚，脉犹数，肿未全消，目白睛赤缕自下而上，其名曰倒垂帘，治在阳明。不比自上而下者，治在太阳也。

代赈普济散，每日服五包，咽下大半，漱吐小半，

每包加生石膏三钱，煎成一小碗，服二日。外以连心麦冬一两，分二次煎代茶。

十八日　今日偏头痛甚，且清少阳之络，其消肿之普济散加石膏，午前服一包，余时服此方：

羚羊角一钱　连翘一钱　刺蒺藜六分　凌霄花一钱　钩藤钩六分　茶菊花一钱　银花一钱　苦桔梗八分　冬霜叶一钱　生甘草四分　犀角八分　丹皮一钱　两杯半水，煎一杯，顿服之，日三帖。

二十日　大便结，加元参二钱，溏则去之。

廿三日　经谓脉有独大独小独浮独沉，斯病之所在也。兹左关独大独浮，胆阳太旺，清胆络之热，已服过数十帖之多，而胆脉尚如是之旺，络药轻清上浮，服至何日得了？议胆无出路，借小肠以为出路。小肠火腑，非苦不通，暂与极苦下夺法，然此等药可暂而不可久，恐化燥也。

洋芦荟二钱　麦冬连心，五钱　川连二钱　胡黄连二钱　龙胆草三钱　丹皮五钱　秋石一钱

廿六日　前方服二帖，左关独大独浮之脉已平。续服羚羊角散一天、代赈普济散一天，目之赤缕大退，其耳前后之马刀坚硬未消，仍服代赈普济散日四五次。

七月初一日　脉沉数，马刀之坚结未化，少阳阳明经脉受毒之处，犹然牵扯板滞。议外而改用水仙膏敷患处，每日早服羚羊角散一帖已，午后服代赈普济散四包。

初九日　服前药，喉咙较前甚为清亮，舌苔之黄浊去其大半，脉渐小仍数，里症日轻，是大佳处。外症以水仙膏拔出黄疮若许，毒气尚未化透，仍须急急再敷，务期拔尽方妙。至于见功迟缓，乃前人误用峻补之累，速速解此重围，非旦晚可了，只好宁耐性情，宽限令其自化，太紧恐致过刚则折之虞。前羚羊角散每日午前服一帖，午后服代赈普济散四包，分四次，再以二三包煎汤漱口，以护牙齿。

十七日　数日大便不爽，左脉关部复浮，疮口痛甚，再用极苦以泻小肠，加芳香活络定痛。

生大黄酒炒黑，三钱　龙胆草三钱　乳香三钱　归尾三钱　没药二钱　洋芦荟二钱　胡黄连三钱　银花五钱　川连二钱　秋石三钱　煮三小杯，分三次服。得快大便一次即止。

十八日　马刀虽溃，少阳阳明之热毒未除，两手关脉独浮，胆气太旺。与清少阳阳明络热之中，兼疏肝郁软坚化核。

苦桔梗三钱　金银花三钱　夏枯草三钱　生香附三钱　连翘三钱　冬霜叶三钱　凌霄花三钱　茶菊花三钱　粉丹皮五钱　海藻二钱

廿五日　马刀以误补太重而成，为日已久，一时未能化净，以畏疼停止水仙膏之故。舌上白苔浮面微黄，其毒尚重，现在胃口稍减，木来克土之故。于前方加宣肝郁。

银花三钱　丹皮炭三钱　香附二钱　桑叶三钱　连翘三钱

茶菊花三钱　苦梗二钱　广郁金二钱　仍以代赈普济散漱口勿咽。

廿八日　肝郁误补，结成马刀，目几坏。现在马刀已平其半，目亦渐愈，脉之数者已平，惟左关独浮。其性甚急，肝郁总未能降，胃不甚开，胸中饭后觉痞，舌白滑微黄，皆木旺克土之故。其败毒清热之凉剂暂时停止，且与两和肝胃。

新绛纱三钱　姜半夏三钱　粉丹皮三钱　广皮炭二钱　归横须二钱　旋覆花三钱，包煎　广郁金二钱　降香末一钱五分　苏子霜一钱五分

八月初三日　少阳相火，误补成马刀，原应用凉络。奈连日白苔太重，胃不和，暂与和胃。现在舌苔虽化，纳食不旺而呕，未可用凉，恐伤胃也，于前方减其制。

新绛纱三钱　半夏五钱　黄芩炭二钱　广郁金二钱　生姜汁三匙　旋覆花三钱，包煎　丹皮三钱　仍用代赈普济散漱口。

初六日　于前方内去黄芩，加香附三钱　广皮炭二钱

初八日　肝移热于脑，下为鼻渊，则鼻塞不通，甚则衄血。议清脑户之热，以开鼻塞，兼宣少阳络气，外有马刀故也。

银花二钱　苍耳子四钱，炒　辛夷炒去毛，四钱　连翘二钱　茶菊花三钱　桑叶三钱

又　于前方内加旋覆花三钱，包煎　广郁金二钱　疏肝

郁，加姜半夏二钱　止呕。

十三日　马刀已出大脓，左胁肝郁作痛，痛则大便，日下六七次，其色间黄间黑，时欲呕，有大瘕泄之象。与两和肝胃。

新绛纱三钱　炒黄芩二钱　降香末三钱　香附三钱　归须二钱　姜汁三匙　旋覆花三钱，包煎　广郁金二钱　焦白芍三钱　姜半夏四钱　广皮炭三钱

十九日　外症未除，内又受伏暑成痢，舌白苔黄滑，小便不畅，大便五七次，有黑有白，便又不多，非积滞而何？不惟此也，时而呕水与痰，胃又不和。内外夹攻，何以克当？勉与四苓合芩芍汤法。

云苓皮五钱　猪苓三钱　炒黄芩二钱　泽泻三钱　姜半夏五钱　红曲二钱　炒白芍三钱　炒广皮三钱　姜炒川连一钱五分　广木香二钱　降香末二钱

廿四日　病由胆而入肝，客邪已退，所见皆肝胆病，外而经络，内而脏腑，无所不病。初诊时即云深痼难拔，皆误用大热纯阳之累，所谓虽有善者亦无如之何矣！再勉与泻小肠以泻胆火法。

龙胆草三钱　连翘三钱　茶菊花三钱　真雅连一钱五分　炒黄芩三钱　姜半夏三钱　竹茹三钱　冬霜叶三钱　乌梅去核，三钱

廿六日　脉少大而数，即于前方内加苦桔梗三钱　金银花三钱　云苓皮三钱

廿九日　脉仍数，肝胆俱病，不能纯治一边。

金银花三钱　姜半夏三钱　川连五分　黄芩六分　连翘三钱　茶菊花三钱　冬霜叶三钱　乌梅三钱　云苓三钱　麦冬连心，五钱

九月十二日　前方服十一帖，胃口大开，舌苔化尽，肝气亦渐和，惟马刀之核未消尽，鼻犹塞，唇犹强，变衄为齁，脉弦数，大便黑。议于原方内去护土之刚药，加入脑户之络药，盖由风热蟠聚于脑户，故鼻塞而衄或齁，误补而邪不得出也。

连翘心三钱　银花三钱　乌梅三钱　苍耳子三钱，炒　麦冬五钱　苦桔梗三钱　辛夷三钱　川连二钱　茶菊花三钱　桑叶三钱　龙胆草一钱　黄芩二钱　人中黄一钱五分

廿八日　阅来札，前方服七帖，肺胃之火太甚，议于原方内加生石膏一两　杏仁二钱，开天气以通鼻窍，清阳明以定牙痛，如二三帖不知，酌加石膏，渐至二两，再敷水仙膏以消核之未尽。

廿九日　右脉洪大而数，渴欲饮水，牙床肿甚，阳明热也。于前方内加：石膏一两，共二两　银花二钱　桑叶二钱，共五钱　如服三五帖后肿不消，加石膏至四两。

丁亥八月初二日　长氏　五十一岁　先牙痛，阳明热也。继因怒而偏头痛，少阳热也；痛甚而厥，口歪。议清少阳阳明两经之络热。

金银花三钱　茶菊花三钱　桑叶三钱　连翘不去心，三钱　钩藤钩三钱　生石膏六钱，牙痛甚加此，疼止去此　苦梗三钱　黄芩炭二钱　丹皮五钱　儿茶二钱　甘草二钱

胃　痛

甲子十月廿七日　伊氏　三十岁　脉弦急，胁胀，攻心痛，痛极欲呕；甫十五日而经水暴至，甚多，几不能起，不欲饮，少腹坠胀而痛，此怒郁伤肝，暴注血海，肝厥犯胃也。议胞宫阳明同治法。盖金匮谓胞宫累及阳明，治在胞宫；阳明累及胞宫，治在阳明。兹因肝病下注胞宫，横穿土位，两伤者两救之，仍以厥阴为主，虽变《金匮》之法，而实法乎《金匮》之法者也。

台乌药二钱　半夏五钱　小茴香二钱　制香附三钱　血余炭本人之发更佳，三钱　广郁金二钱　青皮八分　五灵脂一钱五分　黄芩炭一钱　艾炭三钱　水五杯，煮取两杯，分二次服。

廿九日　《金匮》谓胞宫累及阳明，则治在胞宫；阳明累及胞宫，则治在阳明。兹肝厥既克阳明，又累胞宫，必以厥阴为主，而阳明胞宫两护之。

制香附三钱　半夏五钱　台乌药二钱，炒　桂枝三钱　萆薢二钱　艾炭一钱五分　杜仲炭二钱　淡吴萸二钱　黑栀子三钱　川楝子三钱　小茴香三钱　水五杯，煮取两杯，分二次服。

甲子十月廿九日　尹氏　二十一岁　脉双弦而细，肝厥犯胃，以开朗心地为要紧，无使久而成患也。

降香末三钱　半夏六钱　乌药二钱　广皮一钱五分　广郁

金二钱　淡吴萸二钱　川椒炒黑，二钱　青皮一钱五分　生姜三片　川楝皮二钱　水五杯，煮取两杯，分二次服。三帖。

甲子十一月初四日　王氏　二十六岁　肝厥犯胃，浊阴上攻，万不能出通阳泄浊法外，但分轻重耳。前三方之所以不大效者，病重药轻故也，兹重用之。

姜半夏五钱　厚朴三钱　降香末三钱　川椒炭五钱　台乌药三钱　淡吴萸五钱　良姜五钱　小枳实三钱　云连一钱　两头尖拣净两头圆，三钱

用甘澜水八碗，煮取三碗，分六次服。

初六日　重刚劫浊阴，业已见效，当小其制。

姜半夏三钱　台乌药二钱　厚朴二钱　良姜三钱　川椒炭三钱　小枳实二钱　青皮二钱　广皮一钱五分

用甘澜水八碗，煮取三碗，分三次服。二帖。

车　脉沉弦而紧，呕而不渴，肢逆且麻，浊阴上攻，厥阴克阳明所致，宜急温之。

台乌药三钱　淡吴萸五钱　半夏五钱　厚朴三钱　荜拨二钱　小枳实三钱　川椒炭三钱　干姜三钱　青皮二钱

头煎两杯，二煎一杯，分三次服。

脾　胃

癸亥二月二十日　许　四十七岁　脉弦而紧，弦则木旺，紧则为寒，木旺则土衰，中寒则阳不运，土衰而阳不运，故吞酸嗳气，不寐不食，不饥不便，九窍不

和，皆属胃病，浊阴蟠踞中焦，格拒心火不得下达，则心热如火。议苦辛通法。

半夏一两　小枳实三钱　广皮二钱　薏仁五钱　厚朴三钱　淡吴萸三钱　生姜六片　炒云连二钱

用甘澜水八碗，煮成三碗，分三次服，渣再煮一碗服。

廿四日　六脉阳微，浊阴蟠踞，不食不饥不便，用和阳明兼驱浊阴法；今腹大痛，已归下焦，十余日不大便，肝病不能疏泄，用驱浊阴通阴络法，又苦辛通法，兼以浊攻浊法。

台乌药二钱　厚朴三钱　淡吴萸三钱　川楝子三钱　小茴香炒黑，三钱　两头尖拣净，三钱　槟榔二钱　小枳实二钱　炒良姜二钱　广皮一钱五分　以得通大便为度。

廿七日　服以浊攻浊法，大便已通，但欲便先痛，便后痛减，责之络中宿积未能通清，脐上且有动气，又非汤药所能速攻，攻急恐有瘕散为蛊之虞。议化癥回生丹缓攻为妙。

某　脉沉紧为里寒，木旺土衰，浊阴上攻，腹拘急时痛，胁胀腰痛。议苦辛通法兼醒脾阳。

藿香梗三钱　厚朴二钱　生香附三钱　生薏仁三钱　广郁金二钱　官桂一钱　姜半夏三钱　广木香八分　白蔻仁一钱　荜拨一钱　台乌药二钱　广皮一钱五分

初五日　某　脉弦细而紧，浊阴上攻，胸痛。用辛香流气法。

川楝子三钱　良姜三钱　厚朴二钱　乌药二钱　淡吴萸三钱　槟榔一钱五分　小枳实二钱　荜拨二钱　广皮二钱　广木香一钱　三帖。

初八日　补火生土，兼泄浊阴。

茯苓块三钱　台乌药二钱　淡干姜二钱　益智仁煨，一钱五分　生薏仁三钱　半夏三钱　陈皮一钱五分　淡吴萸二钱　四帖。

乙酉五月十四日　李　十三岁　六脉俱弦，不浮不沉不数，舌苔白而滑，不食不饥，不便不寐，九窍不和，皆属胃病，卧时自觉气上阻咽，致令卧不着席，此肝气之逆也。额角上有虫斑，神气若昏，目闭不欲开，视不远。医云有虫，亦复有理。议先与两和肝胃，如再不应，再议治虫。

半夏一两　旋覆花五钱，包煎　秫米一合

二十日　六腑不通，九窍不和，医者不知六腑为阳，以通为补，每见其二便闭也，则以大黄、蒌仁寒药下之，以后非下不通，屡下屡伤，遂致神气若昏，目闭不开，脉弦缓，而九窍愈不通矣。已成坏症，勉与通阳。

姜半夏三钱　云苓皮三钱　厚朴三钱　白蔻仁二钱　益智仁二钱，煨　鸡内金二钱，炒　广皮二钱　大腹皮三钱

廿三日　六腑闭塞不通，有若否卦之象。按：否之得名，以坤阴长阳消之候，将来必致上下皆坤而后已。坤为腹，故腹大无外，坤为纯阴，初爻变震为复。然则

欲复其阳，非性烈如震者不可，岂大黄等阴寒药所可用哉！

天台乌药散二钱，加巴霜二分，和匀，分三份，先服一份，候五时不便，再服第二份，得快便即止。

廿四日　服一次，五时得快便，宿物下者甚多，目之闭者已开，神气亦清，稍食粥饮，知顽笑矣。

廿五日　六腑不通，温下后大便虽通，而小便仍然未解，心下窒塞，不饥不食，六脉弦迟。急急通阳为要，与开太阳阖阳明法。

半夏五钱　云苓皮五钱　良姜二钱　猪苓三钱　川椒炭三钱　安边桂一钱　公丁香一钱　泽泻三钱　广皮三钱

六月初一日　大便已能自解，胃能进食，是阳明已阖；惟小便不通，是太阳不开。与专开太阳。

云苓皮五钱　桂枝三钱　猪苓三钱　安边桂一钱五分　晚蚕沙三钱　苍术二钱　泽泻三钱　飞滑石三钱

煮三杯，分三次服，以小便通为度。若小便已通而尚浑浊者，再服一帖，以小便清为度。

初六日　服前方二帖，小便暂通，连日大小便复闭，大便不通已七日，自觉胃中痞塞，脸上虫斑未退。议用前配成之乌药散，再服四份，如二便俱通，即停药，统俟初八日清晨再商；如大便通一次，而小便不通，或大便竟不通，明日再服三份，若大便二三次，而小便仍然不通者，即勿服。

初八日　服乌药散四份，内巴霜四厘，已得快便，今朝且能自行小便，六腑俱通矣。只与和胃，令能进食，可以收功。盖十二经皆取决于胆，皆秉气于胃也。

云苓块四钱　益智仁一钱，煨　半夏三钱　生薏仁五钱　广皮炭二钱　生姜五钱

庆室女　十六岁　不食十余日，诸医不效，面赤脉洪。与五汁饮降胃阴法，兼服牛乳，三日而大食矣。

甘蔗汁　梨汁　芦根汁　荸荠汁　藕汁　各等分拌匀。

邱　十八岁　温热愈后，午后微热不除，脉弦数，面赤，与五汁饮三日，热退进食，七日全愈。

噎　食

王　左尺独大，肾液不充，肾阳不安其位，尺脉以大为虚，经所谓阴衰于下者是也。右手三部俱弦，食入则痛，经所谓结阳于上者是也。有阴衰而累及阳结者，有阳结而累及阴衰者。此症形体长大，五官俱露木火通明之象，凡木火太旺者，其阴必素虚，古所谓瘦人多火，又所谓瘦人之病，虑虚其阴。凡噎症治法，必究阴衰阳结，何者为先，何者为后，何者为轻，何者为重。此症即系阴虚为本，阳结为标。何得妄用大黄十剂之多？虽一时暂通阳结，其如阴虚而愈虚何！业医者岂不知数下亡阴乎？且云岐子九法，大半皆攻，喻嘉言痛论其非，医者岂未之见耶？愚谓因怒停食，名之食膈，或

可一时暂用大黄，亦不得恃行数用。今议五汁饮果实之甘寒，牛乳血肉之变化，降胃阴以和阳结，治其标；大用专翕大生膏，峻补肝肾之阴，以救阴衰，治其本。再能痛戒怒恼，善保天和，犹可望愈。

专翕大生膏方酸甘咸腥臭直达下焦法

大熟地四斤　海参四斤　山萸肉二斤　拣洋参四斤　鳖甲四斤　桂圆肉二斤　鲍鱼四斤　提麦冬四斤　杭白芍四斤　牡蛎四斤　龟板胶四斤　云苓四斤　猪脊髓一斤　乌骨鸡一对　莲子四斤　沙蒺藜四斤　芡实二斤　羊腰子三十二对　真阿胶四斤　白蜜四斤　鸡子黄六十四个　取尽汁，文火煎炼成膏。

癸亥十月十三日　李　五十五岁　大凡噎症，由于半百之年，阴衰阳结。古来纷纷议论，各疏所长，俱未定宗。大抵偏于阳结而阴衰者，宜通阳气，如旋覆代赭汤、进退黄连汤之类。偏于阴衰而阳结者，重在阴衰，断不可见一毫香燥，如丹溪之论是也。又有食膈宜下，痰膈宜导，血膈宜通，络气膈宜宣肝，呕吐太过而伤胃液者，宜牛转草复其液。老僧寡妇，强制太过，精气结而成骨，横处幽门，宜鹅血以化之。厨役受秽浊之气伤肺，酒肉胜食气而伤胃，宜化清气，不可胜数。按：此症脉沉数有力而渴，面色苍而兼红，甫过五旬，须发皆白，其为平日用心太过，重伤其阴，而又伏火无疑。议且用玉女煎法。

煅石膏八钱　麦冬不去心，六钱　牛膝三钱　旋覆花新绛纱包，三钱　大熟地六钱　白粳米一撮　知母二钱　炙甘草三钱每早服牛乳一茶碗。

甲子二月十三日　张　六十三岁　老年阳结，又因久饮怒郁，肝旺克土，气上阻咽，致成噎食。按阳气不虚不结，断非破气可疗，议一面通补胃阳，一面镇守肝阴法。

代赭石煅，一两二钱　半夏一两　姜炒洋参二钱　桂枝六钱　旋覆花五钱，包煎　生姜六钱　茯苓块四钱　七帖。

二十日　阳脉已起，恐过涸其液，议进阴药，退阳药。

代赭石一两，煅　半夏六钱　炒白芍六钱　旋覆花六钱，包煎　洋参四钱　炙甘草三钱　桂枝三钱　茯苓块三钱　姜汁每杯冲三小匙

廿五日　前日脉数，因退阳进阴，今日服缓而痰多，仍须进阳，俾中焦得运，以复其健顺有常之体。

半夏一两二钱　代赭石一两六钱　生姜五片　焦白芍三钱　桂枝六钱　茯苓块八钱　洋参二钱　旋覆花六钱，包煎　两帖。

傅　五十五岁　先因酒楼中饮酒，食烧小猪响皮，甫及下咽，即有家人报知朋友凶信，随即下楼寻车，车夫不知去向，因步行四、五里，寻至其友救难，未遇，又步行四里，又未遇，渴急饮冰振乌梅汤一二碗，然后雇车回家，心下隐隐微痛，一月后痛有加，延医调治一年不效，次年五月饮水一口，胃中痛如刀割，干饭不下咽已月余矣，闰五月初八日，计一粒不下已十日，骨瘦如柴，面赤如赭，脉沉洪有力，胃中痛处高起如桃大，

按之更痛不可忍。余曰：此食膈也，当下之。因用大气承汤加牵牛，作三碗。伊家见方重不敢服，求签而后服一碗，痛至脐。服二碗，痛至小腹。服三碗，痛至肛门，大痛不可忍，又不得下。于是又作半剂，服一碗，外加蜜导法，始下如鸡蛋，黑而有毛，坚不可破。次日先吃烂面半碗，又次日饮粥汤，三日食粥，五日吃干饭矣。下后所用者，五汁饮也。

杨　四十六岁　先因微有痰饮咳嗽，误补于前，误下于后，津液受伤，又因肝郁性急，致成噎食，不食而大便燥，六脉弦数。治在阴衰。

大生地六钱　麦冬五钱　麻仁三钱　广郁金八分　生阿胶三钱　白芍四钱　丹皮三钱　炙甘草三钱

服七帖而效，又于前方加鳖甲四钱　杞子三钱　服十七八帖而大效，进食如常。惟余痰饮，后以外台茯苓饮减广皮、枳实收全功。

庚寅五月十八日　陈　三十五岁　酒客不戒于怒，致成噎食，其势已成，非急急离家，玩游山水，开怀畅遂，断不为功。盖无情草木，不能治有情之病。与进退黄连汤法。

云苓块四钱　人参二钱　炙甘草一钱　旋覆花新绛纱包，四钱　炒黄连一钱五分　半夏四钱　生姜汁冲，三匙　薤白三钱

煮三杯，分三次服。

廿二日　效不更方，再服四帖。

廿八日　即于前方内加广橘皮三钱，又服四帖。

六月初四日　怒郁兼酒毒，与进退黄连汤法，业已见效，仍宗前法，余有原案。

人参三钱　云苓块四钱　生姜汁三匙　神曲三钱　旋覆花新绛纱包，四钱　半夏四钱　炙甘草一钱　炒黄连一钱五分　薤白三钱　广橘皮三钱

煮三杯，分三次服。

十二日　诸症虽减，六脉弦紧，于前方减去黄连加温药，调和营卫，余有原案。

人参三钱　云苓块四钱　生白芍三钱　姜半夏四钱　广橘皮三钱　桂枝三钱　旋覆花四钱，包煎　炒黄连五分　炙甘草一钱　大枣肉二枚　薤白三钱　神曲三钱　生姜三钱　煮三杯，分三次服。

廿二日　诸症虽减，六脉弦紧，于前方内去黄连、薤白，加代赭石五钱

十月十五日　赵　四十岁　噎食，脉弦细，胁痛，前与宣肝络，其痛已止。与代赭旋覆汤治其噎。

代赭石煅飞，八钱　人参三钱　姜半夏五钱　炙甘草三钱　旋覆花五钱，包煎　洋参一钱　云苓块五钱　大枣肉三枚　生姜五钱　煮三杯，分三次服。

廿四日　复诊效不更方，再服四帖，能用关东参更妙。

廿九日　又服四帖。

呕　吐

癸亥三月二十日　金　六十八岁　旧有痰饮，或发呕吐，仍系痰饮见症。医者不识，乃用苦寒坚阴，无怪乎无可存之物矣。议食入则吐是无火例。

淡吴萸五钱　半夏八钱　淡干姜五钱　生薏仁六钱　广皮三钱　生姜汁每次冲三匙　水五杯，煮二杯，分二次服，渣再煮一杯服。

廿三日　前方业已见效，但脉迟紧，与通养胃阳。

人参一钱五分　淡吴萸三钱　半夏三钱　生薏仁三钱　茯苓二钱　生姜五片　不拘帖。

恒氏　二十七岁　初因大惊，肝气厥逆，呕吐频仍；后因误补，大呕不止，呕即避人，以剪刀自刎，渐至粒米不下，体瘦如柴，奄奄一息，仍不时干呕，四肢如冰，后事俱备，脉弦如丝而劲。与乌梅丸法。

辽参三钱　川椒炭四钱　吴萸泡淡，三钱　半夏四钱　姜汁三匙　川连姜炒，二钱　云苓块五钱　乌梅去核，五钱　黄芩炭一钱

服二帖而进米饮，服四帖而食粥，七帖后痊愈。后以两和肝胃到底而大安。

己丑正月初十日　珠氏　二十五岁　呕吐不食已久，六脉弦细而弱，与安胃丸法。

姜半夏八钱　川椒炭六钱　广皮五钱　云苓块六钱　乌

梅肉四钱　生姜五钱

甘澜水八茶杯，煮成三杯，分三次服。

十四日　呕吐不食，与安胃丸法已效，但小便犹短，兼有口疮，议兼开太阳。

云苓半皮半块，六钱　姜半夏六钱　猪苓三钱　桂枝三钱　生薏仁五钱　吴萸拌川连炒，三钱　泽泻三钱　川连八分，炒　川椒炭四钱　生姜三钱　煮三杯，分三次服。

辛卯五月廿八日　喻　六十一岁　肝郁停痰呕吐百余日，治不如法，肝未愈而胃大伤。议与苦辛以伐肝，甘淡以养胃阳。

姜半夏五钱　人参三钱　淡吴萸三钱　云苓五钱　川椒炭四钱　炒川连五钱　生姜汁三匙冲　煮三杯，分三次服。

六月初四日　于前方内减川椒炭一钱、淡吴萸一钱，加：旋覆花新绛纱包，三钱　香附三钱　姜半夏一钱

初六日　肝木横穿土位，呕逆百余日不止，与苦辛伐肝，用甘淡养胃阳，已见大效。俟胁下丝毫不胀，用此方镇肝逆，养肝阴，补中阳。性情之病，胸中须海阔天空，以迓天和。

代赭石八钱　人参三钱　姜半夏六钱　云苓块六钱　炙甘草三钱　旋覆花三钱，包煎　生姜三钱　煮三杯，分三次服。

反　胃

甲子十一月廿五日　周　七十五岁　老年阳微浊聚，以致胸痹反胃。三焦之阳齐闭，难望有成，议先通胸上清阳。

桂枝尖五钱　半夏五钱　栝蒌二钱　薤白三钱　小枳实八分　白茯苓二钱　白蜜半酒杯　厚朴一钱　姜汁三小匙

水八杯，煮取三杯，分三次服。

三十日　老年阳微浊聚，反胃胸痹，用开清阳法，业已见效；但呕痰仍多，议食入则吐为无火例，用茱萸汤合大半夏法。

吴萸泡淡，八钱　半夏一两二钱　白蜜一黄酒杯　洋参姜炒，八钱　生姜二两

水八碗，煮取三碗，分三次服，渣再煮半碗服。

初三日　即于前方内加茯苓块五钱。

初十日　于前方内去吴萸，加薤白三钱。

哕　于决切，与呃同

癸亥六月十五日　王　三十岁　六脉俱濡，右寸独大，湿淫于中，肺气贲郁，因而作哕。与伤寒阳明足太阴之寒哕有间，以宣肺气之痹为主。

飞滑石三钱　竹茹三钱　白通草二钱　生姜汁每杯冲入三小

匙　杏仁泥三钱　柿蒂三钱　生薏仁三钱　广皮二钱

十七日　泄泻胸闷，于前方内加茯苓三钱　藿香梗二钱

十九日　脉之濡者已解，寸之大者已平，惟胃中有饮，隔拒上焦之气，不得下通，故于其旺时而哕甚。今从阳明主治。

茯苓块五钱　半夏六钱　杏仁泥二钱　飞滑石三钱　小枳实一钱五分　生薏仁五钱　广皮三钱　藿香梗三钱　白通草三钱　柿蒂三钱　三帖。

廿二日　哕虽止，而六脉俱数，右手更大，泄泻色黑，舌黄，气分湿热可知。

连翘二钱　茯苓皮五钱　黄芩炭一钱　银花二钱　飞滑石三钱　厚朴一钱　扁豆皮三钱　生薏仁三钱　泽泻三钱　白通草二钱

煮三杯，分三次服，三日六帖。

咳　嗽

甲子四月廿四日　吴　二十岁　六脉弦劲，有阴无阳，但咳无痰，且清上焦气分。

沙参三钱　生扁豆三钱　连翘一钱五分　麦冬三钱　冬霜叶三钱　玉竹三钱　冰糖三钱　茶菊花三钱　杏仁三钱　煮三杯，分三次服。三帖。

廿六日　于前方内去连翘，加丹皮二钱　地骨皮三钱

肺　痈

癸亥三月初八日　王氏　五十八岁　初起喉痹，为快利药所伤，致成肺痈。胸中痛，口中燥，痹仍未痊，不食不寐，痰气腥臭，已有成脓之象，脉短而数，寒热，且移热于大肠而泄泻。难愈之证，勉与急急开提肺气，议千金苇茎汤与甘桔合法。

苦桔梗二两　桃仁五钱　冬瓜仁五钱　生薏仁一两　甘草一两　鲜苇根四两　水八碗，煮成三碗，渣再煮一碗，分四次服。

己巳年冬月　堂伯兄　四十岁　饮火酒，坐热炕，昼夜不寐，喜出汗，误服枇杷叶、麻黄等利肺药，致伤津液，遂成肺痈，臭不可当，日吐脓二升许。用千金苇茎汤合甘桔法。

苇根八两　苦桔梗三两　桃仁一两五钱　薏仁二两　冬瓜仁一两五钱　生甘草一两　煮成两大茶碗，昼夜服完碗半，脓去十之七八，尽剂脓去八九。又服半剂，毫无臭味。后以调理脾胃收功。

己卯年　朱咏斋世兄　五十余岁　以二月初受风，与桂枝汤一帖，风解，胆怯不敢去厚衣，因而汗多。初四五日又受风温，口渴思凉，脉洪数，先与辛凉轻剂不解，脉又大，汗更多，口更渴，身更热，因与辛凉重剂石膏等一帖，身凉渴止脉静，仍胆怯不去厚衣。初十日，当大内差使，坐夜起五更，衣更厚，途间不敢去皮衣，以致重亡津液，而成肺痈。与苇茎汤日二三帖，服之五七日不应，脓成臭极，加苦葶苈子五钱，脓始退，未能十分净尽。后十日又发，脓又成，吐如绿豆汁浓臭，每吐一碗余，又与前方加葶苈三钱，服二帖方平。后以补胃逐痰饮收功。再其人色白体肥，夙有痰饮，未病之前，秋冬两季，已在上书房行走，早起恐寒，误服俗传药酒方，本不嗜酒，每早强饮数小杯，次年患此恙之由也。

失　音

乙丑二月初二日　朱　右脉洪数有力，金实无声，麻杏石甘汤证也。奈已为前医发汗，麻黄未便再用，议清音汤加石、杏。

半夏六钱　苦桔梗六钱　石膏六钱　杏仁粉五钱　苇根五钱　生甘草二钱　水五杯，煮成二杯，渣再煮一杯，分三次服。

初三日　肺脏本热，为外风所搏，实而无声，究系麻杏石甘之法为速。

生石膏一两　麻黄去节，五钱　炙甘草三钱　杏仁泥六钱　半夏五钱

初四日　右脉之洪数有力者已减其半，而音亦渐开，仍用麻杏石甘加半夏一帖。

生麻黄去节净，三钱　生石膏一两　杏仁霜七钱　姜半夏七钱　炙甘草三钱　甘澜水八碗，煮成三碗，分三次服。以后病减者减其制。

乙酉正月廿九日　沈　二十岁　六脉弦细如丝，阳微极矣。咳嗽便溏，纳食不旺，由上焦损及中焦。所以致损之由，初因遗精，继因秋伤于湿，冬必咳嗽，外邪未清，骤然用补，使邪无出路，致咳嗽不已。古谓病有三虚一实者，先治其实，后治其虚。现在喉哑治实，先与开提肺气。治虚与诸虚不足之小建中汤。

苦桔梗四钱　云苓块五钱　杏仁泥二钱　姜半夏四钱　生薏仁五钱　生甘草二钱　煮二杯，分二次服。

二月初六日　六脉弦细之极，阴阳俱损，急须用补，以外感未净，喉音未清，暂与理肺，二帖后再诊。

茯苓块四钱　苦桔梗二钱　生甘草三钱　甜杏仁四钱　冰糖四钱　鲜芦根四钱　姜半夏三钱　煮三小杯，分三次服。

珠　四十五岁　酒客失音，与麻杏石甘汤。

生石膏四两　麻黄五钱　杏仁四钱　炙甘草三钱

又　服一帖，汗、音不出。服二帖，微汗，音出不甚响。仍用前法。

蜜炙麻黄三钱　生石膏三钱　炙甘草三钱　杏仁四钱

又　服五帖，音大出，但脉滑耳。与清音汤。

苦桔梗六钱　姜半夏六钱　炙甘草二钱

又　服五帖，音清，脉滑，痰饮不尽，与《外台》

茯苓饮法，减辛药。

茯苓八钱 沙参三钱 半夏五钱 广皮二钱 甘草一钱五分 麦冬不去心，五钱 小枳实一钱五分 七帖而安。

歌儿 十五岁 失音，歌唱劳伤，肺火喉哑。

洋参切薄片，一两 鲍鱼切薄片，四两

早晚各取鲍鱼二钱、洋参五分，煎汤顿服之。歌时取鲍鱼、洋参各一片，贴牙后腮间，咽其津液，以后不复哑矣。

歌儿 十六岁 因饮酒过度，贪食水果，寒热相搏，湿热内蕴。

苏梗 苦桔梗 神曲 半夏 甘草 芦根 茯苓块。服数帖而愈。

水 气

甲子三月廿一日 兰女 十四岁 脉数，水气由面肿至足心。经谓病始于上而盛于下者，先治其上，后治其下。议腰以上肿当发汗例，越婢加术汤法。

麻黄去节，五钱 白术三钱 杏仁泥五钱 石膏六钱 桂枝三钱 炙甘草一钱

水五杯，煮取二杯。先服一杯，得汗止后服，不汗再服。

廿二日 生石膏八钱 麻黄去节，三钱 生姜三片 炙甘草二钱 杏仁泥五钱 桂枝二钱 大枣去核，二枚

水八杯，煮取三杯，分三次服。以汗出至足为度，又不可使汗淋漓。

廿四日　水气由头面肿至足下，与越婢法，上身之肿已消其半；兹脉沉而数，以凉淡复微苦，利其小便。

飞滑石五钱　生薏仁五钱　杏仁三钱　茯苓皮六钱　黄柏炭一钱　海金沙六钱　泽泻三钱　白通草三钱

不能戒咸，不必服药。

甲子三月廿一日　通女　十九岁　右脉大于左，浮而紧，诸有水气者，腰以上肿当发汗，但其人自汗，不得再发，咳而衄。仍以肺气为主，用小青龙汤去麻、辛。

杏仁泥四钱　半夏五钱　制五味一钱　生薏仁三钱　炙甘草二钱　桂枝三钱　炒白芍一钱五分　干姜二钱

水五杯，煮取二杯，分二次服。

廿二日　于前方内加茯苓块五钱

廿四日　风水愈后，咳亦止，多汗。议苓桂术甘汤加黄芪蠲饮而护表。

茯苓五钱　生绵芪三钱　炙甘草三钱　桂枝四钱　於术三钱

煮取二杯，分二次服。三帖。

章　四十岁　腰以下肿，当利小便，六脉沉细之极，肠鸣色黑，阳气几微湮没矣。

茯苓皮八钱　桂枝八钱　良姜三钱　生茅术五钱　泽泻六钱　老厚朴三钱　猪苓六钱　椒目三钱　安边桂三钱　广皮二

钱

水八碗，煮取三碗，渣再煮一碗，分四次服。以小便利为度。

又　肿胀胸痞，用半夏泻心汤法，俟痞愈再服前方。

半夏　川连　生姜　黄芩　干姜

甲子三月廿六日　某　前因中焦停饮咳嗽，转用温药，今虽饮咳见效，小便究未畅行，脉之沉部洪较有力。症本湿中生热，又有酒毒，仍以凉利小便之苦辛淡法。

飞滑石六钱　晚蚕沙三钱　杏仁四钱　云苓皮五钱　黄柏炭二钱　海金沙五钱　生薏仁四钱　半夏二钱　白蔻仁一钱五分　白通草一钱　冬霜叶三钱　煮成三杯，分三次服。

廿八日　风水已愈其半，复感风寒，身热头痛，身半以上复肿，口渴，脉浮数，与越婢加术法。

生石膏二两　麻黄去节，五钱　炒苍术三钱　杏仁泥五钱　桂枝三钱　炙甘草二钱　煮成三杯，先服一杯，得微汗即止。

廿九日　风水汗后，脉洪数，渴而停水，肿未全消，犹宜凉开膀胱。

生石膏二两　云苓皮五钱　白蔻仁二钱　杏仁泥五钱　姜半夏三钱　飞滑石六钱　小枳实四钱　晚蚕沙三钱　生薏仁三钱　海金沙五钱　益智仁三钱　白通草一钱　猪苓三钱　广皮一钱　煮成三杯，分三次服。

四月初一日　改用前方去石膏。

初二日　水肿未全消，脾阳不醒，食不能磨，粪后见红。

灶中黄土一两　飞滑石五钱　熟附子二钱　杏仁泥五钱　云茯苓皮五钱　黄芩炭一钱　海金沙四钱　白通草一钱　鹅眼枳实二钱　生薏仁五钱　南苍术三钱　煮成三杯，分三次服。

初五日　小便犹不甚长，胃中得热物微噎，右脉滑数。

飞滑石五钱　杏仁五钱　小枳实二钱　萆薢三钱　益智仁一钱　云苓皮五钱　厚朴一钱　海金沙五钱　木通一钱　广皮炭二钱　生薏仁三钱　煮成三杯，分三次服。

初七日　小便仍未通畅，右脉数大未退，仍宜凉肺以开膀胱。

飞滑石六钱　杏仁五钱　晚蚕沙三钱　云苓皮五钱　蔻仁连皮，一钱五分　大腹皮二钱　厚朴二钱　生薏仁四钱　海金沙六钱　桑皮三钱　白通草一钱　煮成三杯，分三次服。

初九日　肿未全消，又发痰饮咳嗽，表通则小便长，右脉洪数。议照溢饮例，与大青龙法。

生石膏一两　麻黄蜜炙，三钱　细辛一钱　桂枝四钱　云苓块连皮，五钱　姜半夏五钱　杏仁五钱　生姜三钱　大枣去核，二枚　炙甘草三钱

煮成三杯，分三次服。

十一日　咳减，小便数而欠，渴思凉饮，鼻衄，肺

热之故。

生石膏四两　姜半夏五钱　桂枝五钱　杏仁泥六钱　小枳实三钱　云苓皮三钱　炙黄芪三钱　生姜三片　炙甘草三钱　大枣去核，二枚

煮成三杯，分三次服。

十三日　腰以下肿已消，腰以上肿尚重，与治上焦法。

茯苓皮五钱　生薏仁五钱　麻黄去节，三钱　姜半夏五钱　白茅根三钱　生石膏四两　白通草一钱五分　杏仁五钱　芦根五钱　煮成三杯，分三次服。

十五日　肿减咳增，脉洪数，衄未止。

杏仁泥八钱　麻黄蜜炙，三钱　生薏仁三钱　旋覆花三钱，包煎　生石膏四钱　半夏三钱　白茅根三钱　白通草一钱　飞滑石六钱　芦根五钱　煮成三杯，分三次服。

十七日　咳虽减，脉仍滑数，肿未全消。

生石膏四两　杏仁六钱　苦葶苈三钱，炒　飞滑石六钱　海金沙五钱　茯苓皮三钱　半夏五钱　苏叶连梗，三钱　煮成三杯，分三次服。

福　二十四岁　初因爱饮冰振黄酒与冰振水果，内湿不行，又受外风，从头面肿起，不能卧，昼夜坐被上，头大如斗，六脉洪大，先以越婢汤发汗，肿渐消，继以调理脾胃药，服至一百四十三帖而愈。嘱其戒猪肉黄酒水果，伊虽不饮，而冰振水果不能戒也。一年后，粪后便血如注，与《金匮》黄土汤，每剂黄土用一斤，

附子用八钱，服至三十余剂，而血始止。后与温补脾阳，至九十帖而始壮。

范　十八岁　风水肿胀。

生石膏四两　麻黄去节，六钱　生姜三钱　桂枝三钱　杏仁泥五钱　炙甘草三钱　大枣去核，二枚　煮成三杯，分三次服。

一帖而汗解，头面肿消；次日与实脾利水，五日痊愈。戒其避风，伊不听，后八日，腹肿如故，仍与前法而愈。后受戒规，故不再发。

周　十八岁　肿从头面起。

麻黄去节，六钱　生石膏一两　杏仁五钱　桂枝三钱　炙甘草三钱　苍术三钱　煮成三杯，分三次服。如汗出不止，以松花粉扑之。服一帖，汗出不至足。次日又服半帖，肿全消。后以理脾收功。

寒　湿

乙丑六月十二日　郭　三十二岁　太阴中湿，病势沉闷，最难速功，非极刚以变脾胃两阳不可。

姜半夏六钱　桂枝五钱　生茅术四钱　茯苓皮五钱　椒目三钱　小枳实三钱　广皮三钱　生薏仁五钱　生草果三钱　生姜一两　老厚朴四钱　煮成三碗，分三次服。

十九日　寒湿为病，误用硝黄，致浊阴蟠踞，坚凝如石，苟非重刚，何以直透重围。

川椒炒黑，四钱　安边桂二钱　生薏仁五钱　熟附子五钱　猪苓三钱　老厚朴四钱　茯苓皮五钱　泽泻三钱　干姜四钱　小茴香三钱　生草果二钱　白通草二钱　广皮三钱　煮四碗，分四次服。共服十三帖而后脉转。

辛卯十月十八日　薛　二十二岁　外痹寒湿太重，内痰饮，不食不寐，咳嗽口渴，大小便赤，脉数。先开肺痹。

生石膏先煎代水，一两　桂枝四钱　姜半夏三钱　飞滑石先煎，六钱　生薏仁三钱　杏仁泥五钱　小枳实三钱　茯苓皮五钱　防己五钱　橘皮三钱　煮四杯，日三夜一，分四次服。

二十日　外痹痛而内痰饮，内外俱痹。

生石膏先煎代水，二两　桂枝三钱　海桐皮三钱　飞滑石六钱　杏仁五钱　片姜黄三钱　茯苓皮五钱　穿山甲三钱，炒　姜半夏五钱　地龙三钱　生薏仁三钱　白通草一钱　橘皮三钱　煮四杯，分四次服。二帖。

廿二日　痹痛腕重，用药以由经达络为要。

生石膏二两　桂枝尖三钱　防己五钱　飞滑石六钱　穿山甲三钱，炒　杏仁泥五钱　片姜黄三钱　地龙三钱　茯苓皮五钱　嫩桑枝三钱　姜半夏三钱　乳香二钱　橘皮二钱　煮四杯，分四次服。二帖。

廿四日　痹症先腿重而后腕重，昨与通经活络，兹上下皆轻，痛减能动，脉亦渐小，脉小则病退也，但加饮咳。

生石膏八钱　飞滑石四钱　防己五钱　苏子霜三钱　杏

仁泥五钱　姜半夏六钱　穿山甲三钱，炒　地龙三钱　晚蚕沙三钱　云苓皮五钱　桂枝尖三钱　桑枝尖三钱　橘皮三钱　煮四杯，分四次服。二帖。

廿六日　右寸犹大，腿痛未除。

生石膏一两　飞滑石六钱　杏仁六钱　海桐皮三钱　云苓皮三钱　片姜黄三钱　穿山甲三钱，炒　防己六钱　晚蚕沙三钱　姜半夏三钱　桂枝尖三钱　白通草一钱　地龙三钱　煮四杯，分四次服。二帖。

廿八日　右寸已小，故右肢痛减；左脉弦，故左肢仍痛。

杏仁泥五钱　云苓皮五钱　独活一钱五分　防己六钱　乳香三钱　穿山甲三钱，炒　桂枝尖五钱　没药三钱　地龙三钱　归须三钱　片姜黄三钱　海桐皮三钱　煮四杯，分四次服。二帖。

壬辰七月廿七日　毓氏　二十六岁　风寒湿三气合而为痹，脉弦，又感燥金凉气，腹痛，峻温犹恐不及，尚可吃生冷猪肉介属等阴物乎？

熟附子三钱　桂枝五钱　吴茱萸二钱　茯苓皮连皮，六钱　生薏仁五钱　杏仁三钱　高良姜二钱　片姜黄二钱　川椒炭二钱　橘皮三钱　煮四杯，分四次服。二帖。

廿九日　表里俱痹，肢痛板痛。前用峻温，现在板痛少减，仍游走作痛，兼有痰饮不寐，先与和里。

姜半夏八钱　桂枝五钱　吴茱萸三钱　小枳实三钱　茯苓块连皮，六钱　防己三钱　高良姜二钱　川椒炭三钱　橘皮三

钱　煮三杯，分三次服。二帖。

八月初二日　诸证已愈八、九，惟痹痛尚有斯须，自觉胸中气阻，饱食反不阻矣，宗气之虚可知。议通补中焦。

茯苓块六钱　桂枝四钱　姜半夏三钱　焦於术三钱　高丽参二钱　杏仁三钱　片姜黄二钱　炙甘草二钱　橘皮三钱　煮三杯，分三次服。四帖。

痹

五月初十日　昆氏　二十六岁　风湿相搏，一身尽痛。既以误汗伤表，又以误下伤里。渴思凉饮，面赤舌绛，得饮反停，胁胀胸痛，皆不知病因而妄治之累也。议木防己汤两开表里之痹。

生石膏一两　桂枝六钱　木防己四钱　杏仁四钱　生香附三钱　炙甘草三钱　苍术五钱　煮三杯，渣再煮一杯，分四次服。

十二日　胁胀止而胸痛未愈，于前方内加薤白、广皮以通补胸上之阳。

薤白三钱　广皮三钱

十四日　痹症愈后，胃不和，土恶湿也。

姜半夏一两　秫米二合　生姜三片　茯苓块五钱

水五碗，煮取二碗，渣再煮一碗，分三次服。

十六日　痹后清阳不伸，右胁瘕痛。

半夏六钱　薤白三钱　吴萸一钱　桂枝二钱　乌药二钱　青皮一钱五分　广皮二钱　郁金二钱　煮取二杯，渣再煮一杯，分三次服。

吴　十一岁　行痹。

生石膏五钱　桂枝三钱　海桐皮一钱五分　杏仁泥三钱　生薏仁三钱　防己二钱　茯苓皮二钱　片姜黄一钱五分　炙甘草一钱　牛膝一钱五分　煮三杯，分三次服。

癸亥十一月十五日　张　二十五岁　风湿。

羌活三钱　苦桔梗三钱　桂枝二钱　半夏二钱　苏叶三钱　杏仁泥三钱　陈皮二钱　生姜三片　炙甘草一钱　煮三杯，分三次服。

十六日　风湿相搏，一身尽痛，汗之不汗，用麻黄加术法。

麻黄（去节）五钱　苍术五钱　杏仁五钱　桂枝三钱　炙甘草三钱　羌活一钱五分　生姜三片　煮三杯，分三次服。晚于前方内加熟附子三钱，半帖而愈。

乙酉四月廿九日　胡　十八岁　跗肿，右脉洪数，痰多咳嗽，口渴，茎中痛。与凉利小便法。

生石膏八钱　滑石六钱　海金沙五钱　云苓皮五钱　生薏仁五钱　甘草梢一钱五分　半夏三钱　煮三杯，分三次服。四帖。

五月初六日　脉之洪数者减，去石膏二钱　加杏仁三钱　广皮三钱

十二日　湿热伤气，气伤则短，汗多必渴，湿聚则

跗肿。与猪苓汤去阿胶，加银花，以化湿热，湿热化则诸证皆愈。

飞滑石六钱　猪苓四钱　银花三钱　云苓皮五钱　泽泻三钱　煮三杯，分三次服。

二十日　湿热不攘，下注腿肿，小便不利，茎中痛。

滑石六钱　茯苓皮五钱　萆薢五钱　猪苓三钱　薏仁三钱　晚蚕沙三钱　泽泻三钱　木通二钱　甘草梢一钱五分　煮三杯，分三次服。服至小便畅为度。

廿四日　脉洪数，小便反黄，加黄柏、滑石，茎痛止，去甘草梢。

七月初四日　小便已长，肿未全消，脉弦滑，咳嗽多痰。

半夏六钱　生薏仁五钱　萆薢五钱　猪苓三钱　泽泻三钱　广皮四钱　茯苓皮五钱　煮三杯，分三次服。

乙酉四月十九日　张　二十二岁　身热头痛，腰痛肢痛，无汗，六脉弦细，两目不明，食少，寒湿痹也。

川乌头三钱　桂枝五钱　防己三钱　熟附子三钱　生薏仁五钱　杏仁五钱　羌活二钱　泽泻三钱　茯苓皮五钱　广皮三钱　煮三杯，分三次服。

五月初三日　服前方二帖，头痛止；旋即误服他人补阴药，便溏腹胀。今日复诊，因头痛愈，用原方去羌活，治药逆加厚朴三钱。

初八日　痹症已愈，颇能举步，便溏泄泻皆止，目已复明，胃口较前加餐，因多服一帖，脉稍数。寒湿有化热之象，当与平药逐其化热之余邪而已。

飞滑石六钱　杏仁二钱　蚕沙三钱　桑叶五钱　茯苓皮五钱　生薏仁五钱　泽泻三钱　防己二钱　煮三杯，分三次服。

六月十八日　又感受暑湿，泄泻，脉弦，腹胀，与五苓法。

桂枝五钱　云苓皮五钱　生薏仁五钱　猪苓四钱　泽泻三钱　广木香二钱　炒苍术三钱　广皮三钱　大腹皮三钱　煮三杯，分三次服。

乙酉六月二十日　赵氏　四十七岁　太阳寒痹，脉弦，背心板着而痛。

茯苓皮五钱　桂枝五钱　川椒炭三钱　生薏仁五钱　川乌头三钱　白通草一钱　防己三钱　煮三杯，分三次服。

廿五日　服前药已效，而背痛难除，加附子三钱。

七月初二日　脉已回阳，痛未止，每日服半帖，六日三帖，加晚蚕沙四钱　木通三钱

初九日　脉仍小，阳未回，背仍痛。再服三帖，分六日。

乙酉五月初六日　赵　三十六岁　痹症夹伏湿，腹胀痛，且有肥气，湿已化热，故六脉洪滑。此症本寒标热，先治其标，本当在后。

生石膏四两　桂枝六钱　厚朴五钱　防己四钱　杏仁泥六钱　姜半夏五钱　广皮四钱　煮三杯，分三次服。四帖。

初十日　复诊尺脉洪数更甚，加云苓皮六钱　黄柏三钱　木通三钱

十二日　尺脉仍洪，腹痛欲便，便后肛门热痛，后方再服二帖。

十六日　水停心下，漉漉有声。暂与逐水，无暇治痹。

半夏六钱　枳实六钱　生姜五钱　广皮五钱

甘澜水八杯，煮成三杯，分三次服。

十九日　水响退，腹胀甚。仍服前方，去黄柏，加大腹皮。

廿三日　痹少减，胃闷不开，其人本有肥气，肥气成于肝郁，暂与两和肝胃。

半夏六钱　云苓块五钱　香附三钱　益智仁二钱　青皮二钱　厚朴三钱　降香末三钱　广皮三钱　煮三杯，分三次服。

六月初三日　右脉大而数，去苏子、厚朴、青皮，加黄芩二钱。

初五日　诸症向安，脉亦调适，胃口亦开。以调理脾胃立法。

云苓皮五钱　半夏五钱　白蔻仁一钱五分　生薏仁五钱　黄芩炭二钱　广皮二钱　煮三杯，分三次服。

二十日　误食西瓜寒冷，未有不发停饮者。

云苓块五钱　半夏五钱　公丁香八分　干姜三钱　小枳实三钱　白蔻仁一钱　广皮三钱　益智仁一钱五分　煮三杯，

分三次服。

乙酉五月廿九日　钱氏　三十四岁　寒痹，脉弦短涩而紧，由腿上连少腹痛不可忍，甚至欲厥，兼有痰饮胃痛。

桂枝六钱　云苓皮五钱　小茴香三钱，炒　川椒炭三钱　防己四钱　生薏仁五钱　川乌头三钱　海桐皮三钱　广皮三钱　片姜黄三钱　煮三杯，分三次服。

六月初一日　左脉稍长，仍然紧甚，再服二帖。丸方：寒湿为病。

云苓块八两　炒苍术六两　熟附子二两　萆薢四两　川椒炭三两　生薏仁八两　小茴香四两，炒　川楝子三两　木通四两

共为细末，神曲为丸，如小梧子大，每服三钱，姜汤下。

乙酉正月初七日　杨氏　二十六岁　前曾崩带，后得痿痹。病者自疑虚损，询病情，寒时轻，热时重，正所谓经热则痹，络热则痿者也。再行经有紫有黑，经来时不惟腰腿大痛，小腹亦痛，经亦不调，或多或寡，日数亦然。此中不但湿热，且有瘀血，治湿热用汤药，治瘀血用丸药。左脉浮取弦，而沉取宽泛；右脉浮取弦，沉取洪。汤药用诸痹独取太阴法，丸药用化癥回生丹。

生石膏二两　桂枝四钱　海桐皮三钱　杏仁泥五钱　生薏仁五钱　防己四钱　晚蚕沙三钱　云苓皮五钱　白通草一钱　煮三杯，分三次服。

乙酉　月　　日　丘　四十六岁　暑湿痹症，误以熟地等柔药滑脾，致令泄泻，卧床不起，两足踡曲不伸，饮食少进，兼之疝痛。先以五苓加川椒、广皮、木香止其泻，继以半夏、广皮、良姜、益智、白蔻开其胃，复以丁香、川椒、吴萸、云苓、薏仁、姜黄平其疝，又以防己、杏仁、桂枝、乌头、薏仁、云苓皮、川椒等伸其痹，末惟引痛，风在筋也，重用地龙、桂枝，引痛亦止，后以补脾胃而痊愈。

王　四十六岁　寒湿为痹，背痛不能转侧，昼夜不寐二十余日，两腿拘挛，手不能握，口眼歪斜，烦躁不宁，畏风自汗，脉弦，舌苔白滑，面色昏暗且黄，睛黄，大便闭。先以桂枝、杏仁、薏仁、羌活、广皮、半夏、茯苓、防己、川椒、滑石令得寐；继以前方去川椒、羌活，加白通草、蚕沙、萆薢，得大便一连七八日，均如黑弹子。服至二十余剂，身半以上稍松，背足痛甚，于前方去半夏，加附子片、片姜黄、地龙、海桐皮，又服十数帖，痛渐止。又去附子、地龙，又服十数帖，足渐伸。后用二妙丸加云苓、薏仁、萆薢、白术等药收功。

何　六十二岁　手足拘挛，误服桂、附、人参、熟地等补阳，以致面赤，脉洪数，小便闭，身重不能转侧，手不能上至鬓，足踡曲，丝毫不能转侧移动。细询病情，因大饮食肉而然，所谓湿热不攘，大筋软短，小筋弛长，软短为拘，弛长为痿者也。与极苦通小肠，淡渗利膀胱。

生石膏八两 防己五钱 胡黄连三钱 茯苓皮六钱 晚蚕沙四钱 飞滑石一两 杏仁三钱 龙胆草四钱 穿山甲三钱 白通草二钱 洋芦荟三钱 桑枝五钱 地龙三钱 煮三碗，分三次服。

前方服至七日后，小便红黑而浊臭不可当，半月后，手渐动足渐伸，一月后下床扶椅桌能行，四十日后走至檐前，不能下阶，又半月始下阶，三月后能行四十步，后因痰饮，用理脾肺收功。此症始于三月廿三日，至八月廿三日停药。

周 四十二岁 两腿紫绛而肿，上起小细疮如痱，已三年矣。两腿膝酸痛不能立，六脉弦细而紧，窦氏《扁鹊心书》谓之苏木腿，盖寒湿着痹也。

附子八两 云苓皮一两 桂枝一两 生薏仁一两 乌头六钱 煮四杯，分四次服。服至三十余帖而始策杖能行，后去乌附，用通经活络渗湿而愈。

成 五十四岁 腰间酸软，两腿无力，不能跪拜，间有腰痛，六脉洪大而滑，前医无非补阴，故日重一日，此湿热痿也。与诸痿独取阳明法。

生石膏四两 杏仁四钱 晚蚕沙三钱 防己四钱 海桐皮二钱 飞滑石一两 萆薢五钱 生薏仁八钱 桑枝五钱 云苓皮五钱 白通草二钱 煮三碗，分三次服。共服九十余帖。病重时自加石膏一倍，后用二妙散收功。

乙酉正月十五日 赵 四十四岁 肝郁挟痰饮，肾水上凌心，心悸短气，腹胀胸痹，六脉反沉洪，水极而似火也。与蠲饮伐肾邪兼降肝逆法。

云苓皮一两　桂枝五钱　苏子霜三钱　小枳实五钱　川椒炭三钱　姜半夏八钱　降香三钱　旋覆花三钱，包煎　生姜汁每杯冲三匙　广皮四钱　甘澜水煮四杯，分早中晚夜四次服。四帖。戒生冷猪肉咸菜。

二十日　痰饮兼痹，肾水上凌心，惊悸短气，腰脊背痛，皆太阳所过之地；小便短而腹胀，肚脐突出。是内而脏腑，外而肌肉，无不痹者。且与开太阳之痹，脉洪大，与大青龙合木防己汤法。

生石膏四两　杏仁四钱　厚朴三钱　云苓皮六钱　防己四钱　飞滑石六钱　桂枝五钱　半夏五钱　生薏仁五钱　广皮三钱　小枳实五钱　白通草一钱五分　煮四杯，分四次服。

廿一日　于前方内加飞滑石四钱　晚蚕沙三钱

廿三日　外而经络之痹，内而脏腑之痹，行痰开痹，俱不甚应。现在脉洪大，少腹胀，小便短而臭浊。先与开支河，使湿热得有出路，再商后法。

飞滑石一两二钱　海金沙五钱　猪苓四钱　云苓皮五钱　白通草一钱五分　小茴香三钱　川萆薢五钱　泽泻三钱　煮三杯，分三次服。二帖。

廿五日　加去陈茎法：两头尖三钱　半夏五钱　三帖。

二十九日　痹症夹痰饮，六脉洪数，湿已化热，屡利小便不应，非重用石膏宣肺热不可，诸痹独取太阴也。

生石膏四两　桂枝五钱　生薏仁五钱　防己五钱　晚蚕沙三钱　飞滑石二两　杏仁五钱　云苓皮五钱　黄柏四钱　白通草一钱五分　羌活一钱　煮四杯，分四次服。四帖。

二月初四日　痹症十年，误补三年，以致层层固结，开之非易。石膏用至二斤有余，脉象方小其半。现在少腹胀甚，而小便不畅，腰痛胸痛，邪无出路，必得小便畅行，方有转机。

生石膏四两　桂枝六钱　杏仁泥六钱　老厚朴五钱　飞滑石四两　防己五钱　小茴香炒炭，三钱　小枳实五钱　云苓皮一两　木通六钱　煮四杯，分四次服。

以后脉大而小便不利用此，小便利者去滑石。

初五日　大用石膏，六脉已小。经谓脉小则病退，盖脉为病之帅，脉退不怕病不退。经又谓脉病人不病者死，人病脉不病者生。现在病归下焦血分，其人本有肝郁，兼通下焦血分。

云苓皮一两　桂枝六钱　小枳实五钱　防己六钱　小茴香（炒炭）六钱　海桐皮三钱　木通四钱　炒黄柏三钱　广皮三钱　川椒炭二钱　全当归三钱　煮三杯，分三次服。

初六日　加石膏三两　滑石一两

初七日　加厚朴三钱　姜半夏五钱

蜣螂丸方：痹症夹痰饮疝瘕，六脉洪大。用诸痹独取太阴法，脉洪大之极者已小，《难经》所谓人病脉不病者生；但脉虽平而瘕胀痹痛未除，议以乌药散退瘕痹之所以难退者，以久病在络故也，再以缓通肝络法。脉若复大，仍服前方数帖，见效即止。

蜣螂虫一两　降香三两　小茴香三两，炒　穿山甲三两，炒　片姜黄三两　归须四两　川楝子三两　两头尖二两　海桐皮三两　口麝三两　滴乳香一两　地龙去泥，二两

共为细末，酒水各半为丸。每服二钱，日二三次。从此服蜣螂丸起，两月而止。

三月廿四日　痹症夹痰饮，脉本洪数，前用辛凉，脉减，兼用通络散瘕丸散亦效；现在六脉中部仍洪，但不数耳。议暂用宣肺。

生石膏四两　桂枝八钱　半夏八钱　杏仁八钱　云苓块一两　飞滑石二两　防己六钱　全归三钱　广皮三钱　小枳实四钱　海桐皮三钱　煮四杯，分四次服。

二十六日　复诊右脉更大，小便反短，用苦辛淡法，于前方内加黄柏三钱。

四月十六日　痹痛夹痰饮。

生石膏八钱　桂枝五钱　生薏仁五钱　云苓皮五钱　晚蚕沙三钱　防己四钱　杏仁泥五钱　姜半夏五钱　白通草一钱五分　广皮三钱　煮三杯，分三次服。

十七日　内而胁痛，外而腰背痹，是气血兼痹也。

桂枝尖五钱　云苓皮三钱　防己三钱　杏仁泥五钱　旋覆花三钱，包煎　生薏仁三钱　广郁金二钱　半夏四钱　小枳实四钱　片姜黄二钱　白蔻仁一钱五分　归须二钱　广皮三钱　煮三杯，分三次服。

二十五日 痰饮踞于中焦，痹痛结于太阳，气上冲胸，二便不利。

云苓块一两二钱 桂枝八钱 小枳实六钱 飞滑石六钱 姜半夏五钱 防己六钱 杏仁泥八钱 白通草一钱 广皮三钱 煮三杯，分三次服。

五月初三日 大凡腹胀之疾，不责之太阴，即责之厥阴。此症自正月以来，开太阳之药，未有不泄太阴者，他症虽减其半，而腹胀不除，其故有三：一者病起肝郁；二者肝主疏泄，误补致壅；三者自正月以来，以右脉洪大之故，痹症虽重，治在肺经，经有诸痹独取太阴之明训。兹右脉平，而左脉大，不得着于前议，暂与泄厥阴之络，久病在络故也。

半夏五钱 旋覆花五钱，包煎 黄芩三钱 苏子霜三钱 归须三钱 厚朴五钱 小枳实五钱 降香三钱 晚蚕沙三钱 广皮三钱 杉皮三钱 广郁金三钱 煮三杯，分三次服。

二十三日 左胁痛胀，卧不着席，胸亦闷胀，气短，肝脉络胸之故。

旋覆花三钱，包煎 归横须三钱 半夏五钱 广郁金三钱 广皮三钱 新绛纱三钱，包煎 苏子霜三钱 香附四钱 小枳实四钱 青皮三钱 川椒炭四钱 降香末三钱 煮三杯，分三次服。七帖。

六月初一日 痰饮肝郁，脉弦细，气上冲胸。

旋覆花四钱，包煎 苏子霜三钱 半夏六钱 降香末三钱 小枳实三钱 广郁金三钱 桂枝尖三钱 广皮五钱 公丁香二

钱　片姜黄三钱　小青皮三钱　煮三杯，分三次服。

初三日　痰饮上泛，咳嗽稀痰，兼发痹症。

桂枝六钱　云苓皮五钱　川乌三钱　小枳实四钱　防己六钱　杏仁五钱　飞滑石四钱　薏仁三钱　炒黄柏三钱　桂心二钱　广皮五钱　白通草二钱　煮三杯，分三次服。

初六日　小便不畅，下焦湿聚。于原方复滋肾丸法。

十一日　痹症未尽除，痰饮未全消，当盛暑流行之际，逐饮开痹，即所以防暑。

半夏六钱　云苓块六钱　防己三钱　生薏仁六钱　桂枝三钱　杏仁三钱　小枳实二钱　广皮二钱　煮三杯，分三次服。

十三日　暑泄腹胀，舌黄。其人本有痰饮痹症，议五苓去术，加滑石、厚朴、杉皮、木香、半夏、藿香、广皮。

桂枝三钱　云苓皮五钱　木香一钱五分　飞滑石六钱　猪苓四钱　泽泻四钱　白蔻仁三钱　厚朴三钱　藿香梗三钱　山连一钱　半夏三钱　川椒炭二钱　杉皮三钱　煮三杯，分三次服。

十五日　脉缓，服前方。

十六日　脉缓甚，服前方。

二十二日　久病在络，其本病统俟丸药；立方但逐痰饮，宣气化，捍时令之暑湿而已。

半夏六钱　云苓块五钱　厚朴二钱　小枳实三钱　香附三

钱 杉皮三钱 大腹皮三钱 广皮三钱 煮三杯，分三次服。

二十六日 服化癥回生丹起，每日一丸。

二十七日 脉浮，筋骨酸痛，气短，五心烦热。新感暑湿之气加以辛凉，与宣三焦。

银花三钱 小枳实三钱 杏仁三钱 藿香叶三钱 连翘三钱 广皮三钱 白蔻仁二钱 薏仁五钱 煮三杯，分三次服。

七月初二日 背痛甚，先与通太阳之痹。

桂枝六钱 云苓皮八钱 小枳实五钱，打碎 杏仁泥三钱 防己五钱 半夏五钱 川椒炭二钱 煮三杯，分三次服，亥初令完。

初九日 近日阴雨连绵，背痛腹胀不减，两便不爽，非嗳则哕。与宣痹开郁，兼去陈莝。

杏仁泥六钱 桂枝六钱 云苓皮半皮半块，二两 防己六钱 小枳实五钱 公丁香三钱 厚朴五钱 晚蚕沙三钱 白蔻仁三钱 两头尖三钱 小茴香三钱 煮四杯，分四次服。

二十一日 寒湿发痹，脉缓甚，中有痰饮。

茯苓连皮，八钱 生薏仁四钱 枳实三钱 熟附子二钱 防己五钱 桂枝八钱 片姜黄三钱 薤白三钱 川萆薢五钱 杏仁四钱 川乌二钱 白通草一钱五分 广皮五钱 煮四杯，分四次服。

二十八日 脉弦紧，痰饮痹症癥瘕，因燥气而发，脏腑经络俱痹，故肢冷而畏寒也。峻与通阳。

桂枝一两　小枳实四钱　杏仁五钱　公丁香三钱　泽泻三钱　川椒炭五钱　片姜黄三钱　半夏五钱　穿山甲一钱　防己五钱　归须二钱　广皮六钱　煮四杯，分四次服。

自六月二十六日起，每日空心服化癥回生丹一丸。七月二十九日以后，每日服天台乌药散三分、五分、一钱、二钱不等。至十月二十日，每两乌药散中加巴霜一分，每晚服三分、五分不等，间有服至一钱。十一月初一日以后，每晚间服通补奇经丸。

十二月初十日　痹痛饮咳，脉弦细。

云苓皮六钱　桂枝八钱　生薏仁五钱　川萆薢五钱　飞滑石四钱　防己五钱　小枳实三钱　川椒炭三钱　川乌头三钱　杏仁四钱　煮四杯，分四次服。

十二日　冲气上动，畏寒，脉沉细。与桂枝加桂汤法，直伐冲气。

桂枝尖一两二钱　紫石英六钱，研　小茴香五钱，炒　肉桂心八钱　云苓块三钱　煮四杯，分四次服。

十三日　大寒节冲气未止，脉反弦紧。于原方内加当归五钱　川芎三钱

服二帖，脉中阳气生动，冲气平，畏寒止。仍然早服化癥回生丹一丸，晚服通补奇经丸三钱。

戊子十一月初十日　宋女　十六岁　六脉弦紧，面色青白，寒痹攻胃，呕吐不能食，足酸痛不能行。误与阴虚门中之阴柔以助其阴，又大用苦寒坚阴，重伤胃阳，无怪日重一日也。先与和胃令能食，再商治痹。

姜半夏六钱 生薏仁六钱 生姜三大片 云苓块六钱 川椒炭三钱 甘澜水八杯，煮取三杯，分三次服。

六脉俱弦而紧，经谓脉双弦者寒也，又谓紧则为寒。面色青黄，是色脉皆阴也。症现两腿足酸痛，不能履步跪拜。按：阳明主前，不能前者阳明伤也。太阳主却，不能却者太阳伤也。足太阳、阳明两经为风寒湿三邪之干而成痹，更可知矣。痛甚则气上冲心，呕不能食。按：诸上升之气，皆自肝而来。姑娘年轻失母，肝郁多端，肝木病则克胃土，挟寒上升，能不呕乎？《金匮》谓脚气攻心，发作欲死者是也。再按：脚气即痹症之一端。湿燥寒三者为阴邪，此乃阴邪太实之症，医法自当以通经达络和胃开郁为要。无奈不识阴阳，不分寒热，不知虚实，一以补阴，寒凉纯阴之品误助病邪，甚有以大黄芒硝混下者，病家以得二便通利则病势少减，故屡用之，以致胃气伤残，日重一日矣。其大便通而病少减之故，盖肝主疏泄，肝病则不得疏泄，又痹者闭也，初病在络，经误治成久病，延及脏腑矣。即用通大便法，亦当温下，不当用寒下，既助寒湿之邪，又重伤胃阳，继伤肾阴，精神血气，无一不伤，从兹以往，尚有生理乎？经云劳者温之，未闻劳者寒之也。又云得谷者昌，又云有胃气者生，无胃气死。治此症第一义，急救胃气为要，胃气和而得食得寐，再商治痹。如居家者然，万事从缓，先安炉灶也。

十二日 脉弦细而紧，寒湿上攻，呕吐不食，与和胃止呕，稍能进食。仍宗前法，小便短，兼开太阳。

姜半夏六钱　萆薢五钱　益智仁二钱　生姜汁三匙，冲　云苓皮六钱　香附三钱　煮三杯，分三次服。

十五日　寒痹六脉弦紧，不食而呕，便短，纯阴沍寒之疾，与阖阳明，呕止得进食，与开太阳，便稍通。前方单救阳明，次方兼醒脾阳，将来治痹且须峻补肾中真阳，而世人以予药为热不可服，不知头等阳药如乌附之类，尚未服也。

姜半夏六钱　云苓半块半皮，六钱　鸡内金三钱　生薏仁六钱　益智仁二钱　香附三钱　川萆薢四钱　白通草一钱　白蔻仁三钱　广皮二钱　煮三杯，分三次服。

十七日　误伤胃阳，不食而呕，自以复阳明之阳为主。即以十七岁不月而论，经谓二阳之病发心脾，女子不月，此病亦当以通补阳明立法。再阳明主约束筋骨而利机关，经谓诸痿独取阳明，痿痹更以通补阳明为要。又谓虚则补其母，阳明阳土也，其母火也，补火焉能不用热药哉！

姜半夏五钱　萆薢三钱　川椒炭一钱五分　生薏仁三钱　云苓块五钱　香附三钱　益智仁一钱五分　广皮炭三钱　生姜三钱　煮三杯，分三次服。

己丑十一月初九日　鲁氏　三十八岁　太阳痹，腰腿痛甚，脉弦迟。与温通经络。

云苓皮五钱　桂枝五钱　片姜黄三钱　生薏仁五钱　海桐皮三钱　羌活一钱　木防己三钱　公丁香一钱　乳香一钱

煮三杯，分三次服。服一帖，去羌活，再服一帖。

十二日　太阳痹，腰腿痛甚，因风寒而起，脉弦迟，与温通经络。兹风已化热，右脉洪大，痛未止。议用经热则痹例。

生石膏二两　桂枝六钱　小茴香三钱，炒　云苓皮六钱　杏仁泥五钱　生薏仁六钱　防己六钱　片姜黄三钱　煮三杯，分三次服。

十七日　太阳痹，与经热则痹例已效，仍宗前法，加利小便，使邪有出路。

生石膏二两　桂枝六钱　生薏仁六钱　飞滑石四钱　晚蚕沙三钱　云苓皮六钱　防己六钱　杏仁泥五钱　小茴香三钱，炒　川萆薢三钱　煮四杯，分日三、夜一四次服。

痰　饮

壬戌八月二十五日　张氏　四十岁　内而伏饮，外而新凉，内外相搏，痰饮斯发。

姜半夏五钱　杏仁粉三钱　厚朴三钱　飞滑石三钱　小枳实二钱　生薏仁五钱　桂枝木三钱　广皮二钱　茯苓皮三钱　白通草三钱　生姜三片　煮三杯，分三次服。

二十八日　支饮射肺，眩冒，小青龙去麻、辛。

焦於术三钱　桂枝四钱　生薏仁五钱　半夏六钱　小枳实二钱　杏仁粉五钱　干姜二钱　制五味一钱　生姜三片　炙甘草二钱　炒白芍三钱　煮三杯，分三次服。

九月初一日　渴为痰饮欲去，不寐为胃仍未和。故以枳实橘皮汤逐不尽之痰饮，以半夏汤和胃令得寐。

半夏一两　生薏仁五钱　秫米一合　小枳实二钱，打碎　桂枝三钱　杏仁粉三钱　广皮三钱　生姜三片

煮三杯，分三次服。得寐再诊。

初六日　服半夏汤既得寐矣，而反更咳，痰多。议桂枝干姜五味茯苓汤合葶苈大枣泻肺汤逐饮。

半夏五钱　茯苓块六钱　苦葶苈子三钱，炒黄　干姜五钱　桂枝五钱　五味子三钱　肥大枣肉四钱

甘澜水五碗，煮取二碗，分二次服，渣再煮一碗服。

初八日　先以葶苈大枣泻肺汤行业已攻动之饮，令其速去。

苦葶苈四钱　肥大枣五枚，去核　水五杯，煮取八分二杯，分二次服。

又　服葶苈大枣汤后，即以半夏汤和胃。

半夏一两　小枳实四钱　生姜五片　洋参二钱，生姜二十块同捣，炒老黄色

水八杯，煮取三杯，分三次服。

九月初十日　逐去水后，用《外台》茯苓饮消痰气，令能食。

炒於术六钱　茯苓块六钱　广皮三钱　半夏三钱　小枳实四钱　生姜八钱　洋参二钱，姜汁制黄色　煮三杯，分三次服。

十五日　饮踞胁下则肝病，肝病则脾气愈衰，故得后与气则快。先与行胁下之饮，泄肝即所以舒脾，俟胁痛止再议补脾。

生香附三钱　半夏四钱　苏子霜三钱　广皮二钱　旋覆花三钱，包煎　小枳实一钱五分　青皮一钱五分　降香末三钱　煮三杯，分三次服。

二十日　行胁络之饮，业已见效；尚有不尽，仍用前法。

生香附三钱　半夏三钱　广郁金二钱　旋覆花三钱，包煎　苏子霜一钱五分　归须一钱　降香末一钱五分　广皮一钱　小枳实一钱　煮三杯，分三次服。

二十二日　通补中阳，兼行胁下不尽之饮。

代赭石五钱　半夏五钱　焦白术三钱　桂枝三钱　旋覆花三钱，包煎　茯苓块五钱　生姜三片　炙甘草三钱　煮三杯，分三次服。

十月初二日　通降胁下之痰饮，兼与两和肝胃。

半夏六钱　旋覆花三钱，包煎　广皮二钱　桂枝尖二钱　小枳实二钱，打碎　干姜一钱五分　苏子霜三钱　生姜三片　煮三杯，分三次服。

癸亥二月初十日　金氏　二十六岁　风寒夹痰饮为病，自汗恶风，喘满短气，渴不多饮，饮则呕，夜咳甚，倚息不得卧。小青龙去麻、辛，加枳实、广皮，行饮而降气。

桂枝六钱　茯苓块六钱　广皮二钱　小枳实二钱　炒白

芍三钱　半夏六钱　炙甘草三钱　干姜三钱　制五味一钱五分　生姜三片

甘澜水八杯，煮取三杯，分三次服。

十一日　昨用小青龙，咳虽稍减，仍不得寐。今日用葶苈大枣合法。

桂枝木八钱　半夏六钱　小枳实二钱　苦葶苈三钱，炒香　炙甘草三钱　炒白芍四钱　干姜五钱　五味子二钱　大枣肉五钱　广皮三钱

水八杯，煮取三杯，分三次服，渣再煮一杯服。

十二日　用小青龙逐饮兼利小便，使水有出路。

杏仁泥五钱　桂枝五钱　小枳实二钱　干姜二钱　炒白芍二钱　生薏仁五钱　半夏五钱　白通草一钱五分　生姜三片　制五味一钱五分　炙甘草一钱　煮成两杯，分二次服，渣再煮一杯服。

十三日　脉稍平，病起本渴，大服姜桂渴反止者，饮居心下，格拒心火之渴也。仍以蠲饮为主，微恶寒，兼和营卫。

茯苓块三钱　桂枝六钱　小枳实一钱五分　炒白芍三钱　大枣肉二钱　杏仁泥四钱　半夏六钱　炙甘草一钱五分　广陈皮一钱　制五味一钱五分　干姜三钱　生姜三钱　煮成两杯，分二次服，渣再煮一杯服。

十四日　咳则胁痛，不惟支饮射肺，且有悬饮内痛之虞，兼逐胁下悬饮。

姜半夏八钱　桂枝六钱　苏子霜二钱　旋覆花三钱，包煎

杏仁泥四钱　干姜四钱　小枳实二钱　广陈皮二钱　广郁金三钱　青皮二钱　生香附三钱　制五味一钱五分　生姜五钱　煮三碗，分三次服，渣再煮一碗服。

十五日　咳止大半，惟胁痛攻胸，肝胃不和之故；切戒恼怒，用通肝络法。

姜半夏六钱　桂枝尖三钱　干姜三钱　广郁金三钱　旋覆花三钱，包煎　苏子霜三钱　降香末三钱　归须二钱　生香附二钱　青皮二钱

头煎两杯，二煎一杯，分三次服。

癸亥二月二十二日　谢氏　二十五岁　痰饮哮喘，咳嗽声重，有汗，六脉弦细，有七月之孕，与小青龙去麻、辛主之。

桂枝五钱　小枳实二钱　干姜三钱　炙甘草一钱　半夏五钱　五味子一钱　广皮一钱五分　白芍三钱

甘澜水五杯，煮取二杯，分二次服，渣再煮一杯服。

二十三日　其人本渴，服桂枝、干姜热药当更渴，今渴反止者，饮也。恶寒未罢，仍用小青龙法，胸痹痛加薤白。按饮为阴邪，以误服苦寒坚阴，不能速愈。

桂枝八钱　小枳实二钱　半夏六钱　炒白芍四钱　薤白三钱　干姜五钱　制五味一钱　厚朴三钱　炙甘草二钱　广皮二钱

甘澜水五杯，煮取二杯，渣再煮二杯，分四次服。

二十四日　胃不和则卧不安，亥子属水，故更重，

胀也痛也，皆阴病也，无非受苦寒药之累。

姜半夏八钱　桂枝八钱　杏仁泥三钱　炒白芍三钱　茯苓块五钱　干姜五钱　五味子一钱五分　苦桔梗三钱　生薏仁五钱　厚朴三钱　炙甘草一钱　薤白三钱

甘澜水八碗，煮取三碗，分三次服，渣再煮一碗服。

二十五日　寒饮误服苦寒坚阴，大用辛温三帖，今日甫能转热，右脉始大，左仍弦细，咳嗽反重者，是温药启其封闭也。再以温药兼滑痰，痰出自然松快。

桂枝五钱　杏仁泥三钱　厚朴三钱　小枳实二钱　半夏八钱　茯苓五钱　炒白芍三钱　薤白三钱　制五味一钱五分　干姜三钱　薏仁五钱　栝蒌二钱　煎法服法如前。

二十六日　右脉已退，病势稍减，但寒热汗多胸痹，恐成漏汗，则阳愈虚，饮更难愈。议桂枝加附子去甘草，以助胀故也，合栝蒌薤白汤意，通中上之清阳，护表阳为急。

桂枝木六钱　厚朴二钱　小枳实一钱五分　炒白芍四钱　熟附子二钱　薤白三钱　大枣肉二枚　生姜三片

甘澜水五杯，煮取两杯，渣再煮一杯，分三次服。其第一杯服后，即啜稀热粥半碗，令微汗佳。其二三次不必啜粥。

二十七日　昨日用桂枝汤加附子再加薤白法，漏汗已止，表之寒热已和，但咳甚。议与逐饮。

桂枝六钱　姜半夏五钱　葶苈炒，研细，二钱　茯苓六钱

生薏仁五钱　大枣肉五枚　甘澜水八杯，煮取三杯，分三次服。

僧　四十二岁　脉双弦而紧，寒也；不欲饮水，寒饮也；喉中痒，病从外感来也；痰清不粘，亦寒饮也；咳而呕，胃阳衰而寒饮乘之，谓之胃咳也；背恶寒，时欲厚衣向火，卫外之阳虚，而寒欲乘太阳经也；面色淡黄微青，唇色淡白，亦寒也。法当温中阳而护表阳，未便以吐血之后而用柔润寒凉，小青龙去麻、辛，加枳实、广皮、杏仁、生姜汤主之。用此方十数帖而愈。

癸亥二月初十日　徐　二十六岁　酒客脉弦细而沉，喘满短气，胁连腰痛，有汗，舌白滑而厚，恶风寒，倚息不得卧。此系里水招外风为病，小青龙去麻、辛证也。

姜半夏六钱　桂枝六钱　炒白芍四钱　旋覆花三钱，包煎　杏仁泥五钱　干姜三钱　制五味一钱五分　炙甘草一钱　生姜五片　煮三杯，分三次服。

癸亥七月二十三日　邵　二十六岁　右关单弦饮癖，少阴独盛，水脏盛而土气衰也；至吞酸、饭后吐痰不止，治在胃肾两关。不能戒酒，不必服药。用真武汤法。

熟附子五钱　真山连同吴茱萸浸炒，一钱五分　细辛一钱五分　茯苓块六钱　生姜五片　吴茱萸三钱　生薏仁六钱　水八杯，煮三杯，分三次服。四帖。

二十八日　内饮用温水脏法，已见大效。但药太阳刚，不可再用。所谓一张一弛，文武之道，且议理阳明以为过峡文字。

姜半夏六钱　小枳实一钱五分　广皮一钱　茯苓块六钱　白豆蔻一钱　生薏仁六钱　生姜六钱　煮三杯，分三次服。四帖。

八月初三日　用理阳明亦复见效，惟吐酸仍然未止；按吞酸究属肝病，议肝胃同治法。

半夏六钱　茯苓三钱　青皮二钱　桂枝三钱　吴萸三钱　生姜三片　薏仁五钱　山连姜炒，二钱　煮三杯，分三次服。四帖。

某氏　内饮招外风为病，既喘且咳，议小青龙法。

桂枝三钱　茯苓块三钱　炒白芍一钱五分　干姜三钱　麻黄蜜炙，一钱　制五味一钱　生薏仁五钱　细辛八分　半夏三钱　炙甘草一钱五分　煮三杯，分三次服。

又　痰饮喘咳，前用小青龙业已见效，但非常服之品。脉迟缓，议外饮治脾法。

茯苓块六钱　桂枝五钱　生於术三钱　益智仁一钱五分　制茅术四钱　半夏六钱　生薏仁五钱　炙甘草二钱　生姜五片　煮三杯，分三次服。四帖。

甲子十月二十八日　皮氏　四十八岁　痰饮喘咳，左脉浮弦沉紧，自汗，势甚凶危。议小青龙去麻、辛，加厚朴、杏仁。

桂枝六钱　杏仁霜五钱　厚朴三钱　制五味二钱　半夏六钱　炙甘草三钱　干姜五钱　炒白芍四钱

甘澜水八杯，煮取三杯，分三次服。

二十九日　于前方内加云苓块五钱　半夏五钱

三十日　服小青龙已效，然其水尚洋溢，未能一时平复。

桂枝八钱　杏仁霜五钱　干姜五钱　五味子三钱　云苓八钱　半夏一两二钱　炒白芍五钱　广皮三钱　炙甘草三钱　生姜五片

甘澜水煮成四碗，分四次服。

十一月初二日　以眩冒甚，于前方内加於术六钱

初四日　脉现单弦，喘止咳减，眩冒未宁；再太阴属土，既重且缓，万不能一时速愈，且痰饮五年，岂三五日可了。

於术六钱　杏仁霜五钱　桂枝五钱　五味子六钱　半夏一两　炙甘草三钱　干姜三钱　云苓六钱

甘澜水八碗，煮取三碗，分三次服。三帖。

乙丑二月初三日　福　三十二岁　痰饮胸痹，兼有胁下悬饮。

旋覆花三钱，包煎　桂枝三钱　厚朴一钱　薤白二钱　小枳实三钱　杏仁泥三钱　半夏五钱　栝蒌二钱　广皮一钱五分　生香附三钱

水八碗，煮取三碗，分三次服。三帖。

初七日　胸痹悬饮已愈，惟肠痹食不甘味。议和肝胃，兼开肠痹。

生薏仁五钱　半夏三钱　广皮二钱　白通草二钱　小枳

实二钱 杏仁八钱 姜汁三匙

水五杯，煮取二杯，渣再煮一杯，分三次服。

乙丑十一月十一日 李 三十八岁 脉弦细而沉，咳嗽倚息不得卧，胸满口渴。用小青龙去麻、辛法。

桂枝六钱 小枳实七钱 白芍四钱 干姜五钱 半夏一两五钱 五味子二钱 茯苓一两 广皮三钱 炙甘草三钱 煮四碗，分四次服。

十三日 服小青龙已效；但喉哑知渴，脉见微数，为痰饮欲去，转用辛凉开提肺气法。

蜜麻黄三钱 石膏八钱 杏仁五钱 半夏三钱 苦桔梗三钱 生甘草三钱 广皮一钱 煮三杯，分三次服。

丙寅正月十四日 焕氏 三十八岁 痰饮法当恶水，反喜水者，饮在肺也。喜水法当用甘润，今反温燥，以其为饮也。既喜水，曷以知其为饮？以得水不行，心悸短气，喘满眩冒，咳嗽多痰呕恶，诸饮证毕具也。即为饮证，何以反喜水？以水停心下，格拒心火，不得下通于肾，反来上烁华盖。又格拒肾中真水，不得上潮于喉，故嗌干而喜水以救之也。是之谓反燥，反燥者用辛能润法。

半夏一两 小枳实八钱 云苓块一两 杏仁泥六钱 广皮五钱 生姜一两 甘澜水八碗，煮取三碗，渣再煮一碗，分四次服。

丙寅正月二十四日 颜 四十二岁 嗽不欲饮，倚息不得卧，胁痛自汗，不寐，脉弦缓。议小青龙去麻、辛，加杏仁、薏仁，再重加半夏。

杏仁泥六钱　桂枝六钱　五味子一钱五分　焦白芍三钱　生薏仁一两　半夏一两　炙甘草一钱五分　干姜三钱

甘澜水八碗，煮取三碗，分三次服。

二十七日　呕凉水，于前方内加干姜二钱　广皮三钱以消痰气。

二月初一日　《金匮》谓桂枝、干姜为热药，服之当渴，今反不渴者饮也。兹证不惟不渴，反呕凉水不止，其为寒饮无疑。既真知其为饮，虽重用姜、桂何惧乎？世人之不能立方者，皆未真知病情也。畏而不敢服者，亦未真知病情也。

桂枝八钱　小枳实二钱　干姜七钱　焦白芍四钱　茯苓连皮，四钱　半夏二两　五味子一钱五分　广皮三钱　炙甘草二钱　生姜五片

甘澜水八杯，煮取三杯，渣再煮一杯。分四次服。

丙寅正月二十六日　昆　四十二岁　饮家眩冒，用白术泽泻汤法。脉洪滑而沉。

半夏一两　茯苓块一两　泽泻二两　白术一两　小枳实三钱　甘澜水八碗，煮取三碗，渣再煮一碗，分四次服。

二十七日　于前方内加：竹茹六钱　生姜汁每杯冲三小匙。

二月初十日　脉沉微数。

於术一两　半夏一两　竹茹一两　泽泻二两　茯苓块一两

甘澜水八碗，煮取三碗，渣再煮一碗，分四次服。

丸方：半夏八两　泽泻八两　云苓块六两　天麻八两　白术六两

共为细末，神曲糊、姜汁为丸，如桐子大。每服三钱，日再服，重则三服。

丙寅二月二十五日　陶氏　三十六岁　痰饮脉洪数，咳嗽倚息不得卧，有汗，胸痹。

生石膏八钱　桂枝五钱　老厚朴三钱　半夏六钱　杏仁泥五钱　小枳实五钱　广皮二钱　炙甘草三钱　煮三杯，分三次服。

某　悬饮者，水在肝也，非下不可。但初次诊视，且用轻法。

半夏一两　旋覆花四钱，包煎　生香附五钱　降香末三钱　青皮三钱　广皮三钱　苏子霜三钱　煮三杯，分三次服。

己巳二月十六日　佟氏　七十五岁　脉沉细而不调，喘满短气，心悸，气上阻胸，咳嗽倚息不得卧，乃中焦痰饮、下焦浊阴为患。年老全赖阳气生活，兹阴气阴邪上僭如此，何以克当！勉与通阳降浊法。

半夏二两　旋覆花四钱，包煎　秫米一合　小枳实一两　茯苓六钱　广皮六钱　干姜六钱　煮三碗，分三次服。

十七日　悬饮内痛肠鸣，非下不可；以老年久虚，且不敢下，止有降逆而已。

姜半夏二两　桂枝五钱　广皮五钱　薤白五钱　小枳实一两　秫米四钱　椒目四钱　生姜一两　旋覆花三钱，包煎　煮三碗，分三次服。

十八日　年近八旬，五饮俱备，兼之下焦浊阴随肝上逆，逼迫心火不得下降，以致胸满而溃溃然无奈。两用通阳降逆，丝毫不应，盖老年真阳太虚，一刻难生难长，故阴霾一时难退也。议于前方内加香开一法。

半夏一两　桂枝六钱　小枳实一两　栝蒌三钱　薤白三钱　干姜五钱　茯苓连皮，一两　沉香研细末冲，二钱　广皮五钱　生姜一两　降香三钱　煮三碗，分三次服。

十九日　五饮而兼浊阴上攻，昨用苓、桂重伐肾邪，大辛以开中阳，虽见小效，大势阴太盛而阳太衰，恐即时难以复解也。勉与齐通三焦之阳法。

桂枝六钱　姜半夏六钱　厚朴三钱　公丁香三钱　茯苓一两　干姜五钱　黑沉香三钱　薤白四钱　小枳实六钱　生姜一两　广皮四钱　肉桂研细末冲，二钱　煮三碗，分三次服。

二十日　仍宗前法而小变之。

桂枝六钱　姜半夏八钱　干姜五钱　茯苓块一两　薤白三钱　广皮四钱　小枳实五钱　肉桂三钱　炒川椒五钱　厚朴三钱　生姜一两　煮三杯，分三次服。

二十三日　膀胱已开，今日可无伐肾邪，心下气阻，不能寐。仍然议中焦降逆法，令得寐。

代赭石八钱　姜半夏二两　旋覆花五钱　秫米一合　广皮五钱　小枳实八钱　生姜自然汁半杯，冲　煮三碗，分三次服。

二十四日　昨用降逆和胃，业已见效；但逆气虽降，仍然有时上阻，阴霾太重，肝气厥逆也。

代赭石八钱　半夏一两　旋覆花四钱，包煎　茯苓连皮，一两　姜汁冲，半酒杯　小枳实六钱　广皮四钱　煮三碗，分三次服。

乙酉正月二十五日　陈　四十五岁　病由疟邪伤胃，正虚邪实，六脉俱结，且有痰块塞滞经络隧道。病有三虚一实者，先治其实，后治其虚。

姜半夏六钱　茯苓块五钱　杏仁泥一两　鹅眼枳实四钱　广皮三钱　苏子霜二钱　甘澜水八碗，煮取三碗，分早中晚三次服。二帖。

二十八日　脊痛，痹也；右腿偏软，痿也。咳嗽而喘，支饮射肺也。日久不愈，皆误补用熟地等壅塞隧道之故。脉洪。

生石膏三两　桂枝五钱　茯苓皮五钱　姜半夏五钱　杏仁泥五钱　防己四钱　片姜黄三钱　广皮炭三钱　薏仁五钱　煮四碗，分四次服。

两帖后，退生石膏一两　加赤茯苓块一两

再两帖后，复加生石膏一两；以左乳傍有结核作痛，加青橘叶五钱。

二月初六日　痹夹痰饮，与开痹蠲饮法。现在痹解而饮未除，脉之洪者亦减，病减者减其制。

姜半夏五钱　桂枝五钱　茯苓连皮六钱　防己三钱　小枳实三钱　青橘叶三钱　薏仁五钱　广皮三钱　煮三杯，分三次服。

初八日　加小枳实二钱　广皮二钱　飞滑石六钱

初九日　加生石膏一两。

十一日　肝郁夹痰饮，咳嗽痰多，吐瘀血。

旋覆花三钱，包煎　蒌仁二钱　桃仁泥二钱　广皮炭二钱　姜半夏六钱　青皮二钱　降香末三钱　青橘叶三钱　苏子霜三钱　归须二钱　煮三杯，分三次服。

又　痰饮夹肝郁，吐出瘀血后，以两和肝胃为主。

丸方：云苓连皮，八两　香附六两　生薏仁八两　半夏十两　郁金二两　泽泻八两　益智仁四两　广皮五两

共为极细末，神曲水法为丸，如小梧子大。每服三钱，日三服，开水送下。

六月初五日　暑湿行令，脉弦细，胃不开，渴而小便短。议渴者与猪苓汤法。

飞滑石六钱　猪苓五钱　云苓四钱　泽泻五钱　姜半夏四钱　益智仁一钱五分　广皮三钱　煮三杯，分三次服。胃开即止。

初六日　痰饮之质，冒暑欲呕，六脉俱弦，虽渴甚，难用寒凉，与局方消暑丸法。

姜半夏八钱　茯苓四钱　藿香梗三钱　广皮三钱　生甘草二钱　生姜汁每杯冲三小匙　煮三杯。分三次服。

初八日　病减者减其制，减半夏四钱，茯苓二钱。

十二日　腰以下肿，当利小便。渴而小便短，议渴者与猪苓汤例。

飞滑石一两二钱　猪苓八钱　半夏四钱　泽泻八钱　云苓皮六钱

煮三杯，分三次服。以渴减肿消为度。

十四日　脉沉细，胃不开，减猪苓三钱　泽泻三钱　飞滑石三钱，加广皮三钱　藿香梗三钱　益智仁三钱

十六日　暑湿病退，小便已长。阳气不振，与通补阳气。

云苓块五钱　桂枝三钱　茅苍术二钱　半夏三钱　生薏仁五钱　白蔻仁一钱，研　广皮二钱　炙甘草二钱　煮三杯，分三次服。

十七日　头胀胸闷，脉缓气歉，暑必夹湿也。

藿香半梗半叶，三钱　云苓皮五钱　杏仁三钱　半夏三钱　薏仁五钱　白蔻仁二钱　广皮三钱　煮三杯，分三次服。

十九日　小便浊，加猪苓四钱　泽泻四钱

二十四日　暑月头胀微痛，与清上焦。

藿香叶三钱　薄荷一钱　荷叶边去蒂，一张

二十五日　六脉阳微，暑湿之余，小便白浊，与分利法。

萆薢五钱　生薏仁五钱　桂枝三钱　益智仁三钱　猪苓三钱　苍术三钱　云苓皮五钱　泽泻三钱　煮三杯，分三次服。

七月十九日　湿热为病，与苦辛淡法。

半夏五钱　飞滑石六钱　桂枝三钱　猪苓三钱　杏仁三钱　泽泻三钱　木通三钱　云苓皮五钱　生薏仁五钱　煮三杯，分三次服。

二十二日　湿热为病，与苦辛淡法，小便已长，胃

不开，与阖阳明。

半夏六钱　茯苓皮五钱　广皮三钱　生姜三钱　薏仁五钱　益智仁三钱　煮三杯，分三次服。

二十五日　加桂枝三钱　枳实三钱　白蔻三钱

九月二十一日　痰饮喘咳，脉弦，与小青龙法。

姜半夏五钱　桂枝三钱　炒白芍二钱　杏仁泥四钱　小枳实三钱　干姜二钱　五味子二钱　广皮三钱　炙甘草一钱　煮三杯，分三次服。

二十四日　痰饮胁痛而咳嗽，是谓悬饮。悬饮者，水在肝也。脉弦数，水在内，外风未净也。

姜半夏六钱　杏仁三钱　葶苈子二钱　香附三钱　桂枝尖三钱　旋覆花三钱，包煎　青蒿三钱　黄芩炭一钱五分　广皮二钱　小枳实四钱　生姜汁三小匙　煮三杯，分三次服。

二十五日　身热退，去青蒿、黄芩炭、葶苈子，加杏仁二钱。

二十七日　痰饮胁痛而咳嗽，是谓悬饮，水在肝也。脉弦数。

半夏六钱　桂枝尖三钱　小枳实三钱　旋覆花三钱，包煎　杏仁三钱　苏子霜三钱　降香末三钱　生姜汁三匙　香附三钱　广皮二钱　煮三杯，分三次服。

二十九日　病减者减其制，减半夏三钱，枳实一钱，苏子一钱，降香一钱，桂枝一钱，连前共服五帖收功。

乙酉四月二十七日　钱　十七岁　春初前曾不寐，与胃不和之灵枢半夏汤，服至二十帖始得寐。兹胃仍不甚和，犹有不寐之弊，纳食不旺，再与和胃。

半夏六钱　生薏仁五钱　白蔻仁连皮，一钱　益智仁一钱　云苓四钱　姜汁冲，三小匙　广皮炭一钱五分　煮二杯，分二次服。

备用方　肝遗热于脑，则成鼻渊，苍耳子散主之。

辛夷一两　苍耳子一两，炒　连翘连心，八钱　苦桔梗五钱　桑叶六钱　银花八钱　茶菊花六钱　甘草三钱　黄芩炭二钱　薄荷二钱

共为极细末，每服二钱，雨前茶调，日二次。

五月初一日　胃不和，数与和胃，已得寐进食。夜眠必流口水者，经谓胃热则虫动，虫动则廉泉开，则液自出。与辛凉和胃法。

半夏六钱　生石膏四钱　茯苓连皮，六钱　白蔻皮一钱五分　杏仁三钱　薏仁五钱　生姜汁每杯冲三小匙　煮三杯，分三次服。四帖。

初六日　口水减，牙痛，脉如故，再服四帖。

十一日　方如前，再服四帖。

十六日　风淫所胜，治以辛凉，佐以苦甘。

金银花三钱　芥穗八分　苦桔梗二钱　连翘二钱　香豆豉三钱　杏仁二钱　生甘草一钱　桑叶二钱　煮两杯，分二次服，热退为度。二帖热退。

十八日　胃热，夜间口中液自出，与和胃阴法。

生石膏六钱　半夏五钱　茯苓五钱　麦冬不去心，三钱　白蔻仁一钱五分　煮三杯，分三次服。

二十二日　诸症皆减，去石膏，加麦冬二钱。

二十八日　胃中向有饮聚，不寐，服半夏汤已愈。后因痰涎自出，与凉阳明亦减；余饮未除，与服《外台》茯苓饮意。

茯苓五钱　洋参二钱　生姜三片　半夏三钱　麦冬不去心，一钱　大枣去核，二枚　广皮一钱五分　枳实一钱五分　煮两杯，分二次服。

乙酉四月二十九日　吴　五十七岁　六脉洪数，右寸独大，酒客痰多，肺热之至。

生石膏四两　半夏五钱　薏仁五钱　杏仁五钱　茯苓皮五钱　防己三钱　煮三碗，分三次服。

五月初十日　加广皮三钱　至五月二十日，共服二十帖。

二十六日　酒客形体壮盛而阳痿，其为湿中生热，非精血之虚，其象显然。与诸痿独取阳明法。

生石膏三两　半夏五钱　防己四钱　薏仁八钱　黄柏五钱　茯苓皮八钱　木通三钱　煮三碗，分三次服。

六月十二日　去黄柏二钱　木通三钱　以喉呛太久，今可兼清肺气，加苦桔梗三钱　飞滑石六钱　甘草一钱

二十日　脉洪数，右大于左，喉哑痰多，戒油腻。

生石膏四两　半夏六钱　苏叶半梗，三钱　炙甘草一钱　苦桔梗三钱　杏仁五钱　煮三碗，分三次服。

七月二十一日

生石膏三两　半夏六钱　苦桔梗四钱　生甘草一钱　茯

苓皮六钱　杏仁四钱　煮三杯，分三次服。

八月初四日　右寸脉独大，金实无声，已效而未痊愈；照前方再服三剂。前后共服八十余剂，计石膏三百数十两。

乙酉五月初二日　严　三十九岁　六脉弦细短涩，吐血三年不愈，兼有痰饮咳嗽，五更汗出。经谓阳络伤则血上溢，要知络之所以伤者，有寒有热，并非人之有络，只许阳火伤之，不准寒水伤之也。今人见血投凉，见血补阴，为医士一大痼疾。医士之疾不愈，安望病家之病愈哉！此症阳欲亡矣，已难救治，勉照脉症立方。

姜半夏六钱　焦白芍三钱　干姜炭三钱　桂枝木三钱　茯苓块五钱　五味子二钱　广皮炭三钱　小枳实二钱　煮三杯，分三次服。

初六日　复诊据云饮食已增，午后之五心烦热如故，脉稍和缓。诸病必究寝食，得谷者昌，方无可转。至午后之热，方即甘温除大热法也。因脉稍和缓，去干姜炭。

十三日　前后共服过十剂，汗敛食增，血并不吐，头中发空，得甜食则咳减，中气虚也。加甘草三钱，以补中气，再服四帖，脉仍紧故也。

十七日　前后共服十四帖，诸病向安，惟脉之弦紧如故，咳甚则欲呕。于原方去五味子，减甘草，再服四帖。

二十一日　诸症皆渐减，痰亦渐厚，心悸甚。加枳实一钱，再服四帖。

二十五日　脉弦细如故，咳嗽日减夜甚，阳微阴盛可知；午后身热已减，惟食后反觉嘈杂，胸中有水状，少时即平。于原方加干姜一钱，枳实二钱。

三十日　汗止嗽减，五心烦热亦减，脉弦数，夜间咳甚。服热药反不渴，饮尚重也。病痰饮者，冬夏难治。

茯苓块五钱　桂枝三钱　半夏六钱　五味子一钱五分　小枳实五钱　薏仁五钱　白芍三钱　广皮炭五钱，存性　炙甘草一钱　干姜一钱　煮三杯，分三次服。

六月初四日　前方已服四帖，脉弦紧不数，仍不知渴。于前方内加炙甘草一钱五分、干姜二钱。再服三帖。

初八日　脉弦紧如故，呛咳如故，舌白滑甚，加桂枝二钱，再加干姜三钱。

十二日　脉之短涩退而弦细如故，痰饮仍重。于前方内加桂枝二钱，再加干姜二钱，茯苓三钱，以化饮。

十七日　夜咳已止，是其佳处；咳来日浅，亦是最好；左脉沉细，右脉弦紧，饮未尽除；至遍身骨痛，久病之故。古人云：劳者温之。甘温调营卫而复胃气，胃旺进食，久久自愈。病减者减其制。

桂枝三钱　五味子一钱五分　干姜三钱　半夏五钱　枳实五钱　广皮三钱　炙甘草二钱　煮三杯，分三次服。

蠲饮丸：痰饮久聚，未能一时猝去，业已见效，与丸药缓化可也。戒生冷恼怒。

桂枝半斤　小枳实四两　干姜六两　苍术炭六两　茯苓斤半　半夏一斤　益智仁四两　广皮十二两　炙甘草六两

共为细末，神曲糊为丸，如梧子大。每服三钱，日三服。饮甚时服小青龙汤。

乙酉五月初十日　陈　五十一岁　人尚未老，阳痿多年。眩冒昏迷，胸中如伤油腻状，饮水多则胃不快，此伏饮眩冒症也。先与白术泽泻汤逐其饮，再议缓治湿热之阳痿。岂有六脉俱弦细，而恣用熟地久服六味之理哉！

冬於术二两　泽泻二两　煮三杯，分三次服。

十三日　已效而未尽除，再服原方十数帖而愈。

乙酉五月初一日　李　四十八岁　其人向有痰饮，至冬季水旺之时必发，后因伏暑成痢，痢后便溏，竟夜不寐者多日，寒热饥饱皆不自知，大便不通。按暑必挟湿，况素有痰饮，饮即湿水之所化。医者毫不识病，以致如此。久卧床褥而不得起，不亦冤哉！议不食不饥，不便不寐，九窍不和，皆属胃病例，与《灵枢》半夏汤令得寐再商。

姜半夏二两　秫米二合

急流水八杯，煮取三杯，分三次服。得寐为度。

十一日　诸窍不和，六脉纯阴，皆痰饮为呆腻补药所闭。昨日用半夏汤已得寐而未熟，再服前方三帖，续用小青龙去表药，加广皮、枳实以和其饮。盖现在面色黄亮，水主明也。六脉有阴无阳，饮为阴邪故也。左脉弦甚，经谓单弦饮澼也。有一症必有一症之色脉，何医者盲无所知，吾不知伊一生所学何事，宁不愧死！

姜半夏六钱　桂枝五钱　五味子二钱　炒白芍三钱　小枳实五钱　干姜二钱　炙甘草三钱　广皮三钱

甘澜水八杯，煮成三杯，分三次服。

十八日　胃之所以不和者，土恶湿而阳困也。昨日纯刚大燥以复胃阳，今脉象较前生动，胃阳已有生动之机；但小便白浊，湿气尚未畅行，胃终不得和也。与开太阳阖阳明法。

姜半夏二两　秫米一合　猪苓六钱　桂枝四钱　茯苓皮六钱　飞滑石三钱　广皮三钱　泽泻六钱　通草一钱

急流水十一碗，煮成四碗，分早、中、晚、夜四次服。

六月初三日　于原方内去滑石、通草，加川椒炒去汗，三钱。

乙酉五月十六日　高　五十二岁　脉弦，痰饮喘咳，与小青龙去麻、辛，加广皮、枳实。

姜半夏六钱　桂枝五钱　小枳实五钱　广皮三钱　炙甘草三钱　五味子二钱　白芍三钱　干姜二钱　煮三杯，分三次服。二帖。

十八日　已见小效，汗多，加净麻黄根三钱。

二十日　病减者减其制，去桂枝、枳实各二钱。

二十四日　服前药汗少，惟善嚏，周身酸痛。于原方减干姜一钱，加杏仁三钱，防己三钱。

乙酉五月二十七日　董　四十五岁　脉沉细弦弱，咳嗽夜甚，久而不愈，饮也。最忌补阴，补阴必死，以饮为阴邪，脉为阴脉也。经曰："无实实。"

桂枝六钱　小枳实二钱　干姜三钱　五味子一钱　白芍四钱　半夏五钱　炙甘草一钱　广皮三钱，炒　煮三杯，分三次服。

六月初一日　复诊加云苓三钱　枳实二钱

十七日　其人本有痰饮，服小青龙胃口已开。连日午后颇有寒热，正当暑湿流行之际，恐成疟疾。且与通宣三焦。

茯苓皮五钱　杏仁三钱　姜半夏四钱　生薏仁五钱　小枳实三钱　青蒿二钱　藿香梗三钱　白蔻仁一钱五分　广皮三钱　煮三杯，分三次服。

十九日　寒热已止，脉微弱。去蔻仁、青蒿，加桂枝、干姜以治其咳。

二十二日　咳减，寒热止，胃口开，嗽未尽除，脉尚细小。效不更方，服至不咳为度。

乙酉五月初八日　某　六脉弦紧，右脉沉取洪大。先从腰以上肿例，舌白滑，喘而咳，无汗，从溢饮例之大青龙法减甘药，为其重而滞也。

生石膏一两　杏仁去皮留尖，五钱　桂枝五钱　炙甘草二钱　细辛二钱　大枣肉二枚　麻黄去节，六钱　生姜三钱　煮成三杯，先服二杯，覆被令微汗佳。得汗止后服，不汗再服第二杯如上法。

十一日　溢饮脉紧无汗，咳嗽浮肿，昨用大青龙汗出肿消，喘咳减。与开太阳阖阳明法。

半夏五钱　飞滑石五钱　茯苓五钱　生薏仁五钱　桂枝一钱五分　泽泻三钱　苍术炭二钱　猪苓三钱　广皮三钱　煮三杯，分三次服。

已服十数帖，后加莲子五钱　益智仁二钱。

乙酉正月初十日　陈　七十六岁　悬饮脉弦，左胁不快，为水在肝；法当用十枣汤，近八旬之老人，难任药力，与两和肝胃可也。

旋覆花三钱，包煎　半夏五钱　香附五钱　广皮三钱　小枳实三钱　淡吴萸二钱　青皮三钱　煮三杯，分三次服。

二十三日　前方已服十余帖，复诊脉结，加杏仁泥六钱，再服三帖。

壬戌正月十三日　觉罗　六十二岁　酒客痰饮哮喘，脉弦紧数，急与小青龙去麻、辛，加枳实、橘皮汤，不应，右胁痛甚。此悬饮也，故与治支饮之小青龙不应；应与十枣汤，以十枣太峻，降用控涎丹。

甘遂五钱　大戟五钱　白芥子五钱

共为细末，神曲糊丸如梧子大，先服十三丸不知，渐加至二十一丸，以得快便下黑绿水为度。三服而水下喘止，继以和胃收功。

汪室女　十七岁　伏暑夹痰饮，与三仁汤重加半夏、广皮，屡效而热不退，痰不除，右脉微结，中有痰块堵塞隧道。因延郑芷谷兄针中泉穴，紫血出后，继咳老痰二口。以后用药无不见效，半月后伏暑痰饮皆愈矣。

甲子八月初十日　钱氏　三十二岁　咳嗽，胃中停水，与小青龙去麻、辛，重加枳实、广皮五帖，已愈八九。因回母家为父祝寿，大开酒肉。其父亦时医也，性喜用人参，爱其女，遂用六君子汤，服关东参数十帖。将近一年，胃中积水胀而且痛，又延其父视之，所用之药，大抵不出守补中焦之外，愈治愈胀，愈治愈痛，以致胸高不可以俯，夜坐不可以卧，已数日不食矣。其翁见势已急，力辞其父，延余治之。余见其目欲努出，面色青黄，胸大胀痛不可忍，六脉弦急七、八至之多，余曰：势急矣，断非缓药所能救。因服巴豆霜三分，下黑水将近一桶，势稍平，以和脾胃药调之，三四日后渐平，胃大开，于是吃羊肉饺三十二枚，胃中大痛一昼夜，又用巴豆霜一分五厘，下后痛止，严禁鱼肉，通补脾胃一月而安。

乙酉正月三十日　赵　四十六岁　太阳痹则腰脊痛，或左或右，风胜则引也；或喘或不喘者，中焦留饮上泛则喘，不泛则不喘也。切戒生冷猪肉与一切补药，周年可愈。六脉洪大已极，石膏用少万不见效，命且难保。

生石膏六两　桂枝五钱　小枳实五钱　生薏仁五钱　姜半夏五钱　杏仁五钱　云苓皮五钱　黄柏炭二钱　白通草一钱

防己四钱　煮三杯，分三次服。四帖。

二月初三日　复诊于前方内加猪苓三钱　飞滑石一两　小枳实三钱　四帖。

初七日　于前方内去半夏、猪苓，加海桐皮三钱、片子姜黄三钱、晚蚕沙三钱、黄柏一钱。服至二十五日止，计十八帖，于前方再加桑皮三钱。

二十六日　于前方用石膏四两，去黄柏炭，加姜半夏五钱。

二十七、八日　两日减石膏，止留二两。

二十九日、三月初一日　石膏仍用四两，因拜扫停药六天。

初八、九日　石膏每剂用二两。

初十日　右手脉洪大已减，石膏只用一两。

十一、二日　每日用石膏二两。

十三、四日　石膏每天用一两。

十五日至十九日　因感燥气，停药五天。

二十日、二十一日　石膏每帖用一两。

二十二日至三十日　每剂石膏用二两，共服九帖。

四月十五日　自淮安复至绍兴，又诊得洪大之脉较前已减七八，然较之平脉仍大而有力。现在小便赤浊，牙缝臭味复出，痹痛虽止，阳明太阳两经湿热未净，太阴化气未复。

生石膏四两　杏仁四钱　云苓皮五钱　飞滑石六钱　海金沙五钱　晚蚕沙三钱　木通三钱　薏仁五钱　煮三杯，分三次服。四帖。

十九日　脉渐退，减石膏至二两，加姜半夏五钱　广皮三钱。

二十日至二十二日　每日用石膏一两。

二十三日至二十六日　每日用石膏二两。

二十七日　小便不利。

生石膏四两　杏仁四钱　姜半夏五钱　飞滑石六钱　生薏仁五钱　木通三钱　茯苓皮五钱　海金沙五钱　陈皮三钱　煮三杯，分三次服。四帖。

五月初一日　感受风寒，服桂枝汤。

初四日　仍服前二十七日方。三帖。

初七日　内饮招外风为病。

姜半夏五钱　桂枝四钱　杏仁三钱　白芍二钱　小枳实五钱　防己三钱　干姜一钱　广皮三钱　炙甘草一钱五分　煮三杯，分三次服。其第一杯服后即啜稀热粥一碗，覆被令微汗即解；得汗后余药不必啜粥。服四帖。

十一日　前因风寒夹饮之故，用小青龙法。现在风寒解而饮未除，脉复洪大。仍与大青龙与木防己汤合法，兼治饮与痹也。

生石膏六钱　桂枝六钱　防己四钱　茯苓皮六钱　飞滑石六钱　半夏六钱　木通三钱　小枳实三钱　杏仁四钱　广皮三钱　煮三杯，分三次服。

十四日　其人本有痹症痰饮，现届盛暑发泄，暑湿伤气，故四肢酸软少气，口中胶腻欲呕。与局方消暑丸意。

茯苓连皮，一两　炙甘草三钱　半夏六钱　生姜汁三匙　荷叶去蒂，三钱　煮三杯，分三次服。

十九日至二十三日　停药。

二十四日　仍服十一日方，至六月初七日止，服十一帖。

六月初八日　停药。

十八日　气急欲喘，新感暑湿之故。于原方内加小枳实二钱　广皮二钱　服五帖。

二十三日

生石膏六钱　桂枝四钱　半夏六钱　飞滑石六钱　茯苓皮六钱　杏仁四钱　防己四钱　广皮三钱　小枳实四钱　木通三钱　煮三杯，分三次服。四帖。

二十七日　于原方内减石膏三钱，加：飞滑石六钱，共成一两二钱　木通二钱，共成五钱　晚蚕沙三钱

二十九日　渴欲饮水，水入则吐者，名曰水逆，五苓散主之。

苍术三钱，炒枯　桂枝三钱　茯苓皮六钱　半夏五钱　猪苓四钱　泽泻四钱　藿香三钱　生姜汁三匙　煮三杯，分三次服。

七月初二日　饮食有难化之象，于原方内去苍术，加：广皮炭四钱　神曲三钱　益智仁二钱　小枳实三钱　以通胃腑，并醒脾阳。

初七日　右脉洪数，六腑不和，食后恶心，二便不

爽，暑湿所干之故。议宣三焦。

生石膏三两　茯苓皮六钱　黄芩炭三钱　飞滑石六钱　生薏仁五钱　姜半夏五钱　小枳实三钱　益智仁三钱　白蔻仁一钱五分　广皮三钱　生姜三片　煮三杯，分三分服。

初九日　加益智仁、小枳实。

初十日　中焦停饮，晚食倒饱，是脾阳不伸之故。一以理脾阳为法。

姜半夏五钱　茯苓五钱　益智仁一钱五分　川椒炭八分　生薏仁五钱　广皮三钱　小枳实二钱　煨草果五分　白蔻仁一钱五分　煮三杯，分三次服。

十七日　停饮兼痹，脉洪，向用石膏，并不见效。数日前因食后倒饱，脉不大。石膏已用至三十斤之多，转用温醒脾阳，丝毫不应，水之蓄聚如故，跗肿不消，胃反不开，右脉复洪大有力，小便短。思天下无肺者无溺，肺寒者溺短，肺热者亦无溺，仍用石膏凉肺胃。

生石膏四两　桂枝三钱　枳实五钱　防己四钱　姜半夏五钱　生薏仁五钱　广皮五钱　煮三杯，分三次服。

二十一日　于前方内加茯苓皮五钱　杉皮五钱　减石膏二两

二十二日至二十四日　石膏只用四两一帖。

二十五日至二十八日　石膏每帖只用二两。

二十九日　饮聚不行，小便已清，少时即变臭浊，六腑之不通可知。大药已用不少，而犹然如是，病机之顽钝又可知矣。议暂用重剂，余有原案。

生石膏四两　杏仁八钱　云苓皮八钱　飞滑石一两　姜半夏八钱　防己三钱　海金沙八钱　小枳实五钱　广皮四钱　煮三杯，分三次服。

八月初一日　加石膏二两。

初二日　又加石膏二两。

初七日　减去广皮四钱　小枳实二钱。

初十日　脉之洪大不减，加石膏二两。

十一日至二十七日　仍服前方。

九月初四日　服石膏至五十斤之多，而脉犹浮洪，千古来未有如是之顽病，皆误下伤正于前，误补留邪于后之累，今日去补阳明药，盖阳明之脉大也。

生石膏八两　防己五钱　云苓皮一两　木通三钱　飞滑石二两　杏仁泥一两　小枳实五钱　煮四杯，分四次服。

专以苦淡行水，服两帖再商。

初七日　复诊加生石膏四两，共成十二两。服四帖。

十三日　脉洪滑，痰饮未除，晨起微喘，足跗肿未消尽，余有原案。

生石膏八两　半夏六钱　生薏仁六钱　飞滑石一两　云苓皮六钱　杏仁四钱　葶苈子三钱　木通四钱

十五日　气已不急，去葶苈子。右脉仍洪，加石膏一倍，共成一斤。服三帖。

十六日　气急者得葶苈而止，右脉之洪大者得石膏一斤大减。病减者减其制，但脉仍滑数，加行痰饮。

生石膏六两　半夏一两　枳实三钱　杏仁四钱　云苓皮五

钱 旋覆花四钱，包煎 广皮四钱 香附五钱 煮四杯，分四次服。

十八日 脉渐小，减石膏二两。服二帖。

二十日 脉洪数，加石膏八两，共成十二两。服二帖。

二十二日 脉洪数减，减石膏六两，加葶苈子一钱五分。

二十五日 脉之洪大者得石膏一斤，业经大减。病减者减其制，俟脉复洪大有力，再酌加其制。

生石膏十二两 半夏一两 香附五钱 枳实五钱 云苓皮五钱 旋覆花四钱，包煎 广皮四钱 杏仁四钱 煮四杯，分四次服。

二十九日 小便短，于原方加飞滑石一两。

妙应丸：《金匮》谓：凡病至其年月日时复发者当下之。此证痰饮兼痹，自正月服药至十月，石膏将近百斤之多，虽无不见效，究未拔除病根。左胁间漉漉有声，不时喘咳，此水在肺也。《金匮》：水在肺，十枣汤主之。又谓：偏弦饮澼。又谓：咳家之脉弦尚有水，十枣汤主之。又谓：咳家一百日至一岁不死者，十枣汤主之。合而观之，此症当用十枣无疑。但十枣太峻，南人胆怯，未敢骤用，降用妙应丸，续续下之，庶无差忒也。

制甘遂五钱 制大戟五钱 白芥子五钱

共为细末，神曲糊为丸，如小梧子大。从三十丸服起，得下痰水即止。停数日水不尽，再服，以尽为度。

十月初二日　服妙应丸二分六厘，大枣三枚煎汤下，清晨服。约二刻，先从左胁作响，坠痛至少腹，便下绿水胶痰碗许。

初三日　服妙应丸二分六厘，大枣二枚煎汤下，便下痰水如前，汤药未服。

初四日　气喘，于前方内加：石膏四两，共成一斤　杏仁四钱，共成八钱　广皮二钱，共成六钱　加桂枝六钱　生姜四钱
服四帖。

初八日　生石膏一斤　半夏一两　茯苓皮六钱　飞滑石一两　小枳实五钱　杏仁八钱　旋覆花四钱，包煎　苏子霜二钱　广皮三钱　煮四杯，分四次服。三帖。

十一日　服妙应丸三分。

十二日　脉仍洪大有力。

生石膏八两　薏仁六钱　半夏六钱　香附三钱　云苓皮六钱　旋覆花四钱，包煎　杏仁四钱　广皮三钱　煮三杯，分三次服。

十三日　飞滑石一两　半夏一两　杏仁八钱　桂枝六钱　枳实五钱　茯苓皮五钱　旋覆花四钱，包煎　广皮四钱　香附三钱　苏子霜二钱　煮三杯，分三次服。

二十日　去香附，加苏子霜。

二十二日　妙应丸三分四厘，服之即下痰水。

二十九日　妙应丸三分八厘，服之下痰如前。

十一月初四日　右脉洪数，本有聚饮，小便不长。

生石膏一斤　飞滑石一两　小枳实四钱　半夏六钱　茯

苓皮六钱　晚蚕沙三钱　生薏仁六钱　杏仁六钱　白通草二钱　煮三杯，分三次服。

初六日　服妙应丸三分八厘，下痰水如前。

十一日　于前方加郁金三钱。

十二日　于前方加广皮三钱　石膏八两。

十三日　于前方加枳实二钱　旋覆花四钱，绢包。

十四日　于前方加苏子霜四钱。

十五日　服妙应丸四分六厘，下痰水如前。

十六日　服妙应丸六分，下痰水如前。

十七日　痰饮喘咳，右脉洪，左关独浮。与建金制木法。

生石膏八两　半夏六钱　杏仁六钱　香附四钱　旋覆花四钱，包煎　苏子霜三钱　青皮三钱　煮三杯，分三次服。

二十二日　服妙应丸六分。自服丸药，每次皆下痰水，惟此次未下，以服药后即食粥也。

二十三日　服妙应丸六分，大便仍行痰水。

二十七日　洪大之脉已退，惟两关独浮，右大于左而兼实。木陷入土，与两利肝胃，兼开膀胱，小便短而水易停故也。

飞滑石一两　半夏六钱　云苓皮六钱　白芍四钱，酒炒　旋覆花三钱，包煎　香附三钱　苏子霜三钱　广皮三钱　青皮二钱　煮三杯，分三次服。

十二月初一日　数日不服石膏，右脉复洪数，左关之独浮者亦未十分平静。与金木同治法。

生石膏六两　半夏六钱　云苓皮六钱　杏仁六钱　飞滑石一两　小枳实六钱　香附四钱　旋覆花四钱，包煎　煮三杯，分三次服。

以后凡右脉大者，服此，小即止。

初二日　服妙应丸六分，下痰水如前。

初三日　仍服初一日原方。二帖。

初五日　于初一日方内加桂枝五钱　广皮四钱　以畏寒故也。服五帖。

初十日　服妙应丸八分下痰水如前。

十一日　于前方内去桂枝、广皮，脉不肯小故也。再服五帖。

十六日　服妙应丸一钱，仍下痰水如前。

丁亥正月十九日　曹　四十五岁　咳嗽，脉洪大数实，面色黧黑，已为难治；况左胁板痛，卧不着席，此水在肝也，更为重极之症。先与大青龙以平其脉，再议逐胁下之饮。

生石膏四两　麻黄去节，三钱　生姜五片　炙甘草三钱　杏仁泥五钱　桂枝三钱　大枣去核，三枚　细辛二钱

煮三杯，先服一杯，得汗止后服，不汗再服。

二十日　痰饮喘咳无汗，六脉洪大数实；与大青龙全剂，脉小咳减，惟口渴思凉未除，脉仍带数。仍与大青龙去麻辛可也。

生石膏三两，先煎代水　桂枝三钱　小枳实三钱　姜半夏六钱　杏仁泥六钱　云苓半皮半块，六钱　炙甘草三钱　煮三杯，

分三次服。

二十一日　于原方内减石膏一两　加枳实二钱　广皮五钱。

二十二日　痰饮喘咳，左边卧不着席，脉洪大数实，与大青龙三次见效，脉已平复，惟仍数耳。

生石膏二两　云苓半块半皮，六钱　桂枝三钱　小枳实三钱　姜半夏六钱　炙甘草三钱　杏仁泥五钱　广皮五钱　煮三杯，分三次服。

丙戌四月十五日　陈女　十五岁　六脉弦数，午后身热，前曾腹胀泄泻，痰多喘咳，气上阻胸，内饮招外风为病，兼有伏暑之象。与通宣三焦。

云苓块六钱　生薏仁五钱　白蔻仁一钱五分　姜半夏五钱　杏仁泥三钱　旋覆花三钱，包煎　黄芩炭一钱五分　藿香梗三钱　煮三杯，分三次服。

十八日　六脉弦数，较前虽减，而身热未除，喘咳亦减，胃少开，郁少舒，仍宗前法，余有原案。

云苓皮六钱　生薏仁五钱　广郁金二钱　姜半夏五钱　旋覆花三钱，包煎　黄芩炭三钱　白蔻仁二钱　藿香梗三钱　杏仁三钱　青皮二钱　青蒿二钱　煮三杯，分三次服。

二十日　肝郁夹痰饮，咳嗽气上阻胸，寒热。与宣肝络以开郁，和胃以逐饮，降肝气、镇肝逆以去气阻，调营卫以止寒热，余有原案。

代赭石五钱，煅　桂枝三钱　炒白芍三钱　旋覆花三钱，包煎　姜半夏五钱　香附三钱　广郁金二钱　归横须二钱　降香

末三钱　广皮三钱　煮三杯，分三次服。

二十三日　肝郁夹痰饮，兼有伏暑寒热，前与通宣三焦，继以调和营卫，宣肝郁，逐痰饮。两法俱效，仍宗第二法。

代赭石三钱，煅飞　桂枝三钱　生薏仁五钱　香附三钱　旋覆花三钱，包煎　炒白芍三钱　归须二钱　姜半夏五钱　广皮三钱　白蔻仁一钱　广郁金二钱　降香末二钱　煮三杯，分三次服。

二十六日　脉大则病进，脉小则病退。肝郁夹痰饮，三法俱效，仍以两和肝胃、调和营卫立法。

代赭石五钱，煅飞　桂枝三钱　降香末二钱　香附三钱　新绛纱三钱　炒白芍三钱　归须二钱　旋覆花三钱，包煎　广皮三钱　益智仁一钱五分　姜半夏五钱　煮三杯，分三次服。

二十九日　诸症向安，惟余痰饮，经未行。仍与两和肝胃。

茯苓块五钱　桂枝三钱　姜半夏五钱　香附三钱　炒白芍三钱　广皮三钱　降香末三钱　生姜三大片　全当归二钱　煮三杯，分三次服。

五月初四日　脉和，昨日经行，经前腹痛，色紫黑，今日不痛，但少腹胀。须服化癥回生丹一二丸。

姜半夏三钱　桂枝二钱　香附三钱　广皮二钱　焦白芍二钱　降香末二钱　归须二钱　生姜三片　煮二杯，分二次服。

己丑正月初七日　舒氏　四十一岁　痰饮喘咳夜

甚，胁痛，少腹亦痛，溺浊，水在肝也，经谓之悬饮。悬饮者，十枣汤主之。恐其太峻，宗其法而不用其方。

姜半夏五钱　生薏仁六钱　旋覆花三钱，包煎　香附三钱　云苓皮六钱　小枳实三钱　降香末二钱　广皮三钱　苏子霜三钱　煮三杯，分三次服。

己丑正月十一日　鲁氏　七十二岁　痰饮喘咳，倚息不得卧，左畔更不能着席，下有饮水在肝也。加逐肝中之饮，与小青龙法。

姜半夏六钱　桂枝四钱　广橘皮三钱　旋覆花三钱，包煎　小枳实四钱　香附三钱　五味子一钱五分　干姜四钱　炙甘草二钱　煮三杯，分三次服。

十四日　痰饮喘咳，倚息不得卧，前与小青龙法，痰少活，右手今日脉结，块痰所致。重与利肺气为要。

姜半夏六钱　苦桔梗五钱　杏仁五钱　云苓块五钱　小枳实四钱　旋覆花三钱，包煎　广皮三钱　苏子霜三钱　生姜汁三匙，冲　煮三杯，分三次服。

十八日　痰饮喘咳，倚息不得卧，脉结；前与利肺气治结脉法，兹结脉已愈，但自觉冷气上冲，当伐其冲气。

云苓块一两　桂枝六钱　广橘皮三钱　姜汁三匙（冲）　小枳实四钱　姜半夏六钱　干姜四钱　甘澜水煮三杯，分三次服。

庚寅十月十六日　潘　二十九岁　痰饮喘咳，脉弦。

姜半夏六钱　桂枝五钱　广橘皮三钱　白芍三钱　小枳实三钱　炙甘草三钱　干姜二钱　五味子二钱　煮三杯，分三次服。

十八日　喘稍定而不寐，与胃不和则卧不安，饮以《灵枢》半夏汤，喘止能寐，伏饮未除。

姜半夏六钱　桂枝三钱　小枳实三钱　干姜三钱　云苓块五钱　炙甘草三钱　广皮三钱　炒於术三钱　煮三杯，分三次服。

乙丑二月初八日　觉罗氏　少阳胆络偏头痛，系上焦火病属阳；胸满短气，不食不便，咳喘脉沉弦，头面肢肿，欲小便则寒噤，系中下焦水病属阴。阴阳水火兼病，碍难措手，勉与清上焦勿犯中下二焦，俟上焦愈，再治下焦。

连翘三钱　牛蒡子二钱　钩藤三钱　刺蒺藜二钱　银花三钱　荆芥穗一钱　丹皮二钱　茶菊花三钱　桑叶三钱　煮三小杯，分三次服。服一帖，头痛减。

初九日　痰饮误用苦寒，以致胸满短气，便闭不食。

姜半夏八钱　小枳实四钱　广皮三钱　杏仁泥八钱

煮三杯，分三次服。以大便通为度。服一帖，便通思食，胸满除，但头复微胀。

壬辰正月二十八日　珠氏　三十岁　六脉沉弦细弱，阳气虚极，呕吐停水，食少，再吃生冷猪肉咸味，不可救矣。

茯苓块六钱　吴萸三钱　橘皮四钱　良姜三钱　川椒炭三钱　姜半夏六钱　生姜五钱　煮三茶杯，分三次服。

二月初二日　即于前方内去良姜，加干姜炭三钱。

初五日　阳虚受寒，服温药已效。仍有胁胀脐痛，六脉弦细。

姜半夏五钱　吴萸二钱　厚朴二钱　川椒炭三钱　小茴香三钱，炒黑　良姜二钱　香附三钱　青皮二钱　广橘皮三钱

煮三杯，分三次服。

初九日　于前方内加茯苓块五钱。

十二日　阳微，脉弦细，胁胀减而腹痛未除。

吴茱萸三钱　乌药二钱　槟榔二钱　小茴香三钱，炒　广橘皮三钱　良姜三钱　青皮二钱　生姜三片　川椒炭三钱　煮三杯，分三次服。

二十二日　本受燥金寒气，又加肝郁胁痛，治在肝络。

新绛纱三钱　香附三钱　苏子霜三钱　旋覆花三钱，包煎　姜半夏五钱　青皮二钱　川椒炭三钱　归横须二钱　降香末三钱　橘皮三钱　煮三杯，分三次服。

壬辰二月初五日　某　其人本有痰饮喘咳，又感风温，不恶寒，反恶热，口渴，暮夜身热，头晕汗多，暂与辛凉清上。

连翘三钱　苦桔梗三钱　银花三钱　香豆豉二钱　芦根三钱　杏仁泥三钱　桑叶三钱　炙甘草一钱五分　竹叶三钱　煮三杯，分三次服。

初七日　痰饮喘咳，又加温热。前与辛凉，兹温热已退，脉犹微数；尚不能纯然大温以治饮，且与平剂为稳。

茯苓皮六钱　杏仁五钱　小枳实四钱　香附三钱　姜半夏六钱　旋覆花三钱，包煎　橘皮四钱　苏子霜三钱　煮三茶杯，分三次服。

初九日　胃不和则卧不安，与《灵枢》半夏汤和胃。

姜半夏二两五钱　秫米一合　急流水八杯，煮取三杯，分三次服。

十一日　痰饮喘咳，脉弦细。

姜半夏六钱　桂枝四钱　五味子一钱五分　焦白芍二钱　广橘皮四钱　干姜三钱　小枳实一钱　细辛一钱　炙甘草三钱　甘澜水八杯，煮取三杯，分三次服。

十三日　痰饮喘咳，与温中降气已效，仍宗前法而进之。

桂枝三钱　小枳实五钱　细辛一钱　苏子霜三钱　杏仁三钱　焦白芍二钱　干姜三钱　广橘皮五钱　炙甘草三钱　甘澜水八杯，煮取三杯，分三次服。

十五日　痰饮喘咳，已愈五六，惟口干头晕不寐，与辛能润法。

姜半夏二两　秫米一合　急流水八碗，煮取三碗，分三次服。

十八日　痰饮不寐，与半夏汤已寐，惟短气心悸未除，汗多。

姜半夏六钱　桂枝三钱　小枳实三钱　云苓块五钱　五味子三钱　干姜三钱　炙甘草三钱　广橘皮三钱　麻黄根去净芦，三钱　煮三杯，分三次服。

二十一日　痰饮喘咳俱愈，又感风温，头晕脉数身热。与辛凉法。

连翘三钱　苦桔梗三钱　桑叶三钱　荆芥穗一钱五分　银花三钱　香豆豉三钱　竹叶二钱　炙甘草一钱　薄荷一钱　煮三小杯，分三次服。

二十三日　风温已解；痰饮不寐，左胁痛。与两和肝胃。

姜半夏六钱　桂枝三钱　降香末三钱　归须二钱　旋覆花三钱，包煎　香附四钱　广橘皮三钱　青皮二钱　苏子霜三钱　秫米一撮　煮三杯，分三次服。

二十五日　饮胀，胁下痛而咳。

姜半夏六钱　桂枝尖三钱　香附四钱　降香末三钱　小枳实四钱　旋覆花三钱，包煎　杏仁泥三钱　干姜三钱　苏子霜三钱　广橘皮四钱

甘澜水八杯，煮取三杯，分三次服。

二十八日　病减者减其制，余有原案。

姜半夏六钱　香附三钱　小枳实二钱　干姜三钱　旋覆花二钱，包煎　广橘皮三钱　青皮二钱　苏子霜二钱　煮三杯，分三次服。

三月初八日　痰饮未尽除，胁下有癥瘕硬块，与温

通络法。

姜半夏五钱　香附三钱　小枳实三钱　旋覆花三钱，包煎　川椒炭三钱　干姜三钱　吴茱萸二钱　苏子霜三钱　小茴香三钱炒　广皮三钱　煮三杯，分三次服。

卷　四

疝　瘕

壬戌八月廿三日　胡氏　二十二岁　脉沉而细，体厚而白，阳虚可知。奔豚从少腹上攻心胸，发作欲死，气回则已。呕酸瘰疬，大便结燥，头晕心悸，皆肝经累及冲脉为病。

桂枝尖二钱　降香三钱　川楝子一钱五分　淡吴萸三钱　广木香一钱　炒全归三钱　云连炭一钱　炒小茴香三钱　川芎一钱　广郁金二钱　青皮三钱　两头尖二钱　煮三杯，分三次服。三帖。

廿六日

桂枝一钱五分　制香附三钱　全归三钱　降香三钱　炒小茴香三钱　川芎五分　半夏三钱　淡吴萸二钱　广皮二钱　青皮二钱　云连炭一钱　煮三杯，分三次服。三帖。

廿九日

紫石英研细，五钱　生香附三钱　淡吴萸三钱　降香末三钱　广皮二钱　桃仁泥二钱　川楝子三钱　炒全归三钱　两头

尖三钱　炒小茴香三钱　青皮一钱五分　煮三杯，分三次服。

九月初三日　通补八脉。

生鹿角四钱　肉桂去粗皮净，八分　降香末三钱　紫石英生研细，五钱　杞子三钱　炒全归三钱　桂枝尖二钱　生香附三钱　炒小茴香三钱　煮三杯，分三次服。

乙丑四月二十七日　章氏　七十四岁　老年瘕泄，小腹坚痛，上连季胁，小便短赤之极，六脉洪数。法宜急开阴络，且令得小便，庶可痛减进食。

川楝子三钱　归须三钱　藏红花一钱　降香末三钱　良姜一钱五分　两头尖三钱　炒小茴香三钱　琥珀三分　韭白汁点，三匙　生香附三钱　口麝八厘，与琥珀研极细，冲　煮三杯，分三次服。

二十八日　六脉洪数，觉前更甚，于前方内去两头尖，加川黄连一钱。

二十九日　脉小则病退，较平人犹觉大也。

川楝子三钱　槟榔一钱五分　淡吴萸二钱　降香末三钱　青皮一钱五分　真雅连一钱　炒小茴香三钱　琥珀四分　藏红花八分　生香附三钱　归横须八分　口麝同研极细冲入，五厘　煮三杯，分三次服。

三十日　病势少减，惟呕恶不食，兼与和胃。

乌药二钱　制半夏三钱　槟榔一钱五分　归须二钱　降香末三钱　红花五分　川连一钱五分　淡吴萸三钱　血珀三分　青皮二钱　炒小茴香三钱　口麝五厘，与血珀同研极细冲　头煎八分两茶杯，二煎一茶杯，分三次服。

五月初一日　带下瘕聚，皆冲任脉为病。数日来急通阴络，效已不少，但六脉洪数有力，谨防下部生疮。凡疮皆属君火，泻心者必泻小肠，且胆无出路，必借小肠以为出路，小肠火腑，非苦不通。

芦荟一钱　龙胆草三钱　山连一钱五分　半夏三钱　川楝子三钱　青皮一钱五分　归须三钱　生香附三钱　琥珀三分　乌药二钱　淡吴萸三钱　槟榔二钱　口麝五厘，同研极细冲　小茴香三钱　煮三杯，分三次服。

初二日　今日脉虽小，而泄较多。

吴萸泡淡，三钱　降香末三钱　萆薢三钱　良姜三钱　生香附三钱　乌药二钱　半夏二钱　川楝子三钱　归须二钱　青皮一钱五分　小茴香三钱　广皮二钱　煮三杯，分三次服。

初三日　大瘕泄痛甚，且有瘀血积滞，法宜通阳和络。

吴萸泡淡，三钱　降香末三钱　红花五分　安桂一钱五分　川楝子三钱　琥珀三分　归须三钱　广木香二钱　生香附三钱　口麝同研极细冲，五厘　川椒炭三钱　青皮一钱五分　川连一钱五分　煮三杯，分三次服。

初四日　脉证俱减，惟胁胀呕恶，仍用前法而小变之。

川楝子三钱　安桂一钱五分　川椒炭三钱　降香末三钱　青皮二钱　生香附三钱　淡吴萸三钱　红花五分　广郁金二钱　小茴香三钱　广皮二钱　川黄连一钱五分　煮三杯，分三次服。

初五日　于前方内去川椒炭，再一帖。

初六日　老年久病，势已缓。且减其制，间服乌药散五分，不痛不服。

半夏六钱　炒小茴香五钱　川连一钱五分　全归土炒老黄色，三钱　川楝子三钱　吴萸泡淡，一钱五分　桂心研细冲，一钱　生香附三钱　广皮一钱　红花五分　煎二杯，分二次服。

初七日　老年久病，诸症悉减。未便纯任攻伐，议通补兼施，能入奇经者宜之。

炙龟板三钱　全归黄酒炒，三钱　小茴香少加黄酒炒黑，三钱　鹿角霜二钱　艾炭一钱　生香附三钱　枸杞子炒，二钱　砂仁一钱五分　煎二杯，分二次服。

二十六日　王氏　浊阴上僭，滴水不下，痛胀不可忍，而又加之以大瘕泄，六脉几于无阳，殆哉！

炒川椒八钱　荜拨四钱　小枳实五钱　淡吴萸六钱　良姜三钱　焦白芍三钱　安边桂去粗皮，五钱　红曲三钱　炒黄芩二钱　老厚朴五钱　归须一钱五分　炒川连二钱　九碗水，煮成三碗，加桂再煮，得八分三碗，分三次服。

初一日　浊阴之上攻者少平，积滞之下趋者未净，且有黑暗紫秽之形。思有形有质之邪，非急趋不可，议温下法。欲便先痛，便后痛减，是其可下之据也。再以体虚而论，急逐其实，正所以护其虚也。不然，缠绵日久，终归于惫，反欲下而不能矣，古人所谓网开一面也。

桂心三钱　生大黄酒炒黑，五钱　炒黄芩二钱　川椒炒黑，

五钱　炒白芍三钱　红曲二钱　厚朴三钱　淡吴萸五钱　广皮三钱　归尾二钱　炒川连二钱　水八杯，煮成三杯，先服二杯，以知消息之，即得快大便方已之意。

化癥回生丹方：

鳖甲胶一斤　人参六两　桃仁三两　益母膏八两　熟地四两　红花二两　公丁香三两　白芍四两　麝香二两　小茴炭三两　归尾四两　干漆二两　五灵脂二两　杏仁三两　川芎二两　京三棱二两　苏木三两　香附二两　苏子霜二两　安桂二两　阿魏二两　元胡索二两　降香二两　艾炭二两　片姜黄二两　吴萸二两　良姜二两　两头尖二两　乳香二两　水蛭香油炒焦，二两　川椒炭二两　没药二两　虻虫二两　蒲黄炭一两　大黄八两。此物为细末，以高米醋一斤半熬浓晒干为末，再加醋熬，如是三次晒干末之　上药共为细末，以鳖甲、大黄、益母三胶和匀，再加炼蜜为丸，重一钱五分，蜡皮封护。用时温开水和空心服，瘀甚之症黄酒下。

一、治癥结不散不痛。

一、治癥发痛甚。

一、治血痹。

一、治疟母左胁痛而寒热者。

一、治妇女干血痨症之属实者。

一、治妇女经前作痛，古谓之痛经者。

一、治妇女将欲行经而寒热者。

一、治妇女将欲行经，误食生冷腹痛者。

一、治妇女经闭。

一、治妇女经来紫黑，甚至成块者。

一、治产后瘀血少腹痛拒按者。

一、治腰痛之因于跌扑死血者。

一、治跌扑昏晕欲死者。

一、治金疮、棒疮之有瘀滞者。

马氏　二十四岁　瘕痛十数年不愈，三日一发，或五日、十日一发，或半月一发，发时痛不能食，无一月不发者。与天台乌药散，发时服二钱，痛轻服一钱，不痛时服三五分。一年以外，其瘕化尽，永不再发。

史氏　三十二岁　少腹痛不可忍，六脉弦细而紧。其夫曰：妊孕业已足月，想欲产耳？余曰：胎脉流利，弦紧乃贼克之脉，此瘕也。见病脉故不见胎脉。与辛香流气饮二帖而痛止，三日后大生如故。

乙酉八月三十日　王室女　二十岁　肝郁结成癥瘕，左脉沉伏如无，右脉浮弦，下焦血分闭塞极矣！此干血痨之先声也。急宜调情志，切戒怒恼，时刻能以恕字待人，则病可愈矣。治法以宣络为要。

新绛纱三钱　桃仁泥三钱　广郁金三钱　苏子霜三钱　旋覆花包，三钱　归横须三钱　降香末三钱　公丁香一钱五分

煮三杯，分三次服。

九月初四日　服前药四帖，六脉沉伏如故，丝毫不起。病重则药轻，于前方内加川椒炭三钱　良姜二钱。

再用化癥回生丹早晚各服一丸，服至癥瘕化尽为度，三四百丸均未可定，断不可改弦易辙也。

十月十七日　癥瘕瘀滞，服宣络温经药二十二剂，化癥回生丹四十余丸，业已见效不浅，脉亦生动，经亦畅行。药当减其制，化癥回生丹每早空心只服一丸，效则不必加，切戒生冷、猪肉、介属，可收全功。

新绛纱三钱　丹皮五钱　广郁金二钱　香附三钱　旋覆花包，三钱　归横须二钱　降香末二钱　广皮二钱　苏子霜一钱五分　煮三杯，分三次服。此方常服可痊愈。

胎　前

癸亥七月初五日　汪氏　三十七岁　痢疾古称滞下，况久病脉实，欲便先痛，便后痛减，其为积滞未清无疑。非网开一面不能补虚，议温下法，所以敢用此者，经谓：有故无殒，故无殒也。

生大黄三钱　官桂一钱五分　焦神曲二钱　炒白芍二钱　黄芩一钱五分　南楂炭一钱　老厚朴二钱　云连一钱　广木香一钱　桃仁泥一钱　归须一钱　水四茶杯，煮成六分三茶杯。先服一杯，候四个时辰问病人再便腹不痛，止后服。若欲便之先痛减其半，再服一分之半；痛仍照前，再服一分；其第三次亦如前候法。

初七日　服前药全然不痛。

焦白芍一钱五分　茯苓二钱　广木香八分　黄芩炭八分　云连酒炒，三分　老厚朴一钱　焦茅术一钱　莲子二钱　广皮炭一钱　煮二杯，分二次服。

初九日　滞下腹痛，已去七八，咳嗽冷痰，脉近缓，仍然鸡鸣欲便。议宣滞之中，兼醒脾胃两阳。

茯苓块四钱　厚朴二钱　制茅术三钱　焦白芍二钱　半夏二钱　煨肉果一钱五分　黄芩炭一钱二分　广皮一钱　广木香一钱　煮三杯，分三次服。

黄氏　三十岁　死胎不下，已三日矣；六脉芤大，心悸甚，汗大出而喘。按俗派金以平胃散加朴、硝，兹阳虚欲脱，前法下咽即死矣，与救逆法，护阳敛汗，阴阳和而胎自下。

辽参三钱　牡蛎五钱　莲子五钱　云苓四钱　龙骨五钱　炙甘草三钱　麦冬朱砂拌，三钱　煮三杯，服一杯而汗减喘定，服二杯而死胎自下，服三杯而神定，以天根月窟膏两补下焦阴阳法，两月而安。

关氏　三十九岁　难产三日不下，脉大，年长阴气不足，交骨不开。

生龟板八两　煮两碗，尽剂而生，生后补阴而安。

满氏　三十四岁　难产五日不下，呼吸定息脉再至，阳气不充，里寒，且有癥瘕，与温经。

肉桂五钱　云苓块五钱　川芎二钱　人参一钱　川椒炭三钱　全归三钱　煮三杯，分三次服。尽剂而生，大小无恙。

又　产后惟腹中癥痛甚，仍以前方内加：

炮姜四钱　淡吴萸三钱　炒小茴香三钱　桃仁三钱

煮三杯，分三次服。服后下血块长六七寸者二枚，略如狗形无腿，腹中尚有一枚，不敢再攻，以服通补奇经丸化净，而身体大健。

史氏　妊娠七月温热，用承气大下，已载温热门中，胎气全然无伤，其所生之子已三十三岁矣。

范氏　二十八岁　每殒胎必三月，肝虚而热也。已殒过三次。考古法用桑寄生汤，按寄生汤内用人参五钱，又非二三帖所能保，况业已见红，即人参甚便，亦不能定其必可以保，况力不足者多，能用参者少。且寄生未定其桑也，柳寄生亦复不少，药不真焉能见效。《内经》谓“上工治未病”，何若于未孕未殒之前，先用药为妙，故用专翕大生膏一料，计二十四斤，每日服一两，分早中晚三次，一料尽，又受孕，自二百四十天仍旧不保。其夫来报，余甚惭愧，自以为计之不善也。其夫云：不然，前次之殒，滑不可解，若不知者然。此次之殒，宛如大生，艰难万状，是药力已到而未足其补之量也，皆久滑难补之故。望先生为加减，急急再做一料，乘月内服起，必可大生也。于是照前方加重分量，共计生料八十斤，外加嫩麋茸二斤，作细末和膏内，得干丸药三十斤。以后连生四五胎，无一小产者。

专翕大生膏酸甘咸法

人参二斤，无力者以制洋参代之　熟地黄三斤　杞子炒黑，一斤　白芍二斤　沙蒺藜一斤　牡蛎一斤　茯苓二斤　五味子半斤　海参刺大者，二斤　麦冬不去心，二斤　乌骨鸡雌雄一对　鲍鱼二斤　龟板另熬胶，一斤　猪脊髓一斤　莲子湖南，二斤　鳖甲另熬胶，一

斤 羊腰子八对 芡实三斤 阿胶二斤 鸡子黄（去白）二十圆 白蜜一斤 上药分四铜锅，忌铁器搅，用铜杓。以有情归有情者二，无情归无情者二，文火细炼三昼夜，去渣再熬六昼夜，陆续合为一锅，煎炼成膏，末下三胶合蜜和匀，以方中有粉无汁之茯苓、白芍、莲子、芡实为末，合膏为丸。每服二钱，渐加至三钱，日三服，一日一两，期年为度。每殒胎必三月，肝虚而热者加天冬一斤同熬膏，再加鹿茸二十四两为末。本方以阴生于八，成于七，故用三七二十一之奇方守阴也。加方用阳生于七、成于八，三八二十四之偶方以生胎之阳也。古法通方多用偶，守方多用奇，阴阳互也。或加桑寄生一斤。 方论：夫乾其动也直，其静也专，是以大生焉。夫坤其动也辟，其静也翕，是以广生焉。此方法乾坤之静，取静以制动之义，专治阳极而亢、阴衰而躁，如产后血虚郁冒，自汗出，大便难，瘛疭俗名惊风，每殒胎必三月，温热误下误汗，邪退后阴之所存无几，一切阴虚而阳不损之症，荟萃三阴柔药，半用血肉有情蠕动而不呆板之物，养阴最速，接其生气，而以收藏纳缩之少阴为主。盖阳主开，阴主闭，故从来治肾以大封大固为主，经云“肾为封藏之本”。兼湿、燥、寒三项阴邪之病者禁用。

于氏 每殒胎必三月，前人谓肝虚而热，用桑寄生汤。余前保范氏胎，以寄生汤药品难得，又鞭长莫及，改用专翕大生膏，纯然补阴，为乙癸同源之治，遂大生四五胎。兹症面青黄，脉弦细，不惟不热，且虚寒之甚，改用天根月窟膏，两补下焦阴阳，兼补八脉，始大生一胎，孩体冰凉不赤，未能存活；又服药一年，又大生一胎，婴儿仍不甚温。又服药一年，又大生两胎，存活一男一女矣。

产　后

癸亥二月初四日　王氏　二十六岁　热虽重，而阴脉有余，非虚证也，乃伏暑为病，阳陷入阴之故；痰多咳嗽，胸痞不饥，忌柔药。

炙鳖甲五钱　茯苓皮三钱　干姜一钱　青蒿三钱　广郁金三钱　青皮一钱五分　半夏三钱　青橘叶三钱　生姜三片　广皮一钱五分　黄芩炭一钱五分　煮三杯，分三次服。

初六日　服刚药而寒反多，热反少，脉反缓而小，不渴。太阴湿重也。

茯苓连皮，五钱　茅术炭三钱　青蒿三钱　半夏五钱　广郁金二钱　广皮二钱　干姜三钱　黄芩炭一钱五分　生姜三钱　草果煨，一钱　煮三杯，分三次服。

初七日　脉缓舌苔重，便溏胸痞，色淡黄白，合而观之，为湿重脾寒之象。

半夏五钱　茯苓块五钱　薏仁五钱　杏仁二钱　生茅术三钱　炒黄芩二钱　槟榔一钱　煨草果五分　广皮二钱　干姜三钱　白蔻仁六分　煮三杯，分三次服。

初八日　诸症俱减，宜减其制。

茯苓三钱　淡干姜一钱五分　生茅术二钱　半夏三钱　黄

芩炭一钱　槟榔八分　杏仁二钱　白蔻仁六分　广皮一钱　煮二杯，分二次服。

初十日　病退八、九，以养中焦为法。

半夏三钱　茯苓块五钱　薏仁五钱　杏仁三钱　炒於术二钱　莲子连皮，打碎，去心。三钱　广皮一钱五分　白蔻仁研，八分　煮三杯，分三次服。

十三日　产后阴伤，因有寒湿外感症，但见脉缓而阴脉有余之寒湿疟症，故忌柔用刚。兹湿症痊愈，而阴虚脉洪数，阴脉不足之症现，则不得不退刚用柔，因时制宜，医贵乎活泼流动，神明变化，以求合乎道者此也，岂有一毫私意存乎其间哉！

大生地四钱　麦冬不去心，四钱　熟五味打碎，九粒　焦白芍六钱　生牡蛎四钱　炙甘草二钱　炙鳖甲三钱　煮三杯，分三次服。

癸亥五月二十六日　丁氏　二十八岁　血与水搏，产后恶露不行，腹坚大拒按，神思昏冒，其为瘀血上攻无疑。

归尾五钱　藏红花三钱　川芎一钱　桃仁三钱　两头尖三钱　煮三杯，分三次服。间服化癥回生丹五丸。

二十七日　血化为水，瘀滞攻心，昨已危急，因用回生丹，以直入厥阴阴络之两头尖为向导，续下瘀滞，而神气已清，但瘀滞尚多。议以化癥回生丹缓攻为宜。

藏红花二钱　泽兰二钱　两头尖三钱　广郁金三钱　煮两杯，渣再煮一杯，分三次服。化癥回生丹三丸，每次和服一丸。

二十八日　腹中无处不痛，脉沉数有力，瘀血尚多。

归尾五钱　元胡索四钱　泽兰三钱　桃仁三钱　京三棱三钱　莪术三钱　红花二钱　两头尖五钱　川芎一钱五分　煮四杯，每杯和化癥回生丹一丸服。

二十九日　瘀滞已去不少，腹痛减去八九。经谓大毒治病，十衰其六，即无毒治病，十衰其九，勿使过剂。今日头晕而冒，视歧见两物，不可孟浪再与攻瘀，议七味丸加车前子、牛膝、琥珀，一面摄少阴生气，一面宣络脉之血，方为合拍。此时生死相关之际，不可不精细也。

茯苓炒黄，四钱　熟地炭八钱　肉桂炒焦，三钱　炒泽泻六钱　萸肉炭三钱　丹皮炒焦，四钱　山药炒焦，三钱　车前子四钱　牛膝四钱　共炒炭，煮成三碗，又加琥珀细末九分，分三次冲服。

三十日　同前。

六月初一日　瘀血随冲气上攻，神昏，又用化癥回生丹五丸。

初二日　前用摄少阴开太阳法，小便稍利，肿胀癥消，但冲气上动，咳而不寐。议伐肾邪以止冲气，和胃以令寐。

茯苓块连皮，八钱　半夏六钱　紫石英生研细，三钱　桂枝木三钱　秫米一撮　制五味一钱　甘澜水煮成三杯，分三次服。

初三日　昨与伐冲气，兼和胃，业已见效，仍宗前法；腰冷少腹胀，加小茴香。

猪苓三钱　茯苓块连皮，八钱　半夏八钱　泽泻三钱　老厚朴一钱　秫米一合　桂枝三钱　小茴香炒炭，一钱五分　甘澜水煮成三杯，分三次服。

初五日　脉渐小，为病退；左关独大，为肝旺。夜间气上冲胸，浊阴随肝阳上升之故。产后阴虚，不敢峻攻，食少，宜开太阳，兼与和胃。

茯苓块连皮，五钱　桂枝三钱　小枳实打碎，一钱　旋覆花包，三钱　泽泻三钱　五味子制，一钱　焦白芍三钱　半夏六钱　广皮炭一钱五分　广郁金一钱五分　泽兰一钱五分　煮三杯，分三次服。

初七日　诸症悉除，惟余痰饮咳嗽，喘满短气胸痹，皆系应有之症，无足怪者。经谓"病痰饮者冬夏难治"，况十数年之痼疾，又届产后乎？

桂枝五钱　姜半夏六钱　厚朴二钱　桂心冲，三分　生薏仁五钱　薤白一钱五分　猪苓三钱　茯苓块五钱　广皮二钱　泽泻三钱　煮三大杯，分三次服。

王氏　郁冒自汗出，大便难，产后三大症俱备，因血虚极而身热发厥，六脉散大。俗云产后惊风，不知皆内症也。断断不可误认外感症，议翕摄真阴法。

大生地六钱　麦冬不去心，三钱　白芍二钱，炒　生龟板五钱　阿胶三钱　五味子制，一钱　生牡蛎三钱　鲍鱼三钱　炙

甘草一钱　鸡子黄二枚，去渣后搅入，上火二三沸　海参二条　煮三杯，分三次服。

又　夜间汗多，加龙骨三钱。

又　产后郁冒，自汗出，六日不大便，血少而淡。一以增津补液为主。

元参五钱　大生地六钱　洋参一钱　麻仁五钱　炒白芍三钱　鲍鱼四钱　麦冬不去心，四钱　生龟板三钱　海参三条　阿胶三钱　五味子一钱五分　炙甘草一钱五分　白蜜一酒杯，得大便去此　煮三大杯，分三次服。见大便去元参。

又　于前方内去洋参、甘草。

乙丑四月廿四日　文氏　太阴湿土司天之年，六脉沉细而缓，舌苔满布白滑，得饮则胸满，大便溏泄，面青黄，唇白，身萎不起，显系寒湿所伤，致脾胃两阳大败。法以通补腑阳，使寒湿得行方妙，岂有横补中焦守补脏真之理，皆因其产后而误也。

生茅术三钱　半夏五钱　小枳实三钱　猪苓三钱　茯苓块连皮，五钱　煨草果一钱五分　生薏仁五钱　泽泻三钱　广木香一钱五分　老厚朴三钱　广皮一钱五分　甘澜水煮三杯，分三次服。

二十五日　产后中湿，昨用刚燥通阳，业已见效。今日细询，鼻出凉气，肠鸣腹痛，背恶寒，吞酸，皆表里阳虚见症。余详前案。

姜半夏五钱　桂枝三钱　小枳实一钱五分　生薏仁五钱　干姜三钱　煨草果一钱五分　老厚朴三钱　椒目三钱　广橘皮

三钱 生茅术三钱 煮三杯，分三次服。

二十六日 六脉阳微之极，稍缓则难救矣。即于前方内加：

桂枝二钱，共五钱 煨草果五分，共二钱 吴萸泡淡，二钱 良姜二钱 生茅术二钱，共五钱 干姜二钱，共五钱

二十七日 产后中湿，大用苦辛刚燥，已见大效。古法效者减其制，但夜间不寐，非重用半夏不可，宗《素问》也。

半夏一两二钱 茯苓皮五钱 干姜三钱 椒目五钱 生茅术五钱 秫米一合 草果二钱五分 生薏仁五钱 甘澜水煮三杯，分三次服。

二十八日 吞酸不得寐，照前方内加：半夏八钱，共二两 淡吴萸五钱 秫米一合，共二合

二十九日 前因得效而减其制，但与和胃令寐。今虽得寐，而旧症复来。仍与二十六日方，再服一帖。

三十日 产后中湿，昨日复行大用刚燥，又见大效，今日仍减其制。

茯苓块五钱 半夏八钱 椒目三钱 生茅术三钱 桂枝三钱 干姜三钱 老厚朴三钱 薏仁三钱 广皮二钱 小枳实一钱五分 煎法、服法如前。

五月初一日 昨日减制，病便不大效，今日于前方内加：薏仁二钱 生茅术二钱 干姜二钱 草果一钱五分

初二日 诸症悉减，惟口不知味，不能起坐，脉微，阳未复也。用真武汤法。

熟附子三钱　桂枝五钱　生白术三钱　生茅术五钱　椒目五钱　煨草果一钱五分　茯苓块五钱　生姜五片　生薏仁五钱　煮三杯，分三次服。

初三日　于前方内加干姜三钱　附子五钱　良姜三钱　去白术。

初四日　又于前方内加厚朴三钱　枳实三钱　广皮三钱

初六日　微恶寒，右脉未起，阳不复也。

桂枝六钱　熟附子四钱　干姜二钱　茅术三钱　茯苓块三钱　生姜五片　薏仁五钱　小枳实二钱　煮三杯，分三次服。

初八日　诸症悉减，脉滑不寐，胃不和也，与《素问》半夏汤。

茯苓三钱　姜半夏八钱　秫米一合　薏仁五钱　杏仁泥三钱　煮三杯，分三次服。

初九日　仍不寐，加半夏至成两半，寐则不必加。

初十日　温毒颊肿喉痛，牙床木痛，与普济消毒饮。但久病大虚初愈，药不宜过重耳。

元参二钱　苦桔梗一钱　射干一钱　银花一钱五分　牛蒡子一钱　芥穗八分　连翘一钱五分　人中黄八分　僵蚕一钱　薄荷五分　茶菊花一钱五分　马勃八分　午刻一帖，申刻一帖，戌刻不见重，明早服一帖。若口渴身热痛重甚，戌刻加一帖。

十一日　照初十日方，服三帖。

十二日　再服三帖　外洗目方：赤烂风弦，脾经湿热，他症不可用此方也。

桑叶三钱　薄荷一钱　明矾六分　连翘三钱　枳壳二钱　胆矾三分　先煎四味草药，去渣，后入二矾，上火化令相得，先熏后洗，洗后勿令见风。

十三日　病减者减其制。

银花一钱　青葙子一钱　茶菊花一钱五分　连翘一钱　苦桔梗八分　冬桑叶八分　薄荷三分　牛蒡子一钱　生甘草五分　射干八分　煮二杯，分二次服。

十四日　诸症悉减，余热未除，大势可无虞矣。

苦桔梗一钱　银花一钱　冬桑叶一钱　草决明一钱　连翘一钱　黄芩炭五分　茶菊花一钱　儿茶八分　生甘草一钱　煮二杯，分二次服。今晚一帖，明早一帖。

十五日　于前方内加刺蒺藜八分。

十六日　于前方内加草决明、黄芩。

十七日　诸症悉平，惟余肝郁，仍宜两和肝胃，兼宜络脉。

降香末三钱　青皮二钱　生薏仁五钱　旋覆花包，三钱　香附三钱　广木香一钱　制半夏六钱　广皮二钱　益智仁一钱　煮三杯，分三次服。

二十日　进食不旺，且与和胃。

茯苓块三钱　半夏五钱　白蔻仁一钱　藿香梗三钱　生薏仁五钱　广郁金二钱　益智仁一钱　广皮炒黑，三钱　大麦芽二钱　煮三杯，分三次服。

廿一日　下焦浊阴，因寒湿蟠踞，且来上攻心胸若痞，舌白滑浊。议蠲饮法。

川椒三钱　淡吴萸三钱　厚朴三钱　良姜三钱　小茴香三钱　广皮二钱　青皮二钱　小枳实三钱　煮三杯，分三次服。

药服后，如腹痛不止，可服天台乌药散一钱，不知，服二钱。

二十二日　昨晚泄泻一次，今日痛减，仍不知味。

茯苓块三钱　泽泻二钱　熟附子三钱　生茅术三钱　广皮二钱　老厚朴二钱　淡吴萸三钱　生姜三片　益智仁一钱五分　生薏仁三钱　煮三杯，分三次服。

二十三日　腹中水气仍然未尽。

茯苓块五钱　半夏五钱　生茅术三钱　生薏仁五钱　干姜三钱　小枳实三钱　老厚朴姜炒，三钱　生姜五片　益智仁二钱　甘澜水头煎两杯，二煎一杯，分三次服。

二十五日　舌色渐正，是其佳处。大便溏滑，湿正行而未尽也，责在脾不和。不寐者，胃不和也。

半夏一两　茯苓块六钱　薏仁五钱　猪苓三钱　生茅术五钱　干姜三钱　泽泻三钱　益智仁三钱　秫米二合　桂枝三钱　甘澜水八碗，煮取三碗，分三次服。一日一帖，令尽。

二十八日　下焦浊阴上攻，心悸，即冲疝奔豚之类也。议桂枝加桂法。

茯苓五钱　熟附子三钱　全归三钱　桂枝五钱　焦白芍二钱　川芎一钱五分　川椒炒黑，三钱　小茴香炒黑，三钱　生姜三

片 肉桂去粗皮，研细，冲。三钱 煮三杯，分三次服。

二十九日 脾阳几无，非再与重劫脾阴不可。

茯苓块五钱 桂枝三钱 生薏仁五钱 生茅术五钱 肉桂去粗皮，一钱五分 黑川椒三钱 熟附子三钱 广皮二钱 煨草果一钱五分 煮三杯，分三次服。

六月初一日 于前方内加：附子二钱 干全蝎二个 煨草果五分 肉桂五分

初二日 肝郁胁痛，久必成肝着。速速开朗情志要紧，以痛止为度。

新绛纱三钱 半夏三钱 生香附三钱 归须一钱五分 旋覆花包，三钱 广郁金二钱 降香末三钱 青皮一钱五分 苏子霜三钱 高良姜二钱 煮三杯，分三次服。

初八日 肝郁则胁痛，寒湿则腹痛。

淡吴萸三钱 良姜二钱 生香附三钱 旋覆花包，三钱 青皮二钱 广郁金二钱 降香末三钱 荜拨一钱五分 煮三杯，分三次服。

初九日 久病脾胃两虚，切戒大饱大饥，现在不寐。

半夏一两 藿香梗三钱 益智仁煨，一钱五分 秫米一合 广郁金三钱 甘澜水煮三杯，分三次服。以得寐为度。

十一日 诸症悉减，惟余舌白滑，胁下瘕痛。

半夏五钱 降香末三钱 生香附三钱 青皮二钱 生薏仁三钱 广郁金二钱 归须二钱 台乌药二钱 元胡索二钱 良姜二钱 煮三杯，分三次服。

十四日　脾气久虚未复，调理饮食要紧，防成痢疾。在暑月虽常人之脾必虚，况久病乎？

半夏五钱　茯苓块三钱　厚朴三钱　良姜二钱　广木香一钱　香附三钱　乌药二钱　益智仁一钱　椒目二钱　青皮二钱　煮三杯，分三次服。

十六日　寒湿未净，复受暑湿。议开太阳阖阳明法。

桂枝五钱　茯苓块五钱　薏仁五钱　半夏六钱　生茅术三钱　椒目五钱　安桂二钱　肉果霜去净油，三钱　干姜二钱　猪苓五钱　益智仁一钱　广皮三钱　泽泻五钱　煮四杯，分早、中、晚夜四次服。

十八日　客气加临之温病已退，舌苔白滑，寒湿伤阳之本病复举。先与和阳明之阳，以为坐镇中州之计，微泄厥阴之阴，斯乃拨乱反正之规。

茯苓块三钱　生薏仁五钱　淡干姜二钱　制半夏四钱　吴萸泡淡，二钱　益智仁一钱　生茅术三钱　川椒炒黑，二钱　煮三杯，分三次服。

十九日　今日腹痛。

茯苓块三钱　半夏三钱　藿香梗二钱　生薏仁五钱　良姜二钱　广郁金二钱　淡吴萸三钱　厚朴三钱　炒干姜一钱　小茴香三钱　广皮一钱五分　煮三杯，分三次服。

二十一日　面色犹然暗淡青黄，舌苔刮白，时退时复，大便或泄或不泄，得油腻则滑甚，四末时或一冷，则其脾阳未能一时全复可知。仍以醒脾利湿立法。

生茅术四钱　半夏三钱　川桂枝三钱　茯苓块连皮，三钱　肉桂去粗皮，一钱　广郁金二钱　生薏仁三钱　椒目三钱　生益智二钱　大豆卷三钱　神曲二钱　广皮炭二钱　煮三杯，分三次服。

二十五日　暑湿伤气，腹中按之微痛，善悲者，肺气虚也。补之以辛。

苍术炭三钱　半夏三钱　老厚朴二钱　茯苓块三钱　良姜一钱　生益智一钱五分　生薏仁五钱　干姜一钱五分　广皮炭一钱五分　川椒炭二钱　煮三杯，分三次服。

闰六月初二日　鼻尖凉，与胸中凉风上升者，皆脾阳久困，一时不能复辟之象，口舌淡稍减，思饮，是其佳处。

生茅术八钱　桂枝五钱　熟附子三钱　茯苓块五钱　神曲三钱　小枳实三钱　生薏仁五钱　广皮三钱　煨益智三钱　煮三杯，分三次服。

初四日　诸症悉减，惟余便溏腹痛，口已渴，且减大热纯刚，暂与分利。

薏仁五钱　生茅术八钱　椒目三钱　猪苓三钱　广木香一钱五分　神曲二钱　泽泻三钱　益智仁一钱五分　广皮一钱五分　煮三杯，分三次服。

初六日　泄泻已止，惟食后欠安。

生茅术三钱　半夏三钱　广郁金二钱　老厚朴姜炒，二钱　青皮一钱　焦神曲二钱　生薏仁三钱　广皮一钱五分　益智仁一钱　淡吴萸二钱　煮三杯，分三次服。

十一日　诸证悉除，惟余晨泄，由脾虚及肾矣。议兼理下焦。

桂枝三钱　生茅术三钱　莲子去心，三钱　茯苓三钱　肉果霜三钱　芡实三钱　半夏三钱　大豆卷二钱　生姜三片　椒目研，三钱　煮三杯，分三次服。

二十七日　溏泄虽止，但终夜不寐，胃尚未和也。专与和胃。

半夏二两　生薏仁一两　秫米一合　甘澜水八碗，煮取三碗，渣再煮一碗，分四次服。

周氏　三十三岁　产后子肠不收，突出户外，如小西瓜大一块，但软扁耳。脉弦数，气血皆虚，着重在气。先以吴萸细末作袋垫身下；汤药以补中益气汤少加川芎八分，一帖而收，二帖去川芎，三帖去升、柴，加桂圆，弥月而安。

百氏　二十六岁　产后郁冒，一日厥去四五次。先与定风珠，即复脉汤去姜、桂、大枣，加龟板、鳖甲、牡蛎、海参、鲍鱼、鸡子黄，一帖而效，服至七日大安。于是作专翕大生膏一料，全壮。

吕氏　二十七岁　产后腰痛不可忍，八脉虚而受寒。

桂枝三钱　安边桂二钱　杏仁三钱　鹿茸三钱　鹿角霜三钱　炒杜仲三钱　苍术三钱　枸杞子炒，三钱　牛膝二钱　煮三杯，分三次服。服十余帖而大安。

秀氏　三十二岁　产后不寐，脉弦呛咳，与《灵枢》半夏汤。先用半夏一两不应，次服二两得熟寐，又减至一两仍不寐，又加至二两又得寐，又减又不得寐；于是竟用二两，服七、八帖后，以《外台》茯苓饮收功。

丁亥四月十二日　某氏　三十岁　产后感受风温，自汗身热，七八日不解；现在脉沉数，邪陷下焦，瘛疭，俗云产后惊风。与复脉法，但须先轻后重。

细生地四钱　麦冬不去心，四钱　大麻仁二钱　生白芍二钱　丹皮三钱　炙甘草一钱　生鳖甲打碎，五钱　阿胶二钱　煮三杯，分三次服。

十四日　产后阴虚，又感风温，身热。与复脉法身热已退，但脉仍数，虚未能复。仍宗前法而进之。

丹参三钱　大生地五钱　生牡蛎五钱　炒白芍三钱　生鳖甲五钱　麻仁三钱　麦冬不去心，三钱　炙甘草二钱　丹皮三钱　阿胶三钱　浓煎三茶杯，分三次服。

辛卯七月二十七日　普氏　二十七岁　产前暑伤肺卫，身大热，三日而生产，后十五日热不解，并前三日，已十八日矣。逆传心包，神呆瘛疭，全入心营，大便结，六脉芤虚，症已深危。勉与邪少虚多之复脉汤法，兼以清上。

细生地五钱　元参四钱　茶菊花三钱　焦白芍三钱　麦冬不去心，四钱　冬桑叶三钱　火麻仁四钱　丹皮三钱　炙甘草三钱　生鳖甲五钱　阿胶三钱　煮三杯，分三次服。外服牛黄清心丸一丸。

八月初九日　产后伏暑瘛疭，与复脉法已愈。惟大便结，脉虚。不可以下，只有导法可行，汤药润津液为要。

元参一两　大生地五钱　阿胶五钱　麦冬不去心，三钱　生白芍三钱　麻仁五钱　煮三杯，分三次服。此方服三帖大便通。

十二日　产后阴虚。

大生地六钱　沙参三钱　火麻仁三钱　生阿胶三钱　麦冬不去心，四钱　炙甘草三钱　炙阿胶三钱　归身二钱　桂圆肉三钱　生白芍三钱　萸肉三钱　煮三杯，分三次服。

阴　吹

英氏　三十八岁　阴吹，按《金匮》妇人门之阴吹，治以猪膏发煎，纯然补阴，注谓肠胃俱槁。再按肠胃俱槁，阴不足者，阳必有余，脉当数，面与唇舌当赤，口当渴。兹面青脉弦而迟，不食不饥，不便不寐，盖痰饮蟠踞胃中，津液不行大肠，肠虽槁而胃不槁。议通幽门法。

半夏一钱　桂枝六钱　广皮五钱　枳实八钱　煮三杯，分三次服。服一帖而减，三帖而退；惟余痰饮，调理脾胃数月而痰饮亦愈。

黄氏　四十岁　痰饮误补，喘而脉洪，汗出，先与大青龙去麻、辛而安。半月后又因感受燥金之气，兼之怒郁伤肝，脉弦紧，身热腹痛，先与柴胡桂枝各半汤，热退而腹痛未愈，且泄泻、阴吹、焉得肠槁。用川椒、吴萸、良姜、丁香合五苓散，而阴吹愈，后调理痰饮一月而安。

李氏　二十七岁　脐左有块痛，少腹亦痛，大便自调，阴吹，亦非肠槁，与化癥回生丹而愈。

交　肠

穆氏　前阴出粪，病名交肠，湿热之故。以其人喜饮黄酒，大食猪肉之所致也。与五苓散法：五苓散加黄柏、黄连、龙胆草，数帖而愈。告以切戒猪肉、黄酒，伊遵戒半年，饮食精神大好，已复元矣。八月节开肉，后又开酒，病复发，不可为矣。

调　经

杨室女　二十一岁　经停一年，腹有癥瘕，寒热往来，食少，肝阳郁勃下陷，木来克土。先与提少阳生发之气。

姜半夏五钱　桂枝三钱　全当归二钱　焦白芍三钱　青蒿一钱　白蔻仁二钱　生薏仁五钱　广皮二钱　黄芩炭二钱

煮三杯，分三次服。服三、四帖，而寒热尽退。

再与天台乌药散，每日早晚各服一钱。驱脏中之浊阴，即所以通下焦之阳气，不惟通下焦之阳，亦且大通胃阳，胃阳得开而健食，健食而生血，所谓受气谓谷气取汁取胃汁，变化而赤，是为血。此血也，心主之，脾统之，肝藏之，由脉下注冲脉，在男子上潮于唇，生须髭，在女子下泄为经。故此方服二十余日，而瘕散经通矣。盖巴豆多用则杀人，少用则和胃。此方中用巴豆之气，而不用其质，少之又少，既能祛下焦之浊阴，又能通胃中之真阳，以胃虽受浊而最恶浊，驱阴正所以护阳，通阳正所以驱浊，一笔文字，而两面俱醒，此其所以见效若神也。伏暑门中医王氏之方，亦同此义。

乙酉八月十九日　余氏　二十三岁　无论半产与暴崩，六脉沉软而细如伏，阳虚体质，产后漏经半年，经止后一年有余，忽来如崩，又疑半产。一以温经为要。

阿胶四钱，去渣后化入　小茴香炒炭，四钱　干姜炭三钱　艾四钱　全当归二钱　炙甘草二钱　煮两大茶杯，分二次服。

二十三日　经停年余始行，故多若暴崩，脉沉细若伏，少腹痛甚，故用胶艾汤温经。兹又感受燥金寒湿，面肿胸痛而泄，少腹痛拒按，舌上白苔满布。仍与温法，去守补之阿胶、甘草。

艾叶炭五钱　炮姜五钱　小茴香炒炭，三钱　姜半夏五钱　云苓五钱　淡吴萸三钱　生薏仁五钱　全归二钱　川椒炭三钱　降香末三钱　煮三杯，分三次服。

二十七日　经色全然不赤，面肿已消，似当用补。但六脉滑甚，舌苔较前虽薄，仍然纯白，腹中按之则胀，少腹仍痛，湿邪之归下焦者未消。仍与温经行湿。

艾叶炭五钱　薏仁五钱　车前子五钱　姜半夏五钱　白通草一钱　炮姜三钱　大腹皮三钱　云苓皮五钱　厚朴二钱　小茴香炒炭，三钱　广皮二钱　益母膏二钱　煮三杯，分三次服。

九月初一日　停经一年有余，经通后舌白滑，五日前面肿腹痛，带下特甚，其为带脉之寒湿下注无疑。

艾叶炭五钱　薏仁五钱　车前子三钱　小茴香炒炭，五钱　萆薢五钱　白通草一钱　姜半夏三钱　全归三钱　益母膏二钱　大腹皮三钱　炮姜三钱　煮三杯，分三次服。

十六日　湿多成五泄，兼之口糜。与五苓散法加薏仁、木通。

猪苓五钱　云苓皮五钱　桂枝一钱　泽泻五钱　苍术炭一钱　木通二钱　薏仁五钱　煮三杯，分三次服。服二帖痊愈。

十一月十四日　带症已少，不时举发；经不调，六脉阳微之极，皆产后受伤，虚不肯复之故。治在八脉，非通补奇经丸不可。且与汤剂行湿而温经，体厚脉细易肿者湿多，此方不妨多服。

云苓皮六钱　全归三钱　紫石英三钱　川萆薢六钱　艾叶炭三钱　莲子去心，连皮，五钱　炒杞子三钱　小茴香三钱　芡实五钱　煮三杯。分三次服。

通补奇经丸方：带下本系八脉虚寒之病，久带则下焦愈虚，古人所以有漏卮之喻也。一以通补八脉为要。

此证阳虚兼湿，一用熟地、萸肉阴柔之品，断无生理。

鹿角胶四两　鹿茸八两　沙蒺藜四两　肉苁蓉六两　小茴香炒炭，六两　人参四两　补骨脂四两　川萆薢六两　当归六两　炙龟板四两　乌贼骨四两　桑螵蛸六两　生牡蛎六两　杜仲炭二两　紫石英生研，二两　枸杞子四两　上为细末，益母膏和丸，如小梧子大。每服三钱，早晚各服一次，不知午刻加一次。暂戒猪肉，永戒生冷，若不能戒，不必服药。间服震灵丸四五十丸。

丙戌正月初六日　大凡胞宫累及阳明者，治在胞宫；阳明累及胞宫者，治在阳明。此症兼而有之。病起产后，漏经半年，胞宫之损可知。体厚湿重易肿，纳食不旺，阳明之虚又可知矣。当兼治之。每日空心服奇经丸三钱，以补胞宫。午间、晚间各服汤药一碗，汤药以理阳明为主。

姜半夏六钱　云苓六钱　益智仁三钱　川萆薢六钱　广皮四钱　川椒炭三钱　生薏仁八钱　生姜三钱　水八碗，煮取两碗，午服一碗，临卧服一碗。纳食渐旺，形体稍瘦，则不必服；食减不瘦，则再服。

丁亥二月十二日　阮氏　三十七岁　六脉俱细，左兼弦紧，下焦虚寒，八脉不固，阳气不摄之病，岂纯阴所能静守！虽暂用固涩，不旋踵而仍复崩溃；古谓初崩宜温，现在且用温经，将来非峻补八脉不可，以兼有带症故也。

鹿角霜五钱　艾炭三钱　小茴香黄酒炒，三钱　真阿胶四钱

全归二钱　干姜炭三钱　煮二杯，分二次服。二帖。

十四日　《金匮》谓：脉双弦者寒也。又谓：大则为虚，弦则为减，女子半产漏下，主以小建中。其意盖以中焦阳气为要，令营卫调和，胃旺自能生血。前以崩漏而用温下焦之阳，现在虽止，脉仍弦紧，阳未复也；况又自汗，纳食不旺。今日仍宗前法，兼与建中，以卫阳虚故也。

鹿角霜三钱　桂枝二钱　黑杞子二钱　焦白芍四钱　全归三钱　真阿胶二钱　艾炭二钱　炙甘草一钱，加黄酒湿透，炒半黑　小茴香三钱　川萆薢三钱　煮三杯，分三次服。服此方四肢畏寒解，纳食旺。

十六日　崩带脉弦，左手更紧，四肢畏寒，纳食不旺，皆误用阴药之故。昨与温补下焦，兼用建中调中焦，现在四肢畏寒解，纳食稍旺，左脉之紧亦解，崩止而带未除。与通补八脉法。

鹿角霜五钱　萆薢四钱　小茴香三钱　云苓块三钱　全归三钱　紫石英生研细，三钱　炙龟板四钱　杞子炒黑，三钱　生姜炭一钱　煮三杯，分三次服。

十九日　于前方内去生姜炭，加桑螵蛸三钱。

廿二日　崩止而带未除，于前方内加人参、海螵蛸、鲍鱼。

二十三日　八脉虚寒，脉弦紧，与通补奇经丸。

鹿角胶四两　黄毛鹿茸十二两，加黄酒湿透，炒黑　小茴香六两　鹿角霜四两　云苓六两　补骨脂六两　生牡蛎六两　杞子炒黑，六两　肉苁蓉四两　炙龟板八两　萆薢六两　菟丝子四两　高丽参四两　全归六两　紫石英生研水飞，四两　上为细末，老蜜丸，如小梧子大。每服二钱，日三服。若服三钱，早晚各一次。

丁亥闰五月初四日　池氏　前因中下焦有寒，服霹雳散已效，惟月事总不应期。经云：二阳之病发心脾，女子不月。二阳者，阳明也。阳明阳气受伤，肝来克土，故常吐白沫，胃虚而肝乘之，故时发呕逆。现在受病，确与经文相合。议与和胃，盖胃和则不呕，肝不来克，纳食旺，自然生血，经所谓：中焦受气取汁，变化而赤，是为血。又谓：营出中焦，阳气充满，则血无阻滞。此等调经法，世人绝不知之。

姜半夏五钱　薏仁五钱　生香附三钱　云苓块三钱　广皮三钱　降香末三钱　生姜五大片　煮成三杯，分三次服。以至不呕，不吐沫，纳食旺为度。

带　下

李氏　三十五岁　久带，甚至流入跗踵，可谓狂带矣。脉弦数，下焦阴阳八脉皆虚。与天根月窟膏，每日一两，分早、中、晚三次服。服至百日外而愈。

戊子二月初十日　达女　十七岁　初因内伤生冷，又加伏暑中之湿热，去冬寒热频仍可知，以致经闭淋带腹痛等症；现在食太少，大便溏。议先与和腑，经谓：

二阳之病发心脾，女子不月。应从此处入手，近世罕知之；再补土者必先行湿，土恶湿故也。

姜半夏五钱　薏仁五钱　川椒炭二钱　云苓块五钱　萆薢五钱　白蔻仁一钱　益智仁二钱　广皮二钱　煮三杯，分三次服。

十三日　照前方再服三帖。

十七日　瘕气绕脐痛，少腹亦时痛。

天台乌药散二两，每服一钱，分早中晚夜四次服，淡姜汤和。如痛甚服二钱，服二三日再商。

二十一日　腹痛已减，胃亦渐开，脉仍弦数，肢倦。与宣肝络之中，兼两和肝胃。

新绛纱三钱　归须二钱　姜半夏五钱　郁金二钱　旋覆花包，三钱　降香末三钱　云苓块五钱　广皮三钱　益智仁三钱　生薏仁五钱　煮三杯，分三次服。每日空心服天台乌药散五六分。此方服十二帖，胃渐开，腹痛止，肢倦减，面色稍红。

脏　　躁

陈室女　十五岁　脉弦数，时时欲哭，每日哭四五次，劝住一时又哭，无故而然，每逢经后更甚。此行经太早，脏气躁也。与《金匮》甘麦大枣汤以润之，服十数剂渐愈，后服专翕大生膏四斤全安。

痘　症 庚申十月起

周女　一周零一月　身热耳冷，隐隐有点，防痘，夏令感温暑而发。先宜辛凉解肌，令其易出；切忌辛温发表，致表虚发痒溃烂，且助温热。

连翘三钱　苦桔梗三钱　甘草一钱　炒银花三钱　荆芥穗八分　芦根三钱　薄荷八分

二朝　点出未透，仍宜解肌。照前方。

三朝　险痘，三天业已出齐，但顶陷色暗，与活血提顶法；再色白皮薄，两太阴素虚之体，此痘若用羌防，必致痒塌，一进苦降，必致泄泻。

全归土炒，二钱　苦桔梗一钱五分　木通二钱　炒银花三钱　黄芩炭一钱五分　白芷二钱　连翘二钱　焦白芍一钱五分　紫草八分　暹罗犀角一钱　南楂炭一钱

四朝　气虚则根松顶陷，血郁则色淡盘软，毒重则攒簇。且与清毒活血提顶，扶过七日，能用补托，方可有成。不然，九朝塌痒可虑，况现在泄泻。

全归土炒，二钱　苦桔梗二钱　白芷二钱　暹罗犀角三钱　羚羊角三钱　紫草一钱五分　连翘三钱　炒银花三钱　红花一钱　皂针一钱　生甘草一钱五分　公鸡冠血每大半黄酒杯点入三小匙。

五朝　痘五天半，气虚不能载毒外出，牵延时日，必致内陷塌痒。今日仍然外感用事，未敢大补，亦须用

托法。

绵芪（生）三钱　白归身三钱　白芷二钱　连翘一钱五分　苦桔梗二钱　皂针一钱五分　丹皮二钱　燕窝根五钱　紫草一钱　甘草五分　鸡冠血三五匙　浓煎一茶杯，服完，渣再浓煮半杯，明早服。

六朝　六天，少用补托，业已起胀，颜色颇鲜，但皮薄壳亮。今日须大补，明日须峻补。

党参三钱　生黄芪五钱　白归身三钱　白芷二钱　苦桔梗三钱　炙甘草一钱五分　紫草二钱　燕窝根一两　广皮炭一钱　川芎一钱　鸡冠血每一酒杯三点　公鸡汤煎药。

七朝　两用补托，色鲜而润，陷者复起，但清浆十之二三，壳亮颇多。今到七日，脏腑已周，气血用事，正好施补气载毒之方。

人参一钱　生黄芪五钱　广木香八分　白芷一钱　苦桔梗三钱　炙甘草二钱　川芎四分　煨草果一钱五分　燕窝根一两　广皮一钱　公鸡汤煎。

八朝　八天，痘顶圆绽者不过一二，头面行浆，胸背清浆三四，四肢全然空壳，根盘色淡，此气血两虚。急宜峻补，用参、归、鹿茸合陈氏异功法。

生黄芪一两　黄毛鹿茸水黄酒另煎，五钱　煨肉果二钱　茯苓块三钱　人参一钱　广木香一钱　苦桔梗三钱　归身六钱　炙甘草三钱　广皮炭二钱　白芷三钱　燕窝根一两　公鸡汤一碗　上药煮成四茶杯，加鹿茸汁半茶杯，鸡汤一中碗，燕窝汤一碗，和匀，上火煨浓。小人服一半，大人服一半。

九朝　九天，昨用峻补，两臂虽有黄浆，四肢仍然空壳，泄泻之故。用陈文仲大异功散。

嫩生黄芪一两　人参一钱　煨诃子三钱　茯苓块六钱　肉桂去粗皮为末，一钱　广木香二钱　鹿茸尖酒煎，六钱　炒於术五钱　煨肉果三钱　广皮炭二钱　归身土炒，五钱　炙甘草三钱

十朝　即于前方内去肉桂、鹿茸尖、归身，加生黄芪四钱　泽泻五钱

十一朝　照前方。

十二朝　即于前方内加薏仁五钱。

十三朝　浆未十分满足，四肢间有破损，难保无痘毒咳嗽等事。兹用利水以助结痂，驱逐余毒，即在其中，所谓一举而两得者也。

茯苓块五钱　洋参三钱　广木香一钱　焦於术三钱　薏仁八钱　煨诃子二钱　煨肉果二钱　泽泻三钱　炙甘草一钱五分　广皮炭一钱

十四朝　脚肿胸闷溲短，水不利也。

茯苓块五钱　冬术三钱　炒银花二钱　生薏仁五钱　连翘二钱　广皮炭一钱五分　飞滑石二钱　泽泻二钱　五谷虫一钱五分

九月初四日　何男　四岁　三天，气虚毒重，粘连成片，兼之色滞顶陷。攻毒则碍虚，温托则碍毒，两难措手，和中安表，更不济事，勉与活血摆毒，不犯中下二焦。

乌犀角五钱　连翘三钱　全当归三钱　羚羊角三钱　紫草三钱　南楂炭三钱　苦桔梗三钱　白芷一钱　直天虫二钱　粉丹皮三钱　薄荷一钱　生甘草一钱　每一酒杯和猪尾膏三小匙。

初五日　四天，昨用活血解毒，大有起色，但喉声微哑，面目浮肿太甚，唇色绛红，时疠之火毒太重，今日犹宜解毒。

暹罗犀角六钱　羚羊角三钱　紫草三钱　连翘三钱　苦桔梗六钱　白芷一钱　丹皮三钱　谷精草三钱　炒楂肉二钱　全归二钱　永黄连一钱　天虫三钱　桃仁一钱五分　人中黄三钱　用银花五钱　紫花地丁五钱　煎汤代水。

初六日　五天半，渐有起色，但险症变幻不一，时刻小心为要。今日仍宜活血提顶，微加托里。

犀角三钱　生绵芪三钱　紫草三钱　银花三钱　谷精草三钱　白芷二钱　连翘三钱　全归土炒三钱　皂针一钱　红花三分　炙甘草一钱五分　鸡冠血每一酒杯药加三小匙

初七日　六天半，时疠已退，气血用事，头面清浆三四，周身亮壳，非重用温托不可。看守不懈，不致破损，可望成功。

生绵芪八钱　党参三钱　炙甘草三钱　白归身三钱　紫草二钱　燕窝根五钱　广木香一钱五分　白芷二钱　鸡冠血每杯冲三小匙　十二时服二帖。

初八日　七天半，浆未及半，咬牙寒战，灰白塌陷，非陈文仲大异功散不可。

绵芪八钱　茯苓块二钱　白芷三钱　人参一钱五分　焦於术三钱　广皮一钱五分　桂心一钱五分　广木香二钱　糯米一撮　归身四钱　炙甘草三钱　公鸡汤煎。

初九日　八天半，昨用大异功法，咬牙寒战已去大半，但浆犹未足；用异功合参、归、鹿茸法。

绵黄芪一两　人参三钱　诃子肉二钱　鹿茸片五钱　肉桂去粗皮，二钱　煨肉果二钱　茯苓块三钱　全归三钱　广皮炭二钱　焦於术三钱　白芷二钱　炙甘草一钱五分　广木香二钱　浓煎。

初十日　九天半，咬牙寒战已去十分之九，但身上清浆，腿足未灌，泄泻频仍。翁仲仁有泄泻安宁土虚少毒之论，今日犹宜峻补，如泄泻不止，再加涩肠。

绵黄芪一两　人参三钱　诃子肉煨，三钱　生鹿茸酒另煎，五钱　厚朴二钱　广木香一钱五分　上肉桂二钱　白芷二钱　炙甘草二钱　煨肉果三钱　广皮一钱五分

十一日　十天半，用异功得效，但泄泻未止，肤痒浆薄，必有余毒。今日仍可补托一天，议于明日用实脾利水收痂法，俾不尽之热毒，从小便而去。

绵黄芪一两　人参二钱　广木香二钱　上肉桂一钱　厚朴二钱　煨肉果三钱　诃子肉三钱　炙甘草三钱　广皮炭二钱

十二日　十一天半，痂虽结而浆薄，泄泻，以实脾利水为法，仍兼涩肠。

炙黄芪五钱　人参八分　广木香二钱　生薏仁五钱　肉桂一钱　诃子肉三钱　焦於术三钱　厚朴二钱　广皮炭二钱

茯苓块三钱　肉果煨，三钱　炙甘草一钱五分

十三日　十二天，浆薄，微嗽，痂痒，便溏。仍当补气，兼与实脾。

生黄芪五钱　人参八分　诃子肉二钱　茯苓块五钱　肉果煨，一钱五分　广皮炭一钱　焦於术三钱　薏仁五钱　炙甘草三钱　广木香一钱　厚朴二钱

十四日　十三天，喉哑咳嗽而渴，肺中余毒宜清；便溏溺短，痘后脾虚宜实。

茯苓块三钱　银花炒，二钱　诃子肉煨，二钱　炒冬术三钱　连翘一钱五分　地骨皮二钱　苦桔梗三钱　厚朴一钱五分　五谷虫一钱　生薏仁五钱

己酉九月二十日　何女　五岁　险中逆痘三天，繁红扁阔成片不起，翁仲仁谓毒重壅遏。其形退缩，且烦躁肢冷，唇焦舌黄，溲短腹痛，痘顶先出者已焦。勉用双解法。

芥穗三钱　生大黄五钱　楂肉三钱　银花三钱　苦桔梗三钱　桃仁二钱　连翘二钱　牛蒡子三钱　薄荷一钱　全归三钱　猪尾膏三匙，入梅冰二分　甘草生，一钱

二十一日　四天，艳红扁阔，下后稍见起发，究不肥绽，何能起胀成浆？咳嗽痰多。且与清凉败毒，活血松肌，开提肺气。

犀角三钱　羚羊角三钱　紫草二钱，和猪尾膏　银花三钱　苦桔梗五钱　芥穗三钱　连翘三钱　牛蒡子三钱　归尾一钱　杏仁三钱　南楂炭五钱　甘草一钱

二十二日　五天，密布不齐，身热未退，扁阔瘪陷，形色滞暗，不能起胀，那得成浆。勉与清毒之中，兼活血提顶。

犀角三钱　羚羊角三角　白芷二钱　银花三钱　苦桔梗三钱　紫草二钱　连翘三钱　牛蒡子三钱　皂针一钱　杏仁三钱　南楂肉二钱　天虫二钱　归须二钱　鸡冠血每杯冲四茶匙　甘草一钱

二十三日　六天，头面虽有得浆之势，究竟周身平陷，较昨日颜色略润耳。仍与清毒活血提顶，少加托里。

黄芪二钱　苦桔梗五钱　全归三钱　犀角三钱　牛蒡子三钱　天虫二钱　杏仁三钱　穿山甲一钱　紫草三钱　银花三钱　人中黄一钱　白芷二钱　连翘三钱　鸡冠血每杯冲四茶匙　皂针一钱五分

二十四日　七天，头面行浆，周身半塌空壳，用伍氏内托法。

绵黄芪八钱　洋参炒老黄色，一钱五分　炙甘草一钱五分　苦桔梗三钱　川芎一钱五分　燕窝根五钱　牛蒡子炒研细，三钱　紫草二钱　公鸡汤一茶碗　全当归三钱　白芷二钱　鸡冠血每杯冲三茶匙

二十五日　八天，头面浆足，周身平塌者已起，空壳者亦有行浆之势。翁仲仁谓：喉哑声嘶，浆行饱满亦何妨！再咬牙在七日以后属气虚，况其食少乎？非阴虚也。

洋参炒老黄色，一钱五分　苦桔梗五钱　白芷二钱　黄芪八钱　牛蒡子三钱　天虫三钱　象贝二钱　公丁香四分　鸡汤一茶杯　炙甘草一钱

二十六日　九天，浆已行及大半，但气虚作痒，看守勿懈，毋令破损为要。

绵黄芪一两二钱　洋参二钱　象贝母三钱　苦桔梗六钱　白芷三钱　广木香一钱　牛蒡子三钱　天虫三钱　炙甘草三钱　冬白术二钱

二十七日　十天，浆行已及十之七八，惟痰咳微痒，眼中出脓为可虑。

绵黄芪五钱　连翘一钱五分　谷精草一两　焦冬术三钱　桑叶一钱　生薏仁三钱　苦桔梗三钱　甘草一钱　土贝母三钱

二十八日　十一天，湿重，小便不利，畏寒咬牙。

生黄芪五钱　洋参一钱五分　谷精草三钱　茯苓块三钱　薏仁五钱　广皮炭一钱五分　焦冬术三钱　炙甘草三钱

二十九日　十二天，实脾利水，以收痂止嗽，加辛凉败毒以护目疾。

生黄芪二钱　银花炒二钱　谷精草三钱　茯苓块三钱　连翘二钱　地骨皮二钱　生薏仁五钱　冬术炒，三钱　炙甘草一钱五分

十月初一日　十三天，湿行痂结者过半，气化痂落者过半，饮食甚好，目开无恙，已收全功。惟咳嗽减而未清，仍宜实脾利水，复以辛凉败毒。

茯苓块三钱　银花炒，一钱五分　地骨皮一钱　生薏仁三钱

连翘一钱五分　五谷虫一钱　炒冬术三钱　象贝一钱五分

某七官　痘粒分颗，原属纯正。但壳薄顶平无浆，间有二三陷者，且有灰色。明日七朝，气血用事，非峻补不可。一切辛窜走里者必不可不用，为其温中而托络也。其走表者断不可用，以其虚表而致痒塌也。再九日以后，须防咳嗽泄泻。

初十日　嵩女　五个月　相火用事，民病温，防发痘。先宜辛凉达表，切忌发汗。

银花二钱　苦桔梗二钱　薄荷五分　连翘二钱　牛蒡子二钱　甘草一钱　芥穗八分　杏仁粉二钱　芦根三把

十一日　险痘一天。

银花二钱　苦桔梗二钱　紫草一钱　连翘二钱　牛蒡子二钱　薄荷八分　芥穗一钱　归横须八分　甘草一钱　芦根一两

煎汤代水。

十二日　脾经险痘二天，色重粘连，船小载重，夜间烦躁。先以活血败毒。

南楂肉三钱　银花五钱　地丁三钱　苦桔梗二钱　连翘二钱　丹皮二钱　桃仁泥八分　犀角一钱　当归土炒，八分　人中黄一钱　大黄一钱　红花三分　猪尾膏三小匙　白茅根一两

煎汤代水。

十三日　险痘三天，色重粘连，间有陷顶，宜凉血提顶。

犀角八分　羚羊角二钱　归须八分　连翘二钱　细生地一钱五分　红花五分　银花一钱五分　苦桔梗一钱　甘草八分　丹

皮二钱　白茅根三钱　芦根三把

十四日　险痘四天，形色俱有起色，但顶平便溏耳，将就可望有成。

生黄芪三钱　洋参炒，一钱　白茅根三钱　茯苓块三钱　银花炒，二钱　炙甘草一钱五分　白术炭二钱　白芷一钱　鸡冠血三小匙　穿山甲炒，一钱　皂针八分　公鸡汤煎药。

十五日　五天，即于前方内去银花、鸡冠血，加广皮一钱。

十六日　六天，虽然行浆，但不可色灰便溏。

绵黄芪三钱　洋参姜炒，二钱　广木香一钱　茯苓块三钱　肉果煨，一钱五分　诃子肉一钱　焦於术一钱五分　甘草炙，二钱　广皮炭一钱

十七日　七天，业已回浆，十分全功。但便溏湿重，仍有意外之虞。法宜实脾利水。

茯苓块三钱　洋参姜炒，一钱　诃子肉一钱　焦於术三钱　薏仁三钱　广皮炭八分　广木香一钱　肉果煨，一钱　炙甘草一钱五分

癸亥十一月初十日　嵩女　三岁

芥穗一钱五分　苦桔梗二钱　防风一钱　杏仁一钱　藿香叶八分　桑叶一钱　薄荷八分　生甘草一钱　芦根二把　连翘二钱

十一日　重险痘一天，热一日而见点，阳明络现，粘连成片，汗多便溏，气虚毒重，九朝痒塌难防，勉与摆毒松肌。

连翘三钱　苦桔梗三钱　归尾八分　桑叶三钱　牛蒡子研，八钱　芦根五钱　丹皮二钱　猪尾膏三匙，入冰片二厘　银花五钱　甘草一钱　紫花地丁五钱　与银花先煎代水。

十二日　出不爽快，按未三岁之儿，九日限期，时刻有违限之虑，即于前方内加白茅根五钱、暹罗犀角一钱。

十三日　重险痘三天，面貌繁红，壳薄顶陷根松，粘连成片，身上色淡不起，小便清，大便多而稀，头温足冷，应作气虚不能送毒外出看，总之九朝塌痒之症。勉与活血提顶，而兼补气。

洋参一钱　生绵芪三钱　白芷二钱　犀角一钱　穿山甲一钱　红花一钱　连翘二钱　生甘草一钱　皂针一钱　归尾一钱五分　猪尾膏三匙，入冰片二厘

十四日　重险痘四天，较昨日稍好，然不能起胀，焉得成浆？塌陷之症，勉与提顶。

犀角二钱　生黄芪五钱　白芷二钱　杏仁二钱　苦桔梗二钱　红花一钱　银花二钱　穿山甲一钱　皂针一钱　薄荷八分　鸡冠血五匙　甘草一钱

十五日　重险痘五天，较昨日略好，究竟不能起胀，面红身色灰白，头温足冷，虚寒之极。勉用辛温而甘者助其元阳。

生绵芪五钱　洋参二钱　穿山甲二钱　焦白术一钱五分　半夏一钱五分　藏红花一钱五分　广木香一钱五分　白芷二钱　公丁香五分　煨肉果八分　桑蚕生捣冲，一条　炙甘草一钱五分　浓煎如膏。

十六日　六天，虚寒亮壳。急用峻补，以救万一。

生绵芪一两　洋参六钱　藏红花一钱五分　茯苓块三钱　鹿茸五钱　穿山甲三钱　焦於术四钱　归身土炒，三钱　广皮炭二钱　广木香三钱　白芷三钱　炙甘草三钱煨肉果一钱五分老公鸡汤煎如膏。

十七日　七天，壳薄无浆，便溏，气血两虚。用陈文仲法。

生绵芪一两　洋参姜炒，三钱　煨诃子二钱　鹿茸尖酒炒，六钱　肉桂去皮净，八分　公丁香八分　焦於术二钱　半夏一钱五分　广皮炭一钱五分　广木香煨，二钱　白芷二钱　炙甘草三钱　煨肉果二钱　公鸡汤煎如膏。

十八日　八天，咬牙泄泻，目开，壳薄无浆，皆系虚寒塌痒之象。急用陈文仲大异功散法，惜无力用参耳。

党参五钱　熟附子一钱　茯苓三钱　洋参五钱　广木香三钱　白芷二钱　於术四钱　肉果霜三钱　广皮二钱　绵芪三钱　诃子肉三钱　炙甘草三钱　肉桂一钱五分　公丁香三钱　浓煎如膏，分七八次服。

十九日　九天，昨用陈文仲大异功，仍然塌陷咬牙，水浆不得入口，然根盘未散，断不可弃而不治。议于前方内加肉果二钱，公丁香二钱，连服二帖。

二十日　十天，昨日此方连服二帖，头面业已行浆，下身仍然灰白塌陷。再用前方二帖。

二十一日　十一天，痘灰白色，浆不足必陷，仍服前方二帖。

二十二日　十二天，头面浆足，四肢空壳尚多。于前方内改肉桂为桂枝，再服二帖。

二十三日　十三天，仍须托里温中，白日服完，夜间再服半帖皆可。

二十四日　十四天，灰白咬牙泄泻，犹在险途。

生绵芪五钱　洋参五钱　公丁香六钱　肉果霜六钱　党参五钱　生薏仁五钱　茯苓块五钱　桂枝五钱　广木香五钱　于白术五钱　白芷三钱　炙甘草三钱　诃子肉三钱　广皮三钱　水九碗，浓煎如膏。

癸亥十二月初四日　徐　六岁　重险痘三天，骨立无肉，血枯而燥，干红色暗，粘连成片，皆隐在皮中，乃枭毒把持之故。勉与两解重法，若照常理立方，恐鞭长莫及。

紫花地丁一两　大黄半生，半用黄酒炒黑，四两　楂肉半生半炒，三两　暹罗犀角一两　桃仁半生半炒，四两　银花二两　红花三钱　青皮二两

加上上梅片三厘，研细冲入汤药内，小猪尾血每次半酒杯。水八碗，煮成三碗。先服半碗，约二时再进，以舌苔退痘起发为度。

初五日　重险痘四天，大下后，业已起发，不必再用沉降，议凉血提顶。

银花八钱　乌犀角八钱　羚羊角五钱　连翘五钱　紫花丁五钱　人中黄三钱　白芷二钱　苦桔梗五钱　白茅根一两

白芷三钱　分四次服。

初七日　重险痘六天，虽然行浆，但火毒太重。不必用补，亦不可用补，犹宜凉血解毒，以为结痂之地。

细生地一两　银花八钱　苦桔梗五钱　乌犀角一两　连翘三钱　人中黄二钱　粉丹皮八钱　元参五钱　白茅根一两　紫花地丁六钱

初八日　七天，于前方内减犀角一半，加麦冬五钱

初九日　八天，浆已满足，色已苍，胃已旺，议辛凉以助结痂之用。

银花三钱　白茅根五钱　麦冬不去心，五钱　连翘三钱　五谷虫一钱五分　甘草一钱五分

初十日　四肢太热，非重用辛凉，其痂不结。

银花五钱　细生地三钱　元参五钱　连翘五钱　白茅根六钱　丹皮五钱　麦冬不去心，八钱　生甘草一钱五分　黄芩酒炒黑，一钱五分

十一日　十天，回浆甚缓，微咳，用辛凉少兼实脾。

细生地三钱　连翘三钱　粉丹皮三钱　生薏仁五钱　麦冬不去心，三钱　人中黄一钱五分　地骨皮一钱　黄芩一钱　白茅根三钱　冬桑叶一钱

十二日　十一天，仍服前方一帖。

十三日　十二天，再服前方一帖。

十五日　十四天，十分全功，惟败余毒而已。

仙人杖皮二钱　连翘三钱　五谷虫二钱　人中黄一钱五分　丹皮三钱　白茅根三钱

癸亥十二月十三日　吕女　重险痘二天，色重粘连成片，攒簇颇多。第一方以达外感活血松肌为法。

薄荷一钱　牛蒡子三钱　当归一钱五分　芥穗二钱　南红花一钱　前胡一钱五分　半夏二钱　苦桔梗三钱　苏叶一钱　杏仁三钱　生甘草一钱

十四日　早第二方以摆开枭毒为主，盖攒簇者必攻也，况色重乎？

生大黄一半生用，一半酒炒黑，一两　桃仁半生半炭，六钱　南山楂半生半炭，六钱　苦桔梗四钱　青皮四钱　人中黄二钱　猪尾膏一小酒杯，研入上上梅冰五厘，每次冲三小匙。

申刻，重险痘三天，早用必胜法，现在颜色已退，唇重色绛，抱鬓蒙头，腰中肾俞太重，弄舌咂嘴，心火太重恣。议以凉重败毒。

次生地三钱　杏仁三钱　全归三钱　羚羊角三钱　犀角六钱　川连一钱　苦桔梗三钱　银花三钱　广皮一钱五分　牛蒡子二钱　连翘三钱　甘草一钱五分　猪尾膏每次三匙，研入冰片五厘

十五日　险中逆痘四天，气既虚而毒又重，色暗根松，痘阔壳薄，头温足冷，抱鬓攒腰。下不可，补又不可，此其所以难也，勉与活血提顶。

苦桔梗六钱　犀角五钱　银花五钱　紫花地丁五钱　全归三钱　白芷三钱　穿山甲二钱　楂肉六钱　皂针六钱　人中黄三钱　丹皮五钱　红花一钱五分　猪尾膏研入冰片五厘，每次冲三小匙　夺命丹三粒

十六日　险中逆痘五天，较昨日虽有起色，究竟色滞而重，板着不行，二日不大便，皆系枭毒把持，恐不能行浆，若过此关，则不能再用沉降矣。议必胜法。

桃仁生炒各半，一两　生大黄半生半酒炒，一两　红花一钱五分　楂肉炒，一两　苦桔梗六钱　甘草三钱　青皮六钱

十七日　险中逆痘六天，昨日复用必胜法，虽有起色，究竟头面不如周身之半，枭毒把持，阳亢可知。

紫丁香五钱　大黄酒炒黑，五钱　白芷三钱　苦桔梗五钱　犀角五钱　红花二钱　南楂炭三钱　银花五钱　皂针二钱　穿山甲炙，二钱　全归三钱　广皮二钱　人中黄三钱

十八日　险中逆痘七天，头面起发色鲜，周身色淡，逆者已顺，现有行浆之势，一以上浆为主。

党参五钱　生绵芪咀豆大，一两　归身土炒，二钱　洋参姜炒，三钱　茯苓块三钱　防风三钱　桂枝五钱　炒广皮二钱　白芷三钱　於术三钱　炙甘草三钱

十九日　八天，照前方再服二帖。

二十日　九天，身上灰色，四肢尚空，大便频仍，寒战发痒，皆系虚象。急急用陈文仲法，防其内陷。

党参三钱　茯苓块五钱　半夏三钱　洋参姜汁炒黄，三钱　肉果霜五钱　白芷三钱　於术土炒，五钱　诃子肉煨，五钱　广皮炒，二钱　官桂去粗皮，一钱　广木香三钱　甘草炙，三钱　附子熟，一钱　大枣肉二枚　生姜三片

咬牙加公丁香三钱。第二帖做极细末。

二十一日　将昨日第二帖之末药，每服三钱，约

两，三时辰做一服。

甲子正月十二日　吕男　二岁　状元痘原不必服药，但现在半生半熟，泄泻，唇色寒，犹恐遗毒损目。议温托法。

生绵芪三钱　党参二钱　诃子肉二钱　茯苓块三钱　白术一钱　生薏仁二钱　制半夏一钱　广皮一钱　炙甘草三钱

初六日　汪男　三岁　初报痘点，形即繁重，表虚脉滑，心热恣甚。谨防八九朝痒塌，且与辛凉解肌透毒。

银花五钱　苦桔梗五钱　丹皮三钱　连翘连心，二钱　牛蒡子三钱　全归一钱　薄荷三分　杏仁泥二钱

初七日　险痘一天，头面粘连，点现瘪阔，足凉，非纯然毒重，亦非纯然气虚。且与活血松肌摆毒，大凉大温皆在难施之例。

犀角镑，五钱　苦桔梗五钱　全归一钱五分　银花五钱　牛蒡子一钱　青皮二钱　连翘三钱　南楂炭三钱　甘草二钱　薄荷八分　猪尾膏三匙　外以胡荽酒洗足。

初八日　险痘二天半，但唇肿，右颧肿，心脾之火甚也；足已温，痘苗稍大者即顶陷。

白茅根一两　犀角五钱　楂肉一钱五分　紫花地丁五钱　银花五钱　红花八分　苦桔梗三钱　连翘三钱　广皮八分　牛蒡子二钱　全归二钱　甘草一钱五分　猪尾膏三匙

按：白茅根秉燥金之体，感风木而花，藏胎内异于众草，生发最速，其性喜洁，故能化毒开清，其味甘

凉，故能走肺胃而不伤肺胃之阴。《本草》称其主衄症，盖言其所然，而不言其所以然也。但此物性平和，不假以重权，不为功也。凡一切清窍病用之最良，而痘症中护眼护喉，走清道血分，为尤良也。

初九日 险痘三天半，两颧两眼肉肿，疮不肿，心脾之火太甚也。血无不活，故今日不加血药。

羚羊角五钱 元参五钱 细生地三钱 乌犀角五钱 银花五钱 紫花地丁五钱 苦桔梗六钱 连翘三钱 白茅根一两 牛蒡子五钱 白芷二钱 生甘草一钱五分 谷精草三钱

初十日 重险痘四天半，额滞于颏，颏滞于身，此阳火有余之象。虽不必大下，仍以败毒为主，而提顶次之。

羚羊角五钱 犀角五钱 紫花地丁五钱 次生地五钱 银花五钱 谷精草三钱 苦桔梗五钱 元参二钱 真山连一钱五分 牛蒡子二钱 黄芩三钱 生甘草二钱 白茅根一两 十二茶杯水，煮五杯，分十次服。

十一日 五天半，已有行浆之势，不必提顶托浆，但喉已声哑。趁此犹系外感用事之时，仍用昨日方，开提肺气败毒，减其蒸腾炼毒之火，使归于和平，即行此阳火痘之浆法，所谓道无定体者此也，高明以为何如？

仍用昨日方一帖，限明日黎明服完。

十二日 六天半，面已有浆，四肢腰背皆空，五更大便两次，痛快而溏。今晚已入气血用事之关，须渐进补托，兼与清毒。

炙绵芪三钱　党参一钱五分　白茅根六钱　乌犀角三钱　银花三钱　苦桔梗一钱　冬白术二钱　白芷二钱　广皮炭一钱　茯苓块三钱　日入后服。

十三日　七天半，头面浆已七八，腰背不足，四肢尚空。今日正是气血当令，已有痒态，必得扶其不及，多得一分浆，少得一分后患，此身小痘多之定法也。

生绵芪五钱　白术土炒黄，三钱　藏红花一钱　茯苓块三钱　党参三钱　广皮炭一钱五分　广木香一钱　白芷二钱　炙甘草一钱五分

十四日　晚足九天，于前方内去红花。

十五日　十天浆足色苍，形势圆绽，四肢陆续上浆，皮肤扪之平和，不冷亦不过热，脉洪数有力。合观皆情理之正，其不食畏缩，皆痛象也；痘多浆亦多，炼气血而成浆，痛亦情理之正，断非陷症。议补气以胜痛，活络以定痛法，似不歧于路矣。

人参五分　生绵芪三钱　红花四分　冬术三钱　熟绵芪三钱　厚朴六分　乳香八分　茯苓块三钱　广皮一钱　没药八分　广木香一钱　甘草炙，三钱　白芷二钱

十六日　十一天，大势已有成功之象，犹须防其泄泻作痒。

茯苓块三钱　洋参炒黄，一钱　广木香煨，八分　炒冬术二钱　党参二钱　炙甘草一钱五分　焦白芍二钱　广皮炒半黑，一钱

十七日　十二天，小便长，大便滞。暂与宣化肠胃。

茯苓块三钱　党参一钱五分　五谷虫三钱　谷精草三钱　厚朴一钱

十八日　十三天，痘后肺液受伤，渴而咳。

沙参三钱　地骨皮三钱　象贝一钱五分　麦冬三钱　白茅根六钱　苇根三钱

二十六日　某男　风温发热三天，耳冷尻冷，已有微点，谨防天花。法宜辛凉解肌，芳香透络，最忌三阳表药多汗，致成痒塌。

银花三钱　苦桔梗三钱　芥穗一钱五分　连翘三钱　牛蒡子炒研，二钱　桑叶三钱　薄荷八分　白茅根三钱　甘草一钱

当日晚大泻水粪，加黄芩三钱，泻止。

二十七日　虚寒痘二朝，甫二日热退其半，神气安静，大便溏泄，布痘不多，亦属均称，但痘形扁阔根松，色变过淡，观其皮色，脾经素有饮食伤损。议异功保元合法。

生绵芪三钱　人参一钱　广木香一钱五分　云苓块三钱　广皮二钱　炙甘草二钱　生於术二钱

二十八日　仍用前方。

初七日　十二朝，痘虽稀少，浆行薄弱，腰下尚未结痂。乘此机会，再用保元以助余浆。

云苓块三钱　人参一钱　炙甘草一钱五分　生薏仁三钱　绵芪三钱

初八日　仍用前方。

补案　辛巳年述　癸酉初夏，余有涟水之游。长女

甫二龄，于四月十一日见点，至二十五日已半月矣。余适回家，见其形势鼓立者半，顶陷者半，根抱者半，散者半，毫无汁浆。本系谢宝灵兄调治，因请同看。伊立一方，余视之曰：此方若上得起浆，甘受重罚。此方若上不起浆，亦受重罚。谢兄愕然曰：足下左右皆受罚，何故？余曰：今且不必明言，明日来视浆色。伊去后，余仍用其方，照方制二十帖，加燕窝十二两此味亦原方所有，但加重耳，大公鸡一只重九斤，紫河车一具，并药共十余斤，先分九锅煎，去渣后，复并一锅煎，自早至暮，不敢草率，成浓膏得二碗许。令乃母饮半茶杯，小人饮半酒杯。二鼓时，其母因乳胀谓余曰：药甚灵，余无乳者已数日，今忽蓬蓬，岂非药力乎？余曰：可急令小儿吮之。彼曰：小儿不得寐者已数日，今方熟睡，可惊之乎？余曰：限期已紧，所以令汝服药，为以乳汁上浆也。今乳胀，可与之吃矣。因促之醒，痛吮一饱，少时又寐，漏下三鼓，清浆如露矣。未至四鼓，又令母女服药如前，四鼓未罢，浆如蜡色。五鼓以后，又如茶色浓厚，如及时之浆然，天明已十七朝矣。又延谢兄至，彼一视曰：奇哉！何因得此？余曰：用君原方。彼曰：只添得燕窝一味，何神至此？余曰：余昨云此方若上得起浆，甘受重罚者，先生于七八朝即用此方，彼时气血方壮，毫无汁浆，今以十五朝气血消耗，岂能上浆乎？余又谓此方不能上浆，亦受重罚者，以先生之方若错，小女早不活矣。因令伊执方之背面视之，伊见照方二十帖之文，又令视诸药渣，因谢曰：余实不能。

二十日　某女　十九朝，痘后便溏而频。久则脾肾两伤，补涩为稳。

真云苓五钱　白术土炒，三钱　肉果霜三钱　生薏仁五钱　半夏一钱　诃子肉三钱

二十四日　实脾利水之中，兼化清气。

云苓五钱　生薏仁五钱　晚蚕沙三钱　於术土炒，三钱　地骨皮三钱　五谷虫三钱　蝉退去头足，七枚　炙甘草一钱五分

初一日　三十天，痘后余毒肿溃。补托之中，加以败毒。

人参一钱　生薏仁五钱　黄芪三钱　於术三钱　五谷虫三钱　银花三钱　云苓三钱

初四日　痘后余毒肿溃，稍加银花，大便即溏。议于前方去银花，加肉果、诃子。

茯苓块三钱　人参一钱　广木香一钱　生薏仁五钱　於术三钱　五谷虫二钱　肉果霜一钱五分　黄芪三钱　炙甘草一钱五分　诃子肉炒，三钱

初七日　三十六天，痘毒溃烂，应照溃疡例，即用痘科门中之保元合异功法。

人参一钱　生薏仁三钱　於术二钱　云苓五钱　炙甘草二钱　广皮一钱　绵芪五钱

初八日　伤食暮热呕吐，痘后太饱之故。与止渴消食，其热自止，调理饮食要紧。

茯苓三钱　地骨皮三钱　薏仁三钱　半夏二钱　炒广皮一

钱　神曲一钱五分

二十日　某男　风木司天之年，又当风木司令之候，风木内含相火，时有痘疹。无论但受风温，身热而不发痘，或因风温而竟发痘，或发斑疹，皆忌辛温表药，惟与辛凉解肌透络为稳。此时医所不知，盖风淫所胜，治以辛凉，佐以苦甘，《内经》之正法也。

银花三钱　苦桔梗三钱　薄荷八分，汗多不用　连翘三钱　牛蒡子一钱五分　桑叶三钱　芥穗一钱　鲜芦根五钱　甘草一钱

二帖。此方治痘初起，多能化少，凉络而易出，见点亦服此。

二十一日　申刻　险兼逆痘二天，痘色艳红，唇赤舌赤，见点繁琐，三五成群，毒参阳位。勉与凉血摆毒。

石膏生末，一两八钱　生大黄炒黑，三钱　地丁紫花，三钱　犀角五钱　苦桔梗三钱　桃仁三钱　银花五钱　人中黄三钱　地龙三钱　连翘三钱　白茅根三钱　丹皮三钱

此案为钞录者失去十四帖，大意以犀角地黄汤加连翘、银花、白茅根、细生地等，一味凉血收功。至十五朝犹用犀角，十六朝以辛凉清余热一方，服至二十一朝。

乙酉六月二十二日　十二姑　九岁　暑伤两太阴，身热而呕，舌白滑。

云苓皮四钱　连翘三钱　藿香叶二钱　生薏仁三钱　银花三钱　白蔻仁一钱　制半夏三钱　杏仁三钱　黄芩炭二钱

二十三日　痘三天，顶平根松色暗，夹虚夹毒之症。与活血提顶败毒，扶到七天，方好补托。

苦桔梗三钱　牛蒡子二钱　白芷三钱　防风三钱　紫花地丁二钱　红花二钱　连翘三钱　人中黄一钱五分　全归二钱　银花三钱　紫草茸一钱　楂炭二钱

二十四日　痘四天，顶平根松色暗，便闭不食。昨用活血败毒宣络，今夜已见大便，热退能食，头面已有起胀之势，前后心续出盈千，皆根泛顶平暗滞，稍大者顶即陷。应照虚寒例治，与宣气活络提顶，不得过用败毒清里，致令便溏内陷。

当归土炒，二钱　顶高藏红花二钱　楂炭二钱　防风二钱　广木香一钱　蘑菇一钱　银花炒，三钱　穿山甲炒，一钱　甘草炙，五分　白芷三钱　广皮炭二钱

二十五日　痘五天，顶平带陷，根松色暗；昨日即照虚寒例治，而用温煦芳香；今日口并不渴，而舌苔白厚，盛暑之际，尚兼足太阴之暑湿症。七日以前外感用事，必视其在何脏腑而清之，以为七日以后上浆之地。

茯苓皮三钱　当归土炒，三钱　六一散三钱　生薏仁三钱　银花四钱　藏红花二钱　广木香一钱　防风三钱　广皮炭二钱　白豆蔻一钱　白芷三钱　煮四小杯，分四次服。

二十六日　痘六天，顶平多陷，根松色暗，头面色已华，前后心尚多陷而暗，身痛口不渴。与活血提顶，令其易于上浆。

当归三钱，土炒　生绵芪五钱　上上红花二钱　银花五钱

穿山甲三钱　白芷三钱　乳香二钱　广木香二钱　广皮三钱　没药二钱　鸡冠血每杯点三匙　甘草炙，三钱

公鸡汤煎煮三杯，分三次服。

二十七日　七朝已有行浆之势，平顶陷顶尚多，加补托以助之。

二十八日　痘八天，头面行浆已有七成，臂次于手，足次于胸，顺也。胸以下陷顶多，面色灰。仍须温煦以助行浆之热。

绵芪八钱　高丽参三钱　白芷三钱　防风三钱　茯苓块三钱　红花二钱　当归土炒，三钱　广木香三钱　甘草炙，一钱五分　广皮三钱

二十九日　痘九天，正在行浆之际，便频眼开，即是虚象，粘连之处颜色即灰，非虚而何？急急补托，而兼温煦为要。

人参三钱　炙绵芪一两　白芷二钱　於术炒，三钱　肉果霜三钱　广皮三钱　茯苓三钱　广木香二钱　甘草炙，三钱　防风三钱

七月初一日　十天，虽已结痂，浆未十分满足，尚有正行浆之处。仍前方再为补托，明日再与收痂未迟。

初二日　十一天，痘已结痂，浆未十分满足之故，皆因连日便频，受暑积滞而成痢疾，先拟温下其积。今视四肢鼓立，胸前全陷，并非正结，恐一进沉降，并四肢而亦陷矣。前方系必不可不用之药，兹且暂停；勉与实脾利水以结痂，少加化积，俟十四朝之后，痘势收

场，如积滞未化，再与下法。

生薏仁五钱　茯苓连皮，五钱　黄芩炭一钱五分　焦白芍二钱　槟榔二钱　真山连姜炒枯，一钱　益智仁二钱　神曲炒，三钱　广皮炭三钱　南楂炭三钱

初三日　痘十二天，仍服前方。

初四日　痘十三天，业已结痂，原可妥当收功，不意盛暑流行之际，食物不化，致成欲便先痛、便后痛减、里急后重之痢疾。法当温下，假使畏缩不前，拖延日久，必无好音。莫若乘此邪气初聚之时，急夺其邪，冀邪去正存，方收拾一切未完也。

生大黄半生，半酒炒半黑，五钱　白芍三钱　炒黄芩三钱　熟附子二钱　槟榔三钱　小枳实三钱　赤肉桂一钱五分　神曲四钱　广皮炭三钱　真山连二钱，炒　楂炭三钱

煮成三杯，先服一杯，候一二时，俟其再便腹不痛，即勿服。腹仍痛，再服第二杯，三杯亦如之。

初五日　痘十四天，四肢结痂十有其五。昨日服药后腹痛愈甚，便中粪多积少，日夜共七八次。今用前方减附子一钱，肉桂二分，服后巳刻至未刻便红积一次，腹中仍痛，粪色如赭。后二杯即加赤肉桂八分，约服一杯半，腹痛即便红积，仍有粪色黄。夜半服第三杯，丑、寅时连便两次，粪色仍赭，微有红积，腹仍微痛。

初六日　痘十五天，膝下至足趾痂尚未结全，巳刻便一次，燥粪黄色兼赭色，溏粪微带红积，腹不痛；午刻服下第一杯，至亥刻便一次，粪色黄，丑刻便一次，

无积粪黄。

高丽参三钱　白芍炒，三钱　黄芩炭一钱五分　云苓皮五钱　槟榔二钱　赤桂心一钱五分　生薏仁五钱　山连姜炒，一钱　广皮炭三钱　南楂炭二钱　神曲炒，三钱　炙甘草一钱

初七日　痘十六天，痂已结齐，痢已痊可，不必服药。目带微肿，谷精草泡茶饮之。

初八日　青睛有云翳，速清胆络之热毒。

谷精草四钱　连翘三钱　青葙子三钱　茶菊花三钱　桑叶三钱

初九日　痘浆未足，毒流胆络，故青睛白翳，又感时令燥气化火，故白睛起太阴睛疮。考古治法以六味丸作汤，改茯苓为君，再加清胆络之热毒以退翳。

茯苓四钱　谷精草三钱　萸肉一钱五分　生地二钱　茶菊花二钱　丹皮二钱　山药一钱五分　青葙子二钱　桑叶二钱　泽泻一钱五分

初十日　仍照前方服，内加：银花五钱　连翘三钱　生甘草一钱五分　目内白翳稍退，烦躁常哭，因痘后血虚化燥故也。与甘麦大枣汤主之。

甘草（生）一钱五分　小麦七合　大枣五枚　煮粥服之。

十一日　因疮痛而哭，目内白翳仍有，身上起大小疮十数粒，复生细痘，在旧痂窝内，痘浆未足，流毒成疮故也。仍服初九日方。

十二日　目内白翳退，太阴睛疮仍在，疮未见消落。原方再服。

十三日　目内太阴睛疮仍在，续出之疮痘未退。仍服原方，疮贴紫草膏如烂草炭。

十四日　服原方一贴。

十五日　未服药。

十六日　目内太阴睛疮稍退，仍有翳，身上疮痂已落者复生小疮，未落之处复有倒浆欲溃，总之流毒未清之故也。原方再服，目内翳以四退散治之。

十七至二十三日　痘已满月，目内太阴睛疮未净，翳仍在。仍服原方，又服钱氏蝉退散，一日二服。蝉退为末，每服一钱，羊肝汤下，日二服。

四退散：主治目睛老翳。

人退即手指甲　蛇退　鸡退即凤凰衣　蝉退　每药一两，加顶高梅冰片一分。左眼右鼻闻，右眼左鼻闻，每闻少许，两月全愈。

乙酉六月十五日　赵女　十岁　体坚痘少，原可不必服药，但愈少，浆更不可不足，舌苔厚中黄边白。且与清毒一帖，明日再与托浆一帖。

苦桔梗一钱　连翘三钱　人中黄八分　牛蒡子一钱五分　银花三钱　鲜荷叶一角　全当归一钱五分　煮二小杯，分三次服。

十六日　于前方内加：生绵芪四钱　白芷五钱　党参三钱　炙甘草一钱五分

十七日　辛凉结痂，古之正法。实脾利水，亦有湿者所宜施之。兹当暑月，舌苔厚而白，湿也。身热未尽退，热也。二法可合用。

银花三钱　茯苓块连皮，三钱　芦根三钱　连翘三钱　生薏仁三钱

福　一岁　三天，布痘稀疏，苗头纯正；但色白皮薄之儿，顶平根松色淡，有壳薄无浆之虑。虽在初起，即用保元汤为当。

党参三钱　连翘二钱　红花三钱　绵芪生，三钱　银花炒，二钱　甘草炙，二钱　胡荽一根　服三贴。

五朝　气血两虚之症，色淡根松顶平，大便溏泄而频，痘不鼓立，焉得成浆？浆即清薄，痂必不厚。虽系顺症，有痘后坏目牙疳之虑。此等症举世轻忽之，及至坏证已现，必不可为，余见之屡矣。议陈氏木香散法，必得浆足结痂为要。

绵芪炙，五钱　高丽参三钱　广皮一钱五分　於术二钱　茯苓块二钱　甘草炙，二钱　白芷二钱　肉果霜三钱　生姜二片　木香一钱　诃子肉三钱　大枣去核，二枚

七朝　痘已成浆，兼有结痂，究竟未满足，大便仍溏。于前方内去高丽参、诃子、白芷，再服三贴收功。

二十九日　某　见点之初，神气昏冒。先开心包透络，继以辛凉达表，使其易出，再商后法，切忌发汗伤无辜之表。

紫雪丹二钱　分四次服，凉开水送，以神清为度。

辛凉散七包，二时服一包。

初一日　头面色赤而顶平根宽松，反不如腰以下鼓

立，甫三日，小便浊，须兼分利，形体胖本系湿胎，应照毒搏论治。扶过六七朝以后，能用补托方妙。

茯苓皮四钱　猪苓三钱　白通草一钱　苦桔梗三钱　泽泻三钱　芥穗二钱　牛蒡子炒研，一钱五分　连翘三钱　甘草一钱五分　紫花地丁二钱　银花五钱　芦根五钱　晚蚕沙二钱　医者，补偏救弊之谓也，三五日前见有何处偏胜，及时去之，以免七日以后纠缠。时人不知，以为此等方非治症也。

初二日　四天，色陷顶平根松，夜间烦躁，毒气未化，气分更虚，与化毒提顶。

连翘三钱　紫花地丁三钱　白芷二钱　银花三钱　苦桔梗三钱　甘草二钱　丹皮三钱　牛蒡子二钱　苇根五钱　防风二钱　白茅根三钱　煮两杯，分四次服。

初三日　五天，根已抱住，顶平皮薄。议于化毒之中，稍加安表。

苦桔梗三钱　绵芪生，三钱　防风二钱　牛蒡子炒研，三钱　连翘三钱　白芷二钱　人中黄二钱　银花三钱　苇根五钱　白茅根三钱

初四日　六天，面色佳，惟顶间有平者，身上色淡，时有痒意。表虚皮薄之症，重与实表提顶。

洋参半炒，二钱　生绵芪六钱　白芷二钱　银花三钱　炙甘草三钱　芦根五钱　防风二钱

初五日　七天，面上稍有浑浆，余皆清而皮薄。急急内托为要，体胖湿多加苓、术，预为收痂之地，又合

小异功法。

人参三钱　生绵芪一两　广皮炒，三钱　於术三钱　云苓块三钱　生姜三片　防风三钱　广木香煨，二钱　大枣去核，二枚　白芷三钱

初六日　仍用前方，加肉果霜二钱

初七日　照前方再服一帖。

初八日　湿体虚痘十天，虽已回痂之期，但破损太多，仍然发痒。暂与护表实脾一帖，明朝再议。

生绵芪五钱　防风二钱　生薏仁三钱　茯苓块五钱　白芷二钱　广皮炭二钱　炒白术三钱

初八日　某　险兼逆痘六天，额颧攒聚，本系毒重，色白皮薄，痘顶下陷，头温足冷，根晕不红。气血两虚，先与提顶，将来能受陈文仲法，方望成功。

人参一钱　煨肉果去净油，二钱　红花三钱　绵芪生，五钱　穿山甲二钱　广皮二钱　防风三钱　广木香一钱五分　甘草炙二钱　白芷二钱

初九日　险兼逆痘七天，昨用陈氏温托法，今日稍有起色，但顶陷者尚多，已有损坏，亦且汗多不能满湛，焉能炼毒成浆？今日再以陈氏木香散法温中托络，毋使内陷痒塌，看守勿懈，不致再有破损，方可有望。

人参一钱五分　广木香三钱　白芷三钱　绵芪八钱　肉果霜二钱　半夏三钱　於术二钱　藏红花一钱五分　广皮二钱　防风三钱　公丁香一钱　甘草炙，三钱　归身二钱　再加公鸡冠血以提顶。

初十日　便溏而频，加诃子肉，余药加分量以加助浆。

自初十日至十五日，皆服此方，惟分量加重。

十六日　白痘十四朝，头面虽然浆足，两足尚在行浆，其势未能十分充满，犹然大便数，又有咳嗽，设大便不调，尚在险关。仍须补涩，兼充养已丧之气血，立方候裁。

人参七分　广木香二钱五分　诃子二钱五分　於术炒，三钱　肉果霜二钱五分　半夏一钱　云苓二钱　赤石脂二钱　广皮炒，二钱五分　薏仁五钱

二十二日　庆　十一岁　痘后余毒未清，又加温疠，阳明发斑，口臭之极，唇肿而黑，目肿而闭，胃几烂矣！急救犹恐不及，况再缓乎？

元参一两　生石膏八两　知母二两　麦冬不去心，一两　乌犀角一两　丹皮一两　银花一两　人中黄五钱　一时许服一茶杯。

二十四日　得大效，原方再服一帖。匀二日。

二十六日　于原方内减元参为三钱，加射干五钱　黄芩五钱。

丙戌九月十四日　色　五岁　秋日燥气化火，现在君火客气司令，故有发痘之骇，本有自汗，何可再以羌活发汗，致令表虚，身壮热，肢厥，舌黄赤，口渴，脉洪大而数，晚间微有谵语，大便结，皆火证也；皮色黄，痘之顶平根松，气虚苗也。先以辛凉松肌摆毒清

热，扶过七日，能用补托方妙。

生石膏五钱　元参三钱　炒黄芩二钱　苦桔梗三钱　连翘三钱　全当归一钱五分　牛蒡子二钱　银花三钱　人中黄一钱五分　紫花地丁二钱　外紫雪丹六分　夜间服。

十五日　险痘三天半，尚未出齐，稍大者业已顶陷，其为气虚可知；虽不大便，未可沉降，与活血提顶摆毒。

次生地五钱　苦桔梗三钱　全归二钱　元参三钱　牛蒡子三钱　黄芩二钱　连翘三钱　紫草茸三钱　白芷二钱　银花三钱　人中黄一钱五分　煮三杯，分三次服。

十六日　险痘四天，头面颜色虽重，腿脚甚淡，顶陷者不少，大便已见，舌尖有红刺，而苔白柔润易退，谨防大便溏滑，梦语仍有，口仍渴。且与辛凉清上，芳香透络，使火毒及热邪从内达外。

苦桔梗三钱　连翘三钱　天虫二钱　皂角刺二钱　银花三钱　白芷三钱　白茅根三钱　杏仁二钱　黄芩一钱五分　人中黄二钱　煮三杯，分三次服。另和服局方至宝丹一丸。

十七日　五天，陷者稍起，色渐匀，寐少安，舌苔白腻，是中宫食滞未清。口仍渴，上焦之热未退。仍用前法，兼与和中。

杏仁三钱　苦桔梗三钱　白芷三钱　连翘半壳半心，三钱　藏红花一钱　黄芩二钱　丹皮三钱　南楂炭二钱　广皮一钱五分　皂针二钱　生甘草一钱五分　另服局方至宝丹一丸。

十八日　六天，身半以上清浆七八，惟退过半，颜色尚属适中，顶平便溏舌白，气虚有湿之征。今日宜轻与补托清上，仍不可少，中焦有滞，必须急急清理，能受补剂厚味方妙。

生绵芪三钱　於术二钱　炒神曲三钱　苦桔梗三钱　白芷三钱　广皮炭一钱五分　云苓块连皮，四钱　银花一钱五分　生甘草一钱五分　连翘心三钱　楂炭三钱　煮三杯，分三次服。

十九日　七日有奇，正气血用事之期，浆行尚不颟顸，头面颜色亦佳，身上与四肢微觉稍暗，四末微凉，大便溏，微呕，皆脾阳不足之象。今日疏补为宜，稍加香温托里。

生绵芪五钱　白芷三钱　高丽参二钱　云苓块五钱　楂炭二钱　广木香三钱　炒於术四钱　广皮三钱　肉果霜去净油，一钱五分　姜半夏三钱　煮三杯，分三次服。

二十日　八天半，浆不十分浓足，食少便溏，尚觉安静，周身有疼痛之象。气虚而湿重，难于峻补，仍以补脾渗湿为主，稍加宣络定痛。仍须看守防护，不致再有损伤要紧。

生绵芪五钱　於术炒，三钱　肉果霜一钱五分　云苓块五钱　半夏三钱　广皮炭三钱　谷精草三钱　白芷二钱　炙甘草二钱　诃子肉煨，三钱　浓煎三小杯，分三、四次服。

二十一日　九天，浆未满足，眼开太早，大便稀溏，有痘毒目疾之虞。喜胃开进食，仍宜补涩。

生绵芪六钱　人参三钱　肉果霜三钱　诃子肉煨，三钱於术炒，三钱　广皮炭三钱　谷精草三钱　半夏三钱　炙甘草二钱　广木香二钱　白芷二钱　煮三杯，分三次服。

二十二日　浆未满足，即已收痂，气虚火歉，大便已止。且免收涩，与实脾为主。

云苓块五钱　人参一钱五分　谷精草三钱　炒於术四钱　半夏三钱　五谷虫三钱　生薏仁五钱　白芷二钱　广橘皮三钱　广木香三钱　煮三杯，分三次服。

二十三日　实脾，兼收余毒。

云苓块三钱　於术一钱五分　广木香一钱　生薏仁三钱　银花炒，三钱　黄芩炭一钱　谷精草三钱　归须一钱　五谷虫一钱五分

二十四日　气虚湿重之痘，甫经落痂，即作滞下，舌苔白滑，唇淡而宣浮，脾湿之象。与实脾利水之中，不用守药，加微苦兼入血分。

云苓块连皮，五钱　猪苓二钱　谷精草三钱　苍术炭一钱五分　白芍一钱五分　南楂炭三钱　广木香三钱　黄芩炒，二钱　五谷虫三钱　炒银花二钱　归须一钱五分　橘皮炭二钱　丹皮炭二钱

二十五日　便后仍有积垢兼血，脉与舌苔唇口较昨日皆佳，并喜眠食均好，神气亦清爽，痂落尚不艰难。一以实脾为主，兼败毒宣络。

猪苓三钱　茯苓块连皮，五钱　归须二钱　赤芍一钱五分　广木香三钱　桃仁一钱五分　黄芩二钱　南楂炭三钱　蝉退去头足，二钱　半夏打碎，一钱　五谷虫三钱　青皮二钱　银花炒，二

钱　炒丹皮二钱

二十六日　便后垢腻兼血，脾与小肠寒湿，右脉仍大，好在眠食俱佳。与燥湿宣络。

灶中黄土二两，先煎代水　猪苓二钱　广木香三钱　云苓块五钱　归须一钱　川黄连姜汁拌炒，六分　苍术炭二钱　蝉退去头足，二钱　南楂炭二钱　桃仁一钱五分

二十七日　痘后余毒不安，大便中夹有血积红滞，小便白浊，与宣络清湿败毒，兼化浊中清气。

云苓皮五钱　猪苓二钱　黄芩一钱五分　苍术炭一钱　泽泻二钱　白芍一钱　晚蚕沙一钱五分　桃仁二钱　蝉退去头足，一钱五分　五谷虫一钱五分　银花炒，二钱　山连炒黑，八分　南楂炭二钱　煮两大茶杯，分三四次服。

二十八日　粪后瘀血未净，舌白滑苔，脉滑甚。

猪苓三钱　灶中黄土五钱　地榆炒炭，二钱　泽泻二钱　苍术炭二钱　归须二钱　半夏二钱　云苓皮三钱　蝉退去头足，二钱　丹皮二钱　黄芩炭一钱五分　煮三杯，分三次服。

二十九日　粪后之血已无，惟舌厚白苔，脉洪滑，小便白浊，湿气尚重。

云苓连皮，三钱　生薏仁三钱　黄芩炒，二钱　猪苓三钱　苍术炭一钱五分　归须一钱五分　泽泻三钱　晚蚕沙二钱　蝉退去头足，一钱　半夏一钱五分　五谷虫一钱五分　煮三杯，分三次服。

三十日　于前方内加灶中黄土五钱。

初一日　红未见，小便白浊，仍然脉洪大。

灶中黄土五钱　云苓皮三钱　猪苓二钱　飞净滑石三钱　晚蚕沙三钱　泽泻二钱　生薏苡仁三钱　五谷虫一钱五分　白通草一钱　南苍术炭一钱五分　黄柏炭一钱　煮三小杯，分三、四次服。

九月二十八日　色女　六个月　周身湿毒，又加痘疮，舌苔黄厚，脉洪数之至，又赤烂风弦。甫经六月之孩，船小载重，恐难胜任，勉与辛凉解肌败毒。

连翘三钱　茯苓皮三钱　木通一钱　银花三钱　茶菊花一钱五分　桑叶一钱五分　苦梗一钱　人中黄八分　芦根三钱　泽泻一钱　煮两茶杯，每服半酒杯。

二十九日　险痘三天，湿毒已多，痘亦不少，舌苔黄厚满布。船小载重，恐难胜任。

银花三钱　紫花地丁三钱　冬桑叶三钱　连翘一钱五分　苦桔梗一钱五分　茶菊花二钱　黄芩一钱　牛蒡子一钱　人中黄一钱　丹皮二钱　煮两茶杯，每服半酒杯。服至明早令完。

三十日　于前方内加细生地二钱

十月初一日　险痘四天，色太艳，血热也。眼未封，大者顶陷，气亦不旺，外有湿疮，余有原案。与犀角地黄汤法。

犀角一钱五分　细生地五钱　白芍炒，一钱五分　银花三钱　茶菊花二钱　黄芩八分　连翘二钱　炙甘草一钱　丹皮二钱　煮两茶杯，分四、五次服。

初二日　险痘五天，未周岁之孩，只有七天限期，便要收功，五天后半日，即系三岁以后之七日，忽尔泄泻七、八次，大非所宜。急与补托透络。

云苓块三钱　泽泻一钱五分　肉果霜一钱五分　炒於术二钱　白芷一钱五分　广皮炭一钱　广木香一钱　木通八分　煮两茶杯，频频服，以泻止为度。

初三日　险痘六天，业已上浆，但因泄泻之后，顶平有发痒之象。急宜实表内托。

生绵芪五钱　半夏二钱　肉果霜一钱五分　云苓块连皮，三钱　防风二钱　广木香八分　炒於术二钱　白芷三钱　煮两茶杯，分四五次服。

初四日　险痘七天，浆未足而泄泻发痒，喉哑声嘶，必得泻止浆足方妙。

生绵芪五钱　於术炒，三钱　姜半夏三钱　茯苓块连皮，三钱　防风二钱　肉果霜一钱五分　苦桔梗三钱　白芷二钱　广皮炭二钱　广木香一钱五分　煮三杯，自服一半，乳母服一半。

初五日　八天，于前方内肉果霜加至二钱，仍服一帖。

初六日　九天，业已收痂，湿疮所生之痘，尚有余浆，大便仍多，犹有痒象。

生绵芪三钱　半夏三钱　肉果霜一钱　炒於术二钱　防风二钱　广木香一钱　云苓块三钱　白芷二钱　五谷虫二钱　苦桔梗二钱　煮两大杯，频频服。

初七日　十天，业已结痂，大便犹溏而频。与实脾利水法。

云苓块三钱　於术二钱　肉果霜去净油，一钱　谷精草三钱　薏仁五钱　五谷虫一钱五分　广木香一钱　煮两大杯，缓缓服。服至明日令完。

初八日　于前方内去半夏，减肉果霜四分。

初九日　十二天，大便溏。

谷精草三钱　云苓二钱　五谷虫一钱五分　肉果霜一钱　於术炒，二钱　广皮炭一钱五分　广木香一钱　蝉退去头足，一钱　煮两杯，分二、三次服。

初十日　十三天，痘前本湿疮，赤烂风弦。湿疮随痘已落，惟眼边赤烂虽较前势减而未愈，微有羞明之象。

云苓皮三钱　连翘不去心，一钱　草决明二钱　生薏仁三钱　银花一钱　冬桑叶一钱　谷精草二钱　泽泻二钱

十一日　十四天，于前方内加茶菊花一钱

十二日　十五天，眼皮之肿较昨已消其半，眼亦能开。仍用辛凉，以清余热。

云苓皮三钱　连翘一钱五分　草决明二钱　生薏仁三钱　银花一钱五分　五谷虫一钱　谷精草二钱　桑叶一钱　煮两杯，分数次服。以肿消为度。

九月初二日　色　二岁　身热瘈疭，脉数自汗，耳冷脚冷唇冷，有风温欲痘之象；大便频仍，亦风邪也。辛甘化风为宜。

连翘一钱五分　苦桔梗一钱　丹皮五分　银花一钱五分　钩

藤钩一钱　甘草生，五分　麦冬八分　茶菊花一钱

初三日　瘈疭之后，业已见点，泄泻呕恶太重，里症重于表症，脉滑甚。

连翘三钱　苦桔梗二钱　黄芩二钱　银花三钱　粉丹皮三钱　牡蛎五钱　煮两杯，频频服。

初四日　二天，根松色白，泄泻咳嗽，乳食有不化之形，初起之经表虽热，现在热已退，里虚可知。虽不敢峻补，亦不可再凉。

云苓块连皮，三钱　广木香一钱　藏红花二钱　於术炭三钱　当归须一钱　广皮炭一钱　姜半夏二钱　煮三杯，分三次服。

初五日　三天，色白根松皮薄之虚寒痘。昨日两天，即用两补气血。今日色稍红，泄泻，咳嗽大减，但皮薄太甚，恐表虚痒塌。与昨日方内再加实表。

生绵芪三钱　防风二钱　藏红花二钱　茯苓块三钱　归身一钱五分　广木香一钱五分　於术炭三钱　广皮二钱　桂圆肉二钱　姜半夏二钱

初六日　四天，面色稍红，周身尚白。仍宜温托补血。

生绵芪五钱　半夏三钱　藏红花三钱　云苓块三钱　防风二钱　肉果霜一钱　焦於术二钱　白芷二钱　炒广皮一钱五分　广木香一钱五分　归身二钱　桂圆肉二钱　煮三杯，分四次服。

初七日　五天，下半已红，头面行浆。于前方内去

红花，减肉果霜七分。

初八日　六天，浆已足，但皮薄易破，看守勿懈为要。

生绵芪三钱　半夏二钱　广木香一钱五分　茯苓块三钱　防风二钱　炙甘草五分　焦於术二钱　煮两小杯，分四次服。

初九日　七天，业已收痂，大便溏。与实脾利水，兼之补气。

焦於术二钱　云苓三钱　五谷虫一钱　广皮炭一钱　薏仁三钱　煮一大杯，分二次服。

初十日　八天，大便仍溏，与实脾利水，兼之化气。

云苓块三钱　薏仁三钱　五谷虫二钱　焦於术三钱　蝉退去头足，一钱　广皮炭一钱　切忌发物生冷。

十一日　九天，于前方内加晚蚕沙二钱。

十二日　十天，实脾利水。

云苓块三钱　蝉退去头足，一钱　晚蚕沙一钱　焦於术二钱　通草七分　五谷虫一钱　生薏仁三钱

九月二十六日　奕　四岁　痘疮见点一日，面色青暗，阳部白，阴部红，额似轻而白，颏甚重而红，兼之三五成群，游蚕嬉窠不少，实系逆症。勉与活血摆毒、松肌透络，令其易出再商。

紫花地丁二钱　连翘五钱　藏红花三钱　苦桔梗五钱　银花五钱　荆芥穗三钱　牛蒡子三钱　薄荷二钱　南楂炭三钱

桃仁泥三钱　归尾三钱　人中黄二钱　煮成三茶杯，和入猪尾膏，加入大梅冰片一分。每次服一黄酒杯，愈多愈妙。

二十七日　逆痘二天，阳部不发，阴部稍有起色。阳部之阳，额也，见点若有若无，阳部之阴，颏也，甚为显透，其为毒郁不发可知。周身根松皮薄，扁阔色暗，其为气虚又可知矣。现当生发之际，舍摆毒活血松肌，皆外道也。扶过六天，至七到能用补托方妙。

紫花地丁三钱　银花五钱　荆芥穗三钱　苦桔梗三钱　白芷二钱　南楂炭三钱　南红花三钱　防风二钱　人中黄二钱　桃仁泥三钱　归须三钱

煮三杯，分四次服，仍和猪尾膏，加入梅冰片五厘。频频服。

二十八日　三天，逆痘有渐顺之机，夜卧安静，饮食尚可，是其佳处；但攒簇太多，顶平根松，扁阔不起。今日议减败毒，加以提顶，令其起胀，预护将来之虚。

连翘二钱　苦桔梗三钱　红花三钱　芥穗三钱　南楂炭三钱　川芎一钱　全归三钱　人中黄一钱五分　煮三杯，加入猪尾膏，频频服。

二十九日　四天，渐有起色，但根松顶平，扁阔太多，必得鼓立方妙。

银花五钱　苦桔梗三钱　红花三钱　连翘不去心，三钱　穿山甲炒，一钱五分　全归二钱　防风二钱　广木香八分　川芎八

分　白芷三钱　人中黄二钱　广皮炒炭，一钱　煮三杯，分三次服。

三十日　五天，虽已起胀，究竟顶平根松，颜色灰白，水泡亦多，大便频而溏，口渴。且与提顶败毒。

银花五钱　苦桔梗三钱　南红花二钱　连翘三钱　穿山甲二钱　白芷三钱　防风二钱　人中黄二钱　广皮炒炭，一钱五分　煮三茶杯，频频缓服，服至明日子前令完。

十月初一日　六天，正在行浆之际，大便溏泄，睡卧安静，痘势虽未塌陷，较昨见改观，颜色虽未灰白，而暗淡根松顶陷，兼有皱纹，正合大虚少毒之象。急与木香散法，令泄止方妙。

生绵芪五钱　人参一钱　肉果霜出净油，三钱　云苓块五钱　防风三钱　诃子肉二钱　炒於术三钱　白芷三钱　广木香三钱　姜半夏三钱　广皮三钱　炙甘草三钱　浓煎三大茶杯，不时频服。

丁亥正月初四日　汪　七岁　痘三天，攒簇四五处，虽不过多，究竟毒遏，与摆毒松肌为妥。但痘形扁阔不耸，气虚之苗，扶过七朝，必须补托方好上浆。

紫花地丁二钱　银花五钱　南红花二钱　苦桔梗三钱　连翘三钱　生甘草一钱　牛蒡子三钱　芥穗二钱　猪尾膏三匙　南楂炭二钱　全归二钱

初五日　四天，痘已布齐，神气亦清，无烦躁之象，唇舌不绛，是其佳处；但额上色淡，与面颐四肢亦过淡，形势间有扁阔气虚之征；今日大便已行不干，火毒有限。辛凉只须轻用，七日后必须补托。

连翘三钱　苦桔梗三钱　川芎四钱　银花一钱五分　南红花三钱　全归二钱　芥穗一钱　生甘草一钱　天虫三钱　煮三小杯，分三次服。

初六日　五天，形间扁阔而色鲜明，已有起胀之势。惟足微冷，气虚之微。七朝必须补托，方可浆足。

连翘三钱　苦桔梗三钱　白芷二钱　银花三钱　南红花二钱　甘草二钱　防风二钱　炒广皮二钱　煮两杯，分二次服。明日如再便溏，可加广木香。

初七日　六天，于前方内银花、甘草俱减至一钱五分，连翘减至二钱，加广木香二钱。

初八日　七天，头面虽有行浆之势，但色稍暗而足冷，古谓头温足冷便作虚看。议温托法以助其浆。

人参一钱　生绵芪六钱　白芷二钱　桂枝五分　广木香二钱　广皮三钱　防风二钱　炙甘草一钱五分　煮三杯，分三次服。

初九日　八天，浆未足而大便溏，加宣络塞便，即于前方内加：茯苓三钱　肉果霜二钱　诃子肉二钱　於术炒炭，一钱五分

初十日　九天，头面业已回痂，腿足浆尚未足，虽温而不热。犹宜轻轻托之。

人参八分　生绵芪三钱　白芷一钱五分　於术炒，二钱　肉果霜一钱五分　广皮一钱五分　云苓三钱　广木香一钱　甘草炙，一钱　防风一钱　煮二小杯，分三次服。

十一日　十天，业已收痂，足温，大便干而唇赤。与辛凉助结痂，兼解余毒。

连翘三钱　五谷虫三钱　麦冬不去心，三钱　银花二钱　晚蚕沙二钱　甘草一钱　茯苓连皮，三钱

十二日　十一天，唇赤较昨已退，大便干，去茯苓。

戊子正月廿六日　汪　三岁　见点即多攒簇，热重可知。且与辛凉摆毒解肌，令其易出；如明日攒簇太多，再攻未迟。

紫花地丁三钱　连翘三钱　荆芥穗一钱五分　苦桔梗三钱　银花三钱　冬桑叶三钱　牛蒡子三钱　薄荷一钱　人中黄一钱　猪尾膏三匙，加梅冰片三厘　煮三小杯，分三次服。明日午前令完。

二十七日　二天，攒簇太多，必须摆毒松肌方妙。

紫花地丁一钱五分　连翘三钱　南楂肉炒，三钱　苦桔梗三钱　银花三钱　归横须二钱　牛蒡子三钱　芥穗二钱　人中黄一钱　猪尾膏三匙，加梅冰片四厘　芦根四钱

二十八日　三天，色重，大便干燥，小便短而白浊，湿重可知。不可用大黄。

细生地三钱　紫花地丁二钱　萆薢三钱　连翘三钱　苦桔梗三钱　丹皮三钱　银花三钱　牛蒡子三钱　全归一钱五分　元参二钱　人中黄一钱　煮三小杯，分三次服。

二十九日　四天，色艳，大便微溏，小便已长，顶未全起。于前方内去润下，稍加提顶。

细生地三钱　苦桔梗三钱　防风一钱　白芍炒，二钱　紫花地丁一钱五分　白芷一钱　连翘三钱　人中黄三钱　丹皮三钱　银花三钱　煮三小杯，分三四次服。

三十日　五天，大便溏，小便白浊。

连翘三钱　云苓块三钱　白芷二钱　银花一钱五分　广木香一钱五分　广皮炒，二钱　防风二钱　白茅根三钱

二月初一日　六天，大便稀溏，小便白浊。

云苓块三钱　泽泻三钱　生薏仁三钱　於术炭二钱　防风一钱五分　广皮炭二钱　广木香二钱　白芷一钱　煮二杯，分二次服。

初二日　七天，大便泄泻。于前方内去防风、白芷、泽泻，加肉果霜、诃子。

己丑十月二十二日　多　十个月　周岁以内，身热三日，时时恶寒，上令余火太甚，现在冬寒司令，本系寒热交加之际，于兹发痘，最为气分阻遏，身面隐隐有点，背腰尤显。先宜辛凉达表，使外感速清。

连翘一钱　苦桔梗一钱　橘红一钱　银花一钱五分　荆芥穗一钱五分　生姜三片　薄荷一钱　人中黄三分　芦根一钱

二十三日　二天，神识安静，头温足冷，大便稀溏，形势不振，似乎虚寒一边，但面上颜色较身上甚淡，未为无毒，气虚不能送之外出耳。总须顺此机括，方为无虑，姑与开提肺气，使易充长。

苦桔梗一钱五分　银花一钱五分　归尾一钱　荆芥穗一钱　天虫二钱　红花一钱　人中黄五分　蝉退去头足，一钱　白芷一

钱　鸡冠血冲，三小匙

二十四日　重险痘三天，两腮攒簇，面色淡于身，即系毒参阳位；身太小，形太弱，既气虚而又毒重，此其所以棘手也。且与活血凉血败毒摆毒，令其易出再商。

紫花地丁二钱　连翘二钱　当归尾三钱　苦桔梗二钱　银花二钱　荆芥穗一钱　牛蒡子一钱　犀角一钱五分　南红花一钱　猪尾膏一大酒杯，加冰片五厘　丹皮一钱　人中黄一钱

二十五日　重险痘四天，按痘四日当齐，兹头面与身较昨日颇长，但色太重，足心尚未见点，为可虑耳！舌苔老黄，毒不为不重。犹宜败毒凉血。

紫花地丁二钱　犀角一钱五分　归横须一钱　苦桔梗二钱　连翘二钱　南红花一钱五分　荆芥穗一钱五分　银花二钱　人中黄一钱　猪尾膏一大酒杯，加生麝香三厘　丹皮一钱五分　广皮炭二钱

二十六日　五天，色渐淡，神清，大便溏。

於术炒，一钱　云苓块一钱　白芷一钱　防风一钱　广木香一钱五分　广皮二钱　川芎七分　高丽参八分　煮一大茶杯，分三次服。

二十七日　六天，色淡便频。与异功法。

云苓块一钱　人参一钱　肉果霜一钱　炒於术一钱　白芷一钱　广橘皮一钱　姜半夏一钱　防风八分　炙甘草五分　广木香一钱　生姜二片　黑大枣去核，一枚　诃子肉八分　煮一大茶杯，分三次服。

二十八日　七天，正届行浆之际，不宜四肢俱冷，急宜温补。

云苓块一钱五分　人参一钱　诃子肉一钱　炒於术一钱　白芷一钱　肉果霜一钱五分　姜半夏一钱五分　防风一钱　公丁香五分　广木香一钱　广皮一钱五分　炙甘草八分　浓煎一大茶杯半，分四次服。

二十九日　八天，色白皮薄之孩，两太阴必虚，易于泄泻，当与实脾。

云苓块一钱五分　人参一钱　广木香一钱　炒於术一钱　广皮一钱五分　炙甘草八分　煮一大茶杯，分三四次服。

己丑十月十一日　舒　六岁　喜痘三天，形小密碎，此毒火过甚，以归宗法主之。然余素不谙此科，仍须高明。

大黄一钱五分　生栀子二钱　厚朴一钱　生地三钱　小枳实一钱　知母一钱五分　麦冬三钱　炙甘草一钱　芦根三把　元参二钱　煮一杯，分两次服。此方文先生所定。

十二日　四天，蟢窠游蚕，是毒重也；足冷顶平，扁阔无轮，腹痛，是气虚也。既毒重而又气虚，两难兼顾，勉与败毒松肌活血。

连翘三钱　紫花地丁三钱　南楂炒炭，三钱　银花三钱　苦桔梗三钱　全归三钱　白芷二钱　大力子二钱　广皮三钱　红花三钱　人中黄一钱五分　芦根三钱　皂针一钱五分　猪尾膏一酒杯，加入麝香五厘，研细

十三日　五天，气虚毒重之痘，昨与活血败毒松

肌，今日大有起色，两足已温，血色已活，梦语似谵语，包络中之热也。以紫雪丹清之。

苦桔梗三钱　紫花地丁三钱　白芷二钱　银花五钱　大力子三钱　南楂二钱　连翘三钱　人中黄三钱　芦根五钱　防风二钱　外紫雪丹一钱　分二次，温开水送。

十四日　六天，毒已渐化，梦语已除。大凉大热之品皆在所忌，于和中安表之中，稍加托浆。

银花三钱　生绵芪三钱　广皮三钱　防风三钱　姜半夏二钱　甘草一钱　白芷二钱　苦桔梗二钱　芦根二钱　煮两杯，分三次服。

十五日　七天，痘已放肥，浆清色淡。须与渐次补托，必得浆浓满足方妙。

半夏三钱　生绵芪四钱　白芷三钱　全归三钱　益智仁一钱五分　红花一钱　防风三钱　炙甘草二钱　广皮三钱　煮三杯，分三四次服。

十六日　八天，业已行浆，但空壳居多，根犹有不红者，稍用温托。

防风二钱　生绵芪五钱　神曲炒，三钱　白芷二钱　姜半夏三钱　广皮三钱　青皮二钱　炙甘草三钱　芦根三钱

十七日　九天，浆有渐足之势，仍宜助浆，盖未足九天，犹有空处也。

生绵芪五钱　姜半夏三钱　白芷二钱　防风二钱　焦神曲三钱　广皮二钱　青皮二钱　炙甘草三钱　糯米二钱

十八日　十天，此方缺。

十九日　十一天，业已收痂。与辛凉化毒，兼清湿热。

银花三钱　生薏仁四钱　甘草一钱　连翘二钱　谷精草三钱　芦根三钱　麦冬不去心，三钱　五谷虫三钱

己丑十月二十七日　明女　四岁　重险痘两天，攒簇细碎顶平，谵语色淡。既毒重而又气虚，且与摆毒松肌。

苦桔梗三钱　连翘三钱　红花三钱　南楂炭五钱　银花三钱　杏仁二钱　牛蒡子三钱　薄荷三钱　全归二钱　人中黄一钱五分　芥穗三钱　芦根三钱　猪尾膏一酒杯，加入麝香六厘，研细冲

煮三杯，分四次服。

外紫雪丹二钱，分四包，每包五分。今日分服两包，明日再服两包。

二十八日　重险痘三天，大便闭。毒遏不发，与必胜汤法。余有原案。

生大黄酒炒半黑，五钱　银花五钱　南红花三钱　紫花地丁五钱　元参三钱　苦桔梗三钱　南山楂五钱　归尾二钱　牛蒡子二钱　桃仁泥三钱　天虫二钱　人中黄一钱五分　猪尾膏一酒杯，加入麝香六厘，研细冲

煮四大茶杯，分五六次服，服至明日午刻令完。

二十九日　重险痘四天，昨用大黄五钱，大便未通，并小便全无，唇肿渴甚。仍用必胜法，两解气血之毒。余有原案。

生石膏四两，先煎代水　元参五钱　桃仁泥三钱　生大黄一

两，酒炒半黑　银花五钱　苦桔梗三钱　紫花地丁五钱　归尾三钱　牛蒡子三钱　猪尾膏一酒杯，加入麝香六厘，研细　天虫三钱　人中黄二钱　煮四茶杯，分四次服。

十一月初一日　重险痘五天，昨日用大黄、石膏，大便已畅，周一昼夜，小便止一次，呛咳，肺气之热可知，形色较昨日颇觉起发，头面已有行浆之势。仍宜败毒凉肺护喉，兼之提顶。

元参五钱　生石膏二两，先煎代水　黄芩三钱　银花五钱　紫花地丁三钱　红花二钱　苦梗三钱　牛蒡子三钱　白芍二钱　防风二钱　人中黄二钱　皂针一钱　天虫二钱　煮三大茶杯，分三次服。

初二日　六天，业已行浆，头面脊背甚可，四肢平顶，稍觉灰白，似当补托；但痘太多，毒太重，身太热，且与清毒护喉，明日七朝再托未迟，寒凉似不可重耳。

细生地三钱　苦桔梗三钱　银花三钱　元参三钱　藏红花三钱　皂针三钱　防风三钱　牛蒡子三钱　白芷三钱　天虫三钱　人中黄二钱　黄芩二钱

初三日　七天，浆行五六，肠鸣下气，恐有泄泻之患。急宜温托。

人参一钱　云苓块三钱　广皮二钱　黄芪炙，六钱　姜半夏三钱　甘草炙，二钱　於术三钱　肉果霜三钱　生姜三片　白芷三钱　诃子肉三钱　大枣去核，二枚　防风二钱　广木香三钱

煮四杯，烤三杯，分四五次服。

初四日　八天，浆行至足，颜色鲜明饱绽，可以成功。再照前方一帖，分八九两朝浓煎缓缓服。

初六日　十天，业已结痂，惟脚肿。与实脾利水法。

云苓块连皮，三钱　银花五钱　谷精草四钱　于白术一钱五分　连翘三钱　五谷虫三钱　生薏仁五钱　煮三杯，分三次服。

初七日　痘十一天，仍用前方再服一帖。

己丑十月二十九日　富使女　十二岁　痘因温毒而发，喉痛身热，鼻衄呕恶，苗出扁阔根松，多不可解。勉与先清温毒。

生大黄酒炒半黑，六钱　苦桔梗五钱　芥穗三钱连翘三钱　牛蒡子五钱　丹皮三钱　银花三钱　人中黄三钱　射干三钱　元参五钱　侧柏炭三钱　天虫三钱　薄荷三钱　白茅根五钱　马勃一钱五分

煮六杯，分六次服，服至明日午刻令完。

十一月初一日　重险痘二天，苗暗紫而根扁阔。昨用大黄六钱，仍然大渴便闭。先以败毒通腑凉血立法。

生石膏四两，先煎代水　银花五钱　荆芥穗五钱　生大黄酒炒半黑，一两　桃仁五钱　紫草茸三钱　苦桔梗五钱　归尾三钱　人中黄二钱　紫花地丁五钱　射干三钱　白茅根三钱　牛蒡子五钱　煮五大茶杯，分五次服。

初二日　重险痘三天，大便已见，喉痛甚。急清温毒。

紫花地丁五钱　银花五钱　射干三钱　苦桔梗五钱　元参五钱　天虫三钱　牛蒡子五钱　归尾五钱　蝉退去头足，二钱　人中黄五钱　芥穗三钱　马勃一钱　白茅根三钱　煮五杯，分五次服。

初三日　重险痘四天，顶平根松色重，喉痛。且与败毒提顶。

银花五钱　紫花地丁五钱　天虫三钱　连翘三钱　穿山甲二钱　白芷三钱　苦梗三钱　牛蒡子三钱　皂针三钱　全归一钱五分　人中黄一钱　煮三杯，分三次服。

己丑十一月初一日　某男　色暗扁阔，形体太弱，气虚之症，以渴而烦躁，故且与松肌摆毒。

苦梗三钱　生石膏六钱　芥穗八分　连翘三钱　南楂炭一钱　红花八分　银花二钱　人中黄一钱　芦根三钱　知母炒，一钱　煮二小杯，分二次服。

初二日　重险痘二天，既气虚而又毒重，泄泻舌绛，烦躁汗多。勉与凉血摆毒，须避滑润。

生石膏一两　犀角三钱　凌霄花三钱　紫花地丁五钱　丹皮三钱　炒黄芩二钱　金银花五钱　连翘三钱　人中黄一钱五分　苦桔梗三钱　川连酒炒，一钱　白茅根三钱

初三日　重险痘三天，毒遏不发，正看似少，傍看甚多，身半以下甚显而赤，头面甚暗而平，即系毒参阳位，合之舌绛烦躁泄泻，势非轻浅。

紫花地丁五钱　银花五钱　凌霄花三钱　云苓皮三钱　犀角三钱　炒山连一钱　苦桔梗三钱　丹皮三钱　人中黄一钱

五分　炒黄芩二钱　桑叶三钱　白茅根三钱

初四日　重险兼逆痘四天，毒参阳位。昨日大用凉血解毒，今日大有起色，头面颇长，但攒簇太多，根松顶平。毒重气虚，虽当补托，然必清出地界，七日气血用事再商；舌绛不渴，邪归血分，故不用石膏，而加甘润。

紫花地丁五钱　犀角三钱　金银花五钱　细生地五钱　丹皮四钱　苦桔梗三钱　凌霄花三钱　麦冬不去心，三钱　人中黄二钱　猪尾膏一酒杯，加入麝香五厘，研细冲　桑叶三钱　白茅根三钱

初五日　重险痘五天，昨用凉血败毒甘润，今日津液颇回，痘亦充长，但平顶尚多，大便频溏。议于凉血败毒之中，少加提顶理脾，去甘润，扶过明日至七朝，能用补托，可望有成。

苦梗三钱　紫花地丁三钱　丹皮三钱　银花三钱　云苓皮三钱　白芷二钱　犀角三钱　广木香一钱　皂针二钱　防风二钱　人中黄一钱　煮三杯，分三四次服。

初六日　痘六天，已有行浆之势，大便仍频。可少与补托，兼之实脾。

人参五分　云苓块三钱　防风二钱　绵芪五钱　广木香一钱　白芷二钱　於术一钱五分　炙甘草二钱　煮三杯，分三次服。

初七日　七天，浆虽已行，但色淡皮薄，大便溏，气虚之至。重用补托，浆虽不能十分满足，必须八成方

妙，男子故也。

炙绵芪八钱　辽参二钱　广木香二钱　云苓块三钱　於术炒，三钱　肉果霜三钱　姜半夏三钱　白芷三钱　炙甘草三钱　诃子肉煨，三钱　广皮三钱　浓煎四大茶杯，一时辰服半杯。

初八日　八天，浆行五六，形势鼓粒，而浆色不黄，微带灰色，四肢空壳尚多。仍须重用温托，成功在此一举。

炙绵芪一两　人参三钱　肉果霜三钱　云苓块三钱　於术炒，三钱　诃子肉煨，三钱　姜半夏三钱　白芷五钱　广木香三钱　公丁香五分　广皮五钱　炙甘草三钱　浓煎四杯，分四次服。

初九日　九天，浆未足而色灰，虽不咬牙，而微有寒战，虽不泄泻，而大便频溏。与十四味异功散法，减其大者之分量可也。

茯苓块三钱　人参五钱　肉果霜研细，三钱　姜半夏三钱　防风三钱　诃子肉三钱　白术土炒，三钱　白芷三钱　广木香三钱　熟附子一钱　肉桂一钱　炙甘草二钱　公丁香一钱五分　广皮三钱　煮三杯，分四、五次服。

初十日　十天，浆虽不足，而灰色颇变，间有黄者，大便频溏。仍旧虚寒之象，可怜仍须补托。

云苓块三钱　人参三钱　肉果霜三钱　於术土炒，三钱　白芷三钱　诃子肉煨，三钱　广木香三钱　防风二钱　炙甘草二钱　姜半夏三钱　广皮三钱　煮三大杯，烤二杯，分六次服。

十一日　十一天，业已收痂，浆未足，大便太滑，十四朝犹系险关，仍不得离补托收涩法。

生薏仁三钱　人参一钱　肉果霜一钱五分　云苓块一钱　於术一钱五分　煨诃子一钱　姜半夏二钱　广皮一钱五分　炙甘草一钱　广木香一钱　煮两茶杯，分四次服。

十二日　十二天，仍照前方再服一帖。

十三日　十三天，再服一帖。

十四日　十四天，于前方内去人参、肉果、诃子、云苓，再服一帖。

己丑十一月初三日　张氏　十七岁　重险痘两天，雁行扁阔，胸痞呕恶，头痛口渴。先解温毒为要。

生石膏四两，先煎代水　连翘五钱　黄芩三钱　苦桔梗五钱　银花五钱　知母三钱　薄荷三钱　牛蒡子五钱　芦根三钱　人中黄二钱　芥穗三钱

初四日　重险痘三天，昨因雁行扁阔，胸痞呕恶，大用石膏，今日症退，形势鼓粒，分颗原纯正，不合前医误与发表，甫三日，痒不可解，喉痛。温毒未尽，未可大食。

元参五钱　生石膏二两　黄芩三钱　防风三钱　苦桔梗五钱　白芷三钱　知母二钱　牛蒡子三钱　桑叶三钱　天虫三钱　人中黄二钱　煮三杯，分三次服。

初五日　重险痘四天，痘之形色颇佳，但温毒之喉痛未止，又加性急动肝，则更痛矣。误伤表气之发痒，

恐破损致伤，此其所以为险也。

元参五钱　乌犀角三钱　射干三钱　知母五钱　苦桔梗五钱　桑叶三钱　防风三钱　牛蒡子五钱　芦根五钱　白芷三钱　人中黄二钱　煮三杯，分三次服。

初六日　五天，喉痛减而未除，已有行浆之势，但有二三成顶平者。少用托法。

元参三钱　生绵芪五钱　皂针一钱五分　防风三钱　牛蒡子三钱　芦根三钱　白芷三钱　金银花三钱

初七日　六天，头面浆已有七八，肢尚未足，大便未见，口干。

元参五钱　生绵芪五钱　白芷三钱　麦冬不去心，四钱　次生地四钱　芦根三钱　防风三钱　金银花三钱　糯米一撮

初八日　七天，头面浆足，口干热重，大便结。不必再为托浆，与甘润法，以配阳之有余。

元参六钱　次生地五钱　甘草二钱　麦冬不去心，四钱　黄芩炭二钱　芦根三钱　银花三钱

初九日　八天，浆已足，眼未封，多泪不爽。防余毒伤目，兼之辛凉结痂。

元参五钱　谷精草六钱　黄芩二钱　银花三钱　五谷虫三钱　桑叶三钱　丹皮三钱　生甘草一钱五分　芦根三钱

初十日　九天，辛凉结痂，目未封，兼清心胆两经之余毒。

薏仁五钱　谷精草五钱　黄芩三钱　连翘三钱　茶菊花三钱　丹皮三钱　银花三钱　五谷虫三钱　桑叶三钱

十一日　十天，目已愈，有水泡未干，脉已不洪数。与实脾利水。

薏仁五钱　云苓块五钱　於术炒，二钱　连翘三钱　五谷虫三钱　芦根三钱　银花三钱　煮三杯，分三次服。

己丑十一月初三日　明女　二个月　身热三天见点，有发痘之机，微咳。最忌发表，恐虚表致痒，盖痘由少阴而发至太阳之位，而上浆结痂，以成全功，无辜诛伐太阳，是毁其成功之地，且痘因温热之气而发，又最忌发汗，与辛凉法。

银花三钱　苦桔梗三钱　芥穗一钱　连翘二钱　牛蒡子三钱　天虫二钱　杏仁一钱五分　生甘草一钱　芦根三钱　薄荷六分　煮两茶杯，分四次服。

初四日　逆痘二天，面色青白，身体羸瘦，见点似出不出，毒遏不发，呻吟昼夜，烦闷咳嗽有汗。

苦梗三钱　穿山甲三钱　芥穗二钱　银花五钱　南楂炭五钱　天虫二钱　连翘三钱　牛蒡子三钱　地龙二钱　薄荷一钱　人中黄一钱　煮三杯，分五六次服。

外紫雪丹二钱，分四包。先服一包，晚间服一包，明晨再服一包，与汤药间服。

初五日　重险痘三天，面色稍转，呻吟咳嗽俱减，身腰点亦明亮，惟头面尚不显彰，毒遏不发之故。

苦梗三钱　穿山甲二钱　川芎一钱五分　银花五钱　全当归二钱　天虫三钱　薄荷一钱　牛蒡子三钱　地龙二钱　芥穗二钱　人中黄一钱五分

初六日　重险痘四天，痘形起立，惟色淡，四肢与身不热，不住哭叫，腹不和也。

苦桔梗三钱　白芷二钱　南楂炭三钱　炒神曲三钱　川芎一钱　藏红花二钱　全当归一钱五分　广皮二钱　人中黄一钱

初七日　重险痘五天，已放肥者皆破损，可虑之至，四肢不热，与温托法。

生绵芪五钱　防风二钱　广木香一钱五分　姜半夏三钱　白芷二钱　炙甘草二钱　藏红花三钱　广皮三钱　煮三小杯，分四次服。

初八日　重险痘六天，色暗顶平，身不热；虽有行浆之势，但清而不畅。须急与补托。

人参一钱　生绵芪六钱　红花三钱　半夏二钱　广木香二钱　广皮三钱　防风二钱　熟附子八分　生姜三钱　白芷二钱　炙甘草二钱　大枣去核，二枚　煮三杯，烤成一杯。分三、四次服，三更令完。

壬辰九月二十七日　刘　四岁　三朝，三五成群之痘，且有迭钱二、三块，岂善证哉！且与松肌达表，活血摆毒。

苦桔梗一钱五分　连翘三钱　南山楂二钱　全当归一钱　银花三钱　炒黄芩一钱　荆芥穗八分　薄荷六分　紫草茸一钱　牛蒡子一钱　僵蚕一钱　人中黄一钱五分　猪尾膏研入上上梅冰片五厘，半酒杯　煮三小杯，分三次服。

二十八日　四天，于原方内加石膏生，一两　生大黄酒炒，五钱

二十九日　五天，色淡根松顶平。与败毒活血提顶，于前方内加白芷二钱　防风二钱　皂针二钱　红花三钱

闰九月初一日　七天，已有行浆之势，但色淡，间有根松。一味托补，使浆行饱满，诸毒随浆而泄。

洋参炒，二钱　生绵芪二钱　白芷二钱　银花三钱　藏红花一钱　全归一钱　防风二钱　炙甘草三钱　煮三杯，分三四次服。

初三日　九天，浆已足，而口渴甚。火未退，与辛凉助结痂之用。

连翘三钱　生石膏一两　黄芩二钱　银花三钱　细生地五钱　桑叶三钱　麦冬不去心，三钱　生甘草一钱　煮三杯，分三次服。口渴止，去石膏。

初五日　十一天，痂已落而热未退。与辛凉清热加纳气归原法。

次生地三钱　地骨皮三钱　黄芩二钱　银花三钱　五谷虫一钱五分　桑叶三钱　连翘二钱　生甘草一钱　煮三杯，分三次服。

壬辰十二月二十一日　孟　三岁　头面腰间有粒身热，防痘。宜辛凉，最忌发汗。

连翘三钱　苦桔梗二钱　元参二钱　银花三钱　牛蒡子三钱　芥穗一钱　薄荷一钱五分　南楂炭二钱　甘草一钱　煮三杯，分三次服。

二十二日　仍服原方一帖。

二十三日　险痘二天，脸面独重，根松顶平，地界

不清。

紫花地丁三钱　连翘三钱　东山楂三钱　细生地三钱　银花三钱　粉丹皮三钱　苦桔梗二钱　天虫二钱　荆芥穗一钱五分　牛蒡子二钱　芦根三钱　人中黄一钱五分　猪尾膏半酒杯，加入梅冰片三厘　煮三杯，分三次服。

二十四日　险痘三天，脸面之板滞已化活润，不合两腿鼠迹，不大便。须微攻之。

紫花地丁四钱　银花五钱　苦桔梗三钱　生大黄三钱　连翘三钱　荆芥穗二钱　牛蒡子三钱　天虫二钱　人中黄二钱　猪尾膏一酒杯，加入梅冰片四厘　煮三杯，分三次服。

二十五日　重险痘四天，头面根松顶平，背与两腿蟢窠鼠迹太多，有壳薄浆清之虞；虽不大便，不敢峻攻，以有疝瘕故也，且与提顶拔毒。

紫花地丁五钱　苦梗三钱　白芷二钱　牛蒡子三钱　银花五钱　皂针一钱　白茅根二钱　连翘三钱　天虫三钱　人中黄二钱　防风二钱　芦根三钱　猪尾膏一酒杯，加入梅冰片五厘　煮三杯，分三次服。

二十六日　险痘五天，昨用提顶，今日顶起者大半，根亦渐紧，业有行浆之势，大便昨日已通。兹与领清气以行浆。

连翘三钱　苦桔梗三钱　丹皮二钱　银花三钱　牛蒡子三钱　白芷二钱　防风二钱　人中黄一钱五分　天虫二钱　橘皮二钱　白茅根三钱　芦根三钱　煮三杯，分三次服。

二十七日　痘六天，业已气血用事之际，当与托浆。

银花三钱　生绵芪五钱　白芷二钱　防风二钱　白茅根三钱　芦根三钱　丹皮二钱　炙甘草一钱五分　煮三小杯，分三次服。

二十八日　痘七天，仍须托浆。

生绵芪五钱　银花三钱　白芷三钱　细生地五钱　防风三钱　甘草炙，一钱五分　白茅根五钱　煮三小杯，分三次服。

二十九日　痘八天，浆不甚足，仍须托之，于原方内去生地、银花、白茅根，加人参、橘皮。

三十日　痘九天，与辛凉结痂，于原方内加五谷虫、谷精草。

壬辰十二月二十七日早　福女　三岁　身热色绛，谵语癫狂。先与紫雪丹二钱，分二次服，以开心包。

二十七日午　重险痘一天，心经报痘，谵语癫狂，得香开少定；其见点已有连珠之形，恐将来攒簇必多。唇舌色绛，心火太急，阳亢不寐，又恐八九朝痒塌。急宜预防，或可避也。

暹罗犀角五钱　银花五钱　桃仁泥三钱　紫花地丁五钱　连翘三钱　荆芥穗三钱　细生地五钱　丹皮三钱　苦桔梗三钱　凌霄花三钱　薄荷一钱　归横须一钱　川连一钱五分　人中黄二钱　猪尾膏一酒杯，加入梅冰片五厘　煮三大茶杯，分五、六次服。一帖后得寐。

二十七日　神识不清，仍服紫雪丹一钱。

二十八日　照原方再服一帖。

二十九日　重险逆痘三天，连珠雁行太多，急宜摆毒，色重宜凉血，便溏宜坚阴。

暹罗犀角四钱　银花五钱　苦桔梗三钱　紫花地丁五钱　连翘五钱　凌霄花三钱　细生地三钱　川连酒炒，二钱　牛蒡子三钱　猪尾膏一酒杯，研入梅冰片五厘　天虫二钱　人中黄二钱　煮三杯，分三次服。

癸巳正月初二日　痘六天，将至气血用事，业已行浆，变逆为顺，是其佳处；但头面虽起，周身色白。火反不足，与温托法。

银花三钱　生黄芪五钱　白芷三钱　防风三钱　炙甘草三钱　橘皮五钱　煮三杯，分三次服。

初四日　九天，顶下已有结痂之势，大便溏而频。与实脾利水以收痂，少加败毒。

生薏仁五钱　银花三钱　谷精草三钱　云苓块三钱　芦根三钱　五谷虫三钱　於术炭二钱　煮三杯，分三次服。三帖。

痉　太阳所至为痉

癸亥闰二月二十九日　温　甫六十日之幼孩　痉已二十余日，现在脉不数，额上凉汗，并无外感可知，乃杂药乱投，致伤脾胃，故乳食有不化之形，恐成柔痉，俗所谓慢脾风。议护中焦，乃实土制风法，又肝苦急，急食甘以缓之之义也。

生薏仁五钱　肉果煨，一钱　明天麻三钱　茯苓块五钱　干姜二钱　广木香八分　焦於术三钱　甘草炙，三钱　煨生姜一片　甘澜水五茶杯，煮成两茶杯。小人服十之一二，乳母服十之八九；渣再煮一茶杯，服如前法。

三月初一日，赤子不赤，而刮白兼青，脉迟凉汗，舌苔白滑而厚，食物不化洞泄者，心中寒。按：痉必因于湿，古所谓柔痉是也。议从中治，经谓：有者求之，无者求之。此症全无风火之象，纯然虚寒，乳中之湿不化，土愈虚则肝中内风愈动，若不崇土而惟肝是求，恐日见穷促矣。

生於术一钱　人参四分　明天麻一钱　焦白芍一钱　肉果煨，五分　生薏仁一钱　广木香五分　甘草炙，一钱　广皮炭三分

初二日　风湿相搏，有汗为柔痉，形若反弓者，病在太阳；俯视目珠向下者，病在阳明，以阳明为目下纲也。今久病为杂药困伤脾胃，大便泄，乳食不化，为湿多风少，痉时俯视多，为病在阳明，故此症以脾胃为主。议补中益气法渗湿下行，内用风药领邪外出。

人参三分　茯苓块三钱　山药一钱　桂枝二钱　甘草炙，五分　焦白芍二钱　葛根二钱　白术一钱　生薏仁一钱五分

初三日　寒湿柔痉，昨用升阳益气法，从阳明提出太阳。兹精神倍昔，颜色生动，舌上白苔化净，大便已实，甚为可喜。但痉家有灸疮者难治。

人参三钱　茯苓块一钱　薏仁一钱　於术一钱　嫩桂枝三

分　葛根二分　白芍炒，一钱　广皮炭二分　甘草炙，五分　莲子三粒，去心不去皮，打碎

初四日　痉家自汗有灸疮者难治，刻下且保住脾胃，从脾胃中土以条达四肢，是久痉一定之至理；若镂治其痉，是速之也。

茯苓块一钱　人参三分　诃子肉煨，五分　焦於术八分　桂枝二分　煨肉果三分　生薏仁一钱　广皮三分　炙甘草八分　茅术炭六分

初五日　痉家重为苦寒所伤，脾阳下陷，又有灸疮，其痉万万不能即愈。议护中阳，勿致虚脱为要，非深读钱仲阳、陈文仲、薛立斋、叶天士之书者，不知此义。

茯苓块一钱　人参四分　诃子肉煨，六分　炒於术一钱　桂枝三分　广皮炭三分　煨肉果六分　白芍二钱　炙甘草一钱五分　广木香四分　薏仁一钱五分　浓煎。

初七日　脉仍不数，大便犹溏，但舌苔微黄，神气渐复，不似前虚寒太甚之象。宜退刚药少进柔药，医经谓上守神、粗守形。兵法谓见可而进、知难而退，此之谓也。

人参三分　茯苓块一钱　莲子整用，一钱　於术炒，一钱　炒白芍一钱　广皮盐水炒黑，四分　麦冬米炒，一钱　炙甘草七分

初九日　诸症渐退，神气亦佳，但舌上复起重浊之白苔，乳湿之故。暂停参药，且用疏补法。

茯苓块一钱　麦冬不去心，一钱　焦神曲八分　生薏仁一钱

五分　厚朴五分　广皮炭五分　广木香四分　莲子整用，一钱

乙酉六月初三日　张　十三岁　脉沉细而弱，舌苔白滑；幼童体厚，纯然湿邪致痉，一年有余。

生薏仁六钱　桂枝三钱　川椒炭三钱　云苓皮五钱　广皮三钱　白蔻仁一钱　苍术炭三钱

初八日　痉症发来渐稀，效不更方。

连翘连心，一钱　生石膏三钱　厚朴一钱　银花二钱　杏仁泥二钱

十六日　脉至沉至细至缓，舌白滑甚，湿气太重，故效而不愈，于前方加劫湿而通补脾阳之草果、调和营卫之桂枝、白芍、甘草。五帖。

二十一日　痉症脉沉细至缓，舌白滑甚，湿气太重，与温淡法，发来渐稀，未得除根；于前方内去刚燥，加化痰。

半夏六钱　云苓块五钱　广皮三钱　桂枝四钱　益智仁二钱　甘草炙，一钱　薏仁五钱　炒白芍三钱　姜汁冲，三匙

二十五日　服前方四帖已效，舌苔仍然白滑，六脉阳微。照前方再服四帖。

二十九日　前方已服四帖，诸症皆安，惟痰尚多。再服四帖。

六月初九日　前方又服九帖，痉症止发一次甚轻，已不呕，吐痰尚多，脉甚小。照前方再服。

瘛　疭

乙丑闰六月二十五日　陈　十五岁　病久阴伤已极，骨瘦如柴，又加卒然中暑中热气，舌绛芒刺，唇干液涸，无怪乎痉厥神昏，十指蠕动，危险之至！以脉尚浮弦而芤，勉与一面香开心包，一面大队填阴，兼咸以止厥法。先与紫雪丹二钱，凉开水和服。共服六钱。

犀角五钱　羚羊角三钱　白芍五钱　鳖甲五钱　细生地二钱　阿胶三钱　牡蛎五钱　炙甘草二钱　麻仁二钱　浓煎，缓缓服。

二十八日　神识未清，间有谵语。

犀角五钱　直生地八钱　麦冬不去心，八钱　鳖甲五钱　生白芍五钱　麻仁三钱　阿胶三钱　炙甘草六钱

七月初一日　邪少虚多，用复脉已当；但舌上黑苔未化，宿粪未见。兼加润法。

元参二两　直生地八钱　麦冬不去心，六钱　鳖甲六钱　生白芍六钱　麻仁五钱　犀角五钱　炙甘草四钱　阿胶三钱　煮成三碗，分三次服。

初五日　服前药五贴，见宿粪若许，黑苔已化，但神识尚未十分清楚。用三甲复脉汤加犀角。即于三甲复脉汤内加犀角四钱。

初八日　神识尚未清楚，汤药照前，间服牛黄丸三丸。

乙丑九月十六日　陈　三岁　燥气化火，壮热，舌黄脉数，瘛疭而厥。法宜辛凉解肌，切忌发表。

银花八钱　羚羊角三钱　黄芩二钱　连翘六钱　苦桔梗六钱　丹皮三钱　杏仁四钱　牛蒡子三钱　甘草二钱　薄荷二钱　共为粗末，分五包。一时许服一包，芦根汤煎，去渣服。

十七日　燥气化火，身壮热，渴甚。于前方内去薄荷、羚羊角、牛蒡子、丹皮，加煅石膏、生地、麦冬、炒知母。

乙丑闰六月二十八日　岳　八个月　未及岁之儿，温毒头肿，既痉且厥，壮热气促，脉极数。大恐真阴不胜阳邪，先以普济消毒宣毒外出，必去升麻、柴胡之直升少阳阳明者，加犀角、羚羊角泻心胆之热。

连翘六钱　苦桔梗三钱　薄荷二钱　银花六钱　牛蒡子六钱　芥穗二钱　元参五钱　板蓝根二钱　天虫三钱　马勃三钱　人中黄二钱　共为粗末，分八包，一时许服一包；外以鲜荷叶一张　鲜芦根一两　煎汤代水，加犀角镑，四钱　羚羊角镑，四钱　另包，不必为末，于前药每包加犀角五分羚羊角五分　同煎。

六月初九日　吴　三岁　辰刻以跌扑惊后瘛疭，至戌正始醒，醒后身大热，口渴脉数，舌无苔。用复脉汤六帖，热退脉静，又服二帖而安。

君　十五岁　卒中暑风，瘛疭口歪，四肢抽掣，头微痛。与清少阳胆络法。

羚羊角二钱　连翘二钱　粉丹皮一钱　苦桔梗一钱五分　银花二钱　冬桑叶一钱　茶菊花二钱　薄荷八分　生甘草一钱　钩藤钩一钱　五帖全愈。

百　五岁　痘后余邪入少阳阳明之络，但唇口与眼皮瘛疭，致饮食不能收合，每从口张时随即吐出，四肢不掣。与清二经之络法。

连翘连心，二钱　细生地三钱　钩藤一钱　银花二钱　苦桔梗二钱　桑叶二钱　麦冬不去心，三钱　茶菊花二钱　生甘草一钱　丹皮二钱　刺蒺藜一钱

三十日　照原方一帖，分二日服。

先服汤药数帖，后以三十帖作散，每日早、中、晚三次各服二钱。服至半年方愈。

食　积

乙酉七月十一日　金男　三岁　幼孩手心热，舌苔厚而浊，呕吐，食积也。法当和胃而醒脾，宜降不宜升。

藿香梗二钱　半夏二钱　广皮炭一钱　焦神曲一钱五分　厚朴一钱五分　鸡内金一钱　白豆蔻研，三分　薏仁研，二钱　煨生姜三小片

十三日　热退脉平，以调理脾胃为主。

茯苓块三钱　半夏一钱　白扁豆一钱　炒白术二钱　山药炒，一钱　广皮炭六分　炒神曲一钱　厚朴六分

二十三日　泄久脾虚，将成滞下。

焦白芍一钱　茯苓二钱　煨益智五分　广木香八分　厚朴二钱　鸡内金二钱　焦神曲二钱　薏仁三钱　广皮炭一钱五分　黄芩炭八分

乙酉七月初一日　陶　二岁　幼孩手心热甚，舌微黄，身微热，体瘦神不足，防成疳疾。与疏补中焦，兼之消食。

云苓块三钱　薏仁三钱　广皮炭一钱　炒神曲一钱　厚朴八分　鸡内金一钱　益智仁七分　煮三小杯，分三次服。三帖而愈。

丁亥七月二十五日　孙　九岁　疳疾已久，若不急讲调理饮食，则势不可为矣！用药以疏补中焦立法。

姜半夏三钱　云苓连皮，四钱　鸡内金炒，二钱　益智仁一钱五分　厚朴二钱　南楂炭一钱五分　广木香一钱　广皮炒炭，二钱　煮三小杯，分三次服。

丁亥十月二十四日　继　脉大，浮取弦数，脾虚食滞，疳疾将成，大便频仍，面肿腹大。与温宣中焦法。

云苓皮三钱　薏仁四钱　益智仁一钱五分　姜半夏三钱　神曲炒，三钱　黄芩炭一钱五分　白蔻仁一钱　广皮炒炭，二钱　煮三小杯，分三次服。三帖。

二十八日　大便后见血，乃小肠寒湿。加黄土汤法于前方内，加附子熟，一钱　苍术炭三钱　灶中黄土四两再服三帖。

飧 泄

甲申六月十三日 章男 十一个月 泄久伤脾，恐成柔痉，俗所谓慢脾风。议疏补中焦。

茯苓块三钱 厚朴一钱 煨肉果一钱 炒薏仁三钱 莲子连皮，去心，三钱 炒扁豆二钱 广木香五分 芡实一钱五分 广皮炭八分

十四日 今日仍用通补而进之。

茯苓块二钱 人参五分 煨肉果一钱 炒薏仁二钱 半夏二钱 小茴香一钱 藿香梗八分 厚朴八分 焦范曲八分 广木香七分 扁豆炒，三钱 广皮炭八分

十六日 疏补中焦，业已见效，仍不能外此法。

茯苓块三钱 人参五分 煨肉果一钱五分 薏苡仁炒，三钱 於术一钱 炒扁豆三钱 藿香梗八分 半夏二钱 广皮炭八分 广木香八分 厚朴八分

十七日 神气声音稍健，皮热亦觉平和，大有起色，但积虚非旦晚可充。

茯苓块三钱 人参五分 肉果霜一钱五分 淮山药一钱五分 半夏二钱 炒扁豆二钱 广木香八分 莲子二钱 广皮炭一钱五分

十八日 舌有黄苔。小便色黄，微有积，皆脾虚不运之故。且暂停参药，加宣通法。

茯苓块三钱 於术一钱 白蔻仁五分 生薏仁三钱 半

夏炒，二钱　鸡内金一钱　煨肉果一钱　厚朴一钱　广皮炭八分　广木香七分　莲子去心，二钱

十九日　大便有不化之形，思乳食为血肉有情，应于疏补之中，加消血肉积者。

茯苓块三钱　薏仁三钱　白蔻仁三分　煨肉果一钱　厚朴一钱五分　鸡内金炒，一钱　南楂肉一钱　神曲八分　广皮炭一钱　广木香七分

二十日　脾虚火衰，则食物有不化之形，肝肾与冲脉伏寒，怒甚则疝痛。

制茅术一钱　茯苓一钱　煨肉果一钱五分　小茴香炒黑，二钱　薏仁三钱　白蔻仁五分　南楂炭一钱五分　乌药八分　广皮炭八分　广木香一钱　青皮六分

二十二日　通补中下。

茯苓块三钱　人参三钱　小茴香炒黑，一钱五分　煨肉果一钱　薏仁一钱五分　白蔻仁五分　广木香六分　苍术制，八分　南楂炭八分

张男　八个月　泄泻四五日，暑邪深入下焦，头热如火，手冷如冰，谓之暑厥，羸瘦难堪，脉迟紧。未必得愈，姑立方以救之。先与紫雪丹五分，作三次服。

桂枝木一钱　猪苓二钱　制苍术一钱　茯苓块二钱　泽泻一钱　广皮炭七分　广木香七分　扁豆一钱

又　略有转机，然终可畏也。

薏仁三钱　茅术炭一钱　半夏一钱五分　猪苓二钱　广木香八分　厚朴六分　泽泻一钱五分　炒扁豆一钱五分　广皮五分

乙酉八月初六日　孟　十五岁　伏暑泄泻，加以停食，欲泻腹痛，泻后痛减，防成滞下。与五苓散加消食。脉弦细而缓。

云苓皮五钱　桂枝三钱　南楂炭二钱　苍术炭三钱　猪苓三钱　小枳实二钱　炒神曲四钱　泽泻三钱　广皮炭四钱　川椒炭二钱

一月后复诊，病已大愈，善后方与调理脾胃。

咳　嗽

癸亥七月十一日　郭男　八岁　咳而呕，胃咳也。痰涎涌塞，喘满气短。

半夏三钱　茯苓块三钱　薏仁三钱　杏仁二钱　小枳实一钱　陈皮一钱　苏梗二钱　藿香梗一钱　生姜二钱

十八日　即于前方内去藿香梗、苏梗，加：半夏二钱　苦葶苈一钱五分　苏子二钱　再服一帖。

二十日　小儿脾虚，湿重胃咳。

茯苓块三钱　半夏六钱　焦神曲二钱　生薏仁五钱　杏仁三钱　苏子霜一钱五分　旋覆花包，三钱　扁豆三钱　生姜汁每次冲三小匙　小枳实一钱五分

二十二日　即于前方内去焦神曲，加：杏仁二钱　苏子霜一钱五分　广皮三钱　服十帖。

吴　三岁　五岁　八岁　三幼孩连咳数十声不止，八岁者且衄。与千金苇茎汤加苦葶苈子三钱，有二帖愈

者，有三四帖愈者。第三、四帖减葶苈子之半，甚衄者加白茅根五钱。

文　四岁　幼孩呛咳，数十日不止，百药不效，用千金苇茎汤加苦葶苈子二帖而愈。

周女　十岁　春风呛咳，医用麻黄向外发，又用诃子、白果、百合向内收，以致呛不可解，吐出者皆血沫，用金沸草汤三帖而愈。

乙酉五月二十四日　刘　十七岁　三月间春温呛咳见血。现在六脉弦细，五更丑寅卯时单声咳嗽甚，谓之木扣金鸣，风本生于木也。议辛甘化风，甘凉柔木。

连翘三钱　细生地三钱　薄荷一钱　银花二钱　苦桔梗三钱　桑叶三钱　天冬一钱　茶菊花三钱　甘草二钱　麦冬三钱　鲜芦根三钱

二十八日　咳嗽减，食加，脉犹洪数，左大于右。效不更方，再服四五帖。

六月初二日　木扣金鸣，与柔肝清肺已效，左脉洪数已减于前。方去气分辛药，加甘润。

沙参三钱　麦冬三钱　冰糖三钱　玉竹三钱

己丑二月初十日　李女　四岁　风温夹痰饮，喘咳，壮热太甚。势甚危急，勉与宣肺络清肺热法。

生石膏末二两　杏仁五钱　芦根五钱　苦葶苈子三钱　黄芩炒，三钱　煮三杯，分三次服。

十二日　温热夹痰饮，喘咳。

生石膏二钱　杏仁四钱　茯苓皮三钱　苦葶苈炒研，一钱五

分　芦根五钱　冬瓜仁三钱

煮三小杯，分三次服，服此方二帖而烧退。

暑　温

癸亥六月十二日　史男　七岁　右脉洪大无伦，暑伤手太阴，有逆传心包之势，喘渴太甚，烦躁不宁，时有谵语，身热且呕。议两清心营肺卫之热。

川连一钱　知母一钱　藿香梗一钱　竹叶一钱　丹皮一钱　生甘草八分　日二帖。

十三日　诸症俱减，热已退，但右脉仍洪，舌黄而滑，呕未尽除。

飞滑石一钱　连翘一钱五分　川黄连一钱　杏仁泥一钱五分　银花一钱五分　生甘草八分　生薏仁二钱　苇根三钱　荷叶边二钱　炒知母八分　二帖。

癸亥七月初二日　兴男　三岁　暑湿伤脾，暮夜不安，小儿脉当数而反不数，且少腹以下常肿痛，肝肾亦复虚寒；况面色青黄，舌苔白，手心时热，调理乳食要紧，防成瘖疾。议腑以通为补、食非温不化例。

生薏仁二钱　半夏炒，一钱五分　小枳实八分　杏仁泥一钱五分　厚朴一钱五分　白蔻仁四分　焦神曲一钱五分　扁豆炒，一钱　广皮炭八分　小茴香炒，一钱　生姜煨，三小片　鸡内金一钱　四帖。

初六日　前证已愈，惟脾尚虚弱，以疏补中焦为主。

田　十四岁　暑温误下，寒凉太多，洞泄之后，关闸不藏，随食随便，完谷丝毫不化，脉弦。与桃花汤改粥法。

人参　赤石脂末　干姜　甘草炙　禹余粮细末　粳米

先以人参、甘草、干姜三味煎，去渣，汤煮粥成，然后和入赤石脂、禹余粮末。愈后补脾阳而大健。

伏　暑

周　五岁　本系伏暑，误以为风寒挟食，发表消导，致邪气深入下焦血分，夜热早凉，与煎厥、瘅疟相似，食减脉大，汗多便结。先与救阳明之阴。

元参五钱　梨汁一酒杯　荸荠汁一酒杯　麦冬不去心，五钱　藕汁一酒杯　芦根汁一酒杯　三帖。

丁亥八月十二日　台氏　十六岁　伏暑内发，新凉外加，误与三阳经表药，以致谵语神昏。前用芳香开包络，神识已清。惟舌苔白厚，腹胀，热未尽除。与通宣三焦法。

云苓皮五钱　厚朴二钱　藿香梗三钱　飞滑石五钱　香附二钱　炒黄芩二钱　杏仁泥三钱　广皮二钱　白蔻仁一钱　生薏仁五钱　煮三杯，分三次服。二帖。

十四日　伏暑新凉，今日新凉之邪已退，而伏暑之湿邪未除，腹未全消，故知之。

云苓皮五钱　薏仁五钱　大腹皮三钱　姜半夏三钱　猪苓三钱　黄芩炭二钱　杏仁泥二钱　厚朴三钱　白蔻仁一钱五分　藿香梗三钱　广皮三钱　煮三杯，分三次服。二帖。